CLÍNICA MAYO

SALUD DIGESTIVA

Cómo prevenir y tratar los problemas
estomacales e intestinales más comunes

CLÍNICA MAYO
SALUD DIGESTIVA

Cómo prevenir y tratar los problemas
estomacales e intestinales más comunes

SAHIL KHANNA

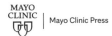 MAYO CLINIC | Mayo Clinic Press **OCEANO**

CLÍNICA MAYO. SALUD DIGESTIVA
Cómo prevenir y tratar los problemas
estomacales e intestinales más comunes

Título original: DIGESTIVE HEALTH. HOW TO PREVENT
AND TREAT COMMON STOMACH AND GUT PROBLEMS

© 2020, Mayo Foundation for Medical Education and Research
(MFMER)

Editor médico | Sahil Khanna, licenciado en Medicina y Cirugía
Directora editorial | Paula M. Marlow Limbeck
Editora sénior | Karen R. Wallevand
Gerente de Producto sénior | Daniel J. Harke
Director de Arte | Stewart (Jay) J. Koski
Ilustración, fotografía y producción | David A. Factor, Joanna R.
King, Michael A. King, Kent McDaniel, Matthew C. Meyer, James D.
Postier II, James E. Rownd, Gunnar T. Soroos
Bibliotecarios de investigación editorial | Abbie Y. Brown, Eddy S.
Morrow Jr., Erika A. Riggin, Katie J. Warner
Corrección de estilo | Miranda M. Attlesey, Alison K. Baker, Donna
L. Hanson, Nancy J. Jacoby, Julie M. Mass
Indexador | Steve Rath
Asistente administrativa | Terri L. Zanto Strausbauch
Colaboradores | Andrés J. Acosta, doctor en Medicina y Filosofía;
Adil E. Bharucha, licenciado en Medicina y Cirugía, doctor en
Medicina; Suresh T. Chari, doctor en Medicina; Purna C. Kashyap,
licenciado en Medicina y Cirugía; John B. Kisiel, doctor en Medicina;
Heather L. LaBruna; Joseph A. Murray, doctor en Medicina; Karthik
Ravi, doctor en Medicina; William Sánchez, doctor en Medicina;
Jacalyn A. See, maestra en Ciencias y nutricionista clínica certificada;
William J. Tremaine, doctor en Medicina; Laura Hamilton Waxman.

Traducción: Natalia Herrero y Ariadna Molinari, de la cuarta edición
          en inglés

Diseño de portada: Sergi Rucabado

D.R. © 2023, Editorial Océano de México, S.A. de C.V.
Guillermo Barroso 17-5, Col. Industrial Las Armas
Tlalnepantla de Baz, 54080, Estado de México
info@oceano.com.mx
www.oceano.mx

Primera edición en Océano: 2023

ISBN: 978-607-557-754-8
Depósito legal: B 17368-2023

Impreso en España / *Printed in Spain*

9005763010923

Contenido

la pancreatitis crónica? · ¿Cómo se trata la pancreatitis crónica? · Vivir con pancreatitis crónica · Cáncer de páncreas · ¿Cómo tratar el cáncer de páncreas?

Prefacio

A primera vista, tu sistema digestivo puede parecer fácil de entender. La secuencia es la siguiente: la comida entra en tu boca, los órganos digestivos descomponen esa comida, después tus intestinos absorben los nutrientes de esa misma comida, y, al final, lo que resta se elimina como desecho. Suena fácil, ¿no?

Contrario a lo que muchos piensan, el sistema digestivo de los seres humanos es increíblemente complejo. Actúa a la vez como transportador y procesador de alimentos, para lo cual requiere que múltiples órganos funcionen de forma eficiente y transformen lo que comes y bebes en una mezcla que fomente la buena salud. Sin embargo, algunas veces las cosas salen mal, o el proceso no se desarrolla tan bien como debería.

La cuarta edición del libro *Salud digestiva* de la Clínica Mayo cubre signos y síntomas, causas, procedimientos de diagnóstico y opciones de tratamiento para las condiciones digestivas más comunes, así como acciones preventivas a considerar. Tal vez has experimentado molestias temporales derivadas de la acidez, diarrea, estreñimiento, náuseas y exceso de gases, y quieres determinar qué está provocando tus síntomas. Quizás estás lidiando con una condición común como la enfermedad del reflujo gastroesofágico, úlceras pépticas o cálculos biliares y quieres información sobre los tratamientos disponibles. Si padeces una condición crónica, como la enfermedad de Crohn o la enfermedad celiaca, tal vez estás buscando herramientas para enfrentarla.

En la última década, ha habido grandes avances en la comprensión, la detección temprana y el tratamiento de muchas condiciones digestivas. Un ejemplo de ello es que, hoy en día, existe un mayor entendimiento sobre la función crucial que tiene el intestino —en específico, de las bacterias que residen en él— en la conservación de la salud de una persona a nivel general. También se está observando una conexión entre la salud del intestino y la de otros sistemas dentro del cuerpo.

Todo lo anterior ha derivado en múltiples especulaciones y desinformación en torno a los alimentos que debemos o no comer para tener una buena salud intestinal.

Este libro aborda una gran variedad de temas, poniendo en contexto qué se requiere para mantener un sistema digestivo sano y cómo responder cuando surge alguna enfermedad. Con mucha frecuencia, las personas dejan pasar demasiado tiempo antes de consultar al médico. Por lo general, cuanto antes enfrentes un problema, será más fácil prevenir que se vuelva grave.

Espero que los consejos de este libro te permitan tener una mejor calidad de vida con menos problemas digestivos. ¡Que tengas una excelente digestión!

DR. SAHIL KHANNA

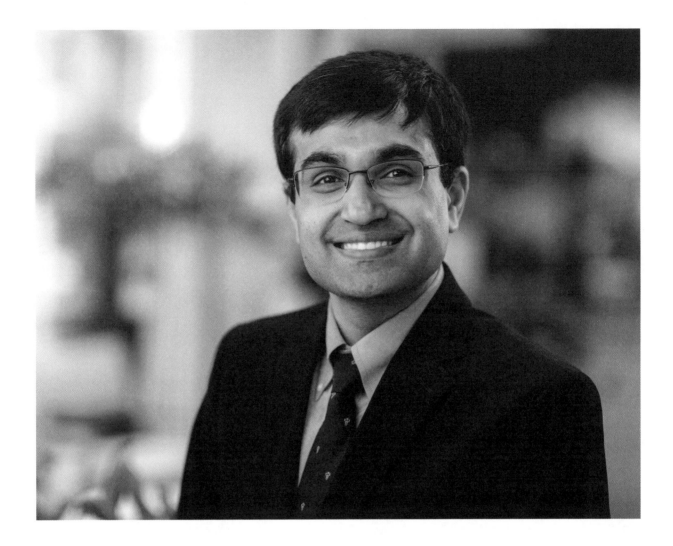

Sahil Khanna, licenciado en Medicina y Cirugía, es profesor asociado de Medicina en la Escuela de Medicina y Ciencias de la Clínica Mayo y encabeza el Grupo de Interés Gastrointestinal Integral dentro de la División de Gastroenterología y Hepatología de la Clínica Mayo, en Rochester, Minnesota. El doctor Khanna es egresado del Instituto de Ciencias Médicas All India de Nueva Delhi. Realizó investigaciones posdoctorales en la Universidad de California en San Diego, antes de completar su residencia en Medicina Interna y un programa de beca en Gastroenterología y Hepatología en la Clínica Mayo de Rochester. Las investigaciones e intereses clínicos del doctor Khanna incluyen: epidemiología, resultados en pacientes y terapias emergentes para la infección por *Clostridium difficile (C. diff.)*, un tema sobre el cual ha escrito diversos artículos y realizado numerosas presentaciones.

El doctor Khanna forma parte del consejo editorial de varias revistas académicas y ha sido reconocido con el premio Miles and Shirley Fiterman, el premio al becario distinguido de los Hermanos Mayo, el premio Donald C. Balfour a la investigación de la Sociedad de Alumnos de la Clínica Mayo, la beca de investigadores jóvenes de la Fundación Hartz y el premio al médico residente más distinguido por la Asociación Americana de Médicos de Origen Indio.

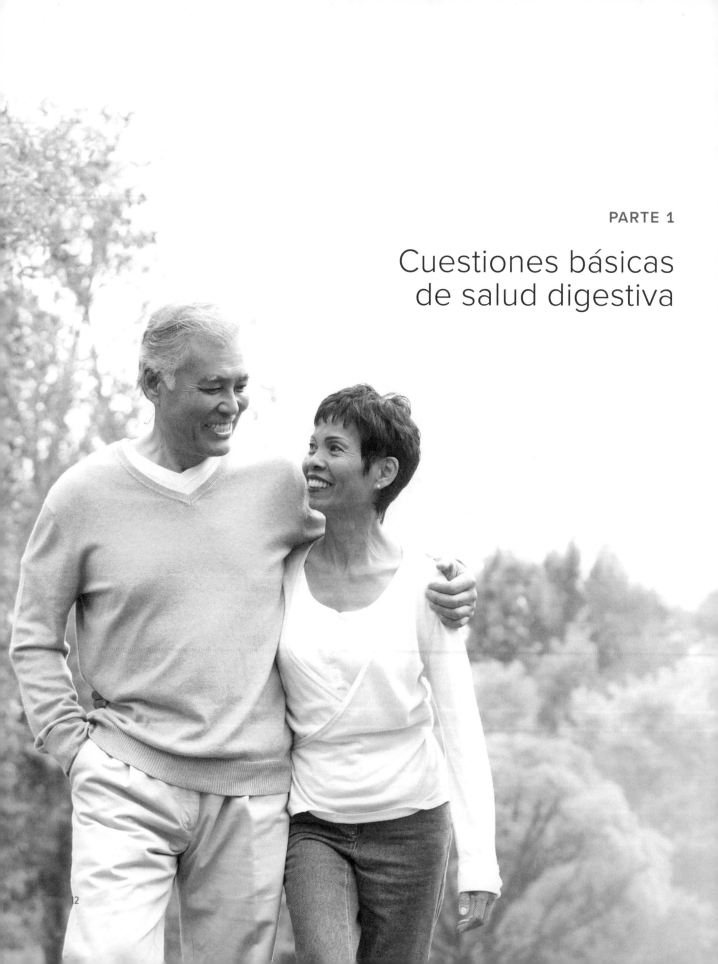

PARTE 1

Cuestiones básicas
de salud digestiva

CAPÍTULO 1

¿Por qué es importante tu intestino?

Tener buena salud y un intestino saludable van de la mano. La digestión es una de las principales funciones que debe desempeñar el cuerpo para sobrevivir y prosperar. Los alimentos que comes proporcionan los nutrientes necesarios para darles sustento y energía a tus células para que tu cuerpo pueda desarrollarse, repararse y mantenerse por sí mismo.

Al ingerir cualquier alimento, lo que entra por tu boca debe ser transformado antes de que pueda nutrir tu cuerpo. Ésta es la principal función de la digestión; descomponer los alimentos en componentes más pequeños y modificarlos de forma química para que tu cuerpo logre extraer los nutrientes necesarios y absorberlos en el torrente sanguíneo (mientras, el resto de los nutrientes se elimina como desecho). Los responsables de descomponer los alimentos son los jugos gástricos en tu boca, estómago e intestinos, en tanto que los dientes ayudan a triturar y masticar la comida.

Cuando las cosas salen de acuerdo con lo planeado, los órganos del tracto digestivo desempeñan una variedad de funciones especializadas de forma eficiente y oportuna. Sin embargo, como ocurre con cualquier sistema complejo que involucra partes integradas, a veces el proceso se ve alterado, y hasta la falla más pequeña puede causar problemas.

Cuando esto sucede, comienzas a experimentar indicios y síntomas. Ésta es la manera en que tu cuerpo te avisa que algo no anda del todo bien. Con frecuencia, los problemas son menores y poco frecuentes, pero a veces pueden ser complejos y crónicos.

SEÑALES DE ADVERTENCIA

Experimentar acidez, dolor, cólicos, hinchazón, náuseas, vómito, diarrea, estreñimiento o sangrado son las distintas formas en que tu sistema digestivo te alerta sobre la existencia de un problema. Y por más que intentes ignorar lo que está sucediendo (o lo que no está sucediendo) en tu estómago o intestinos, hacerlo es prácticamente imposible.

Para algunas personas, la sensación de dolor, hinchazón o náuseas es intermitente. Puede aparecer de forma esporádica, y a veces repentina, para disminuir gradualmente luego de unas cuantas horas. Para otros, las molestias digestivas persisten y se vuelven una compañía constante e indeseada.

Los problemas digestivos tienen múltiples causas, incluyendo infección, inflamación, oclusiones del tracto digestivo y problemas relacionados con el estilo de vida como la alimentación y el estrés. Para muchos individuos, no importa cuántas alternativas prueben para aliviar sus signos y síntomas: ninguna funciona y el problema persiste.

Se estima que entre 60 y 70 millones de estadunidenses —aunque podrían ser más— experimentan algún tipo de problema digestivo. Prueba de esto son los pasillos de las farmacias y supermercados que están repletos de un sinfín de medicamentos y suplementos digestivos, incluyendo antiácidos, bloqueadores de ácidos, laxantes y suplementos de fibra.

A menudo los medicamentos sin receta (de venta libre) ayudan a aliviar las molestias de estos indicios y síntomas, pero no siempre funcionan. Si de modo constante sufres episodios de indigestión, dolor, náuseas o cólicos, es importante consultar al médico.

Conocer el origen de tu padecimiento puede ayudarte a reducir la ansiedad, relajarte en situaciones sociales y permitirles a ti y a tu médico trabajar juntos en un plan para manejar la condición y tal vez curarla. Actuar de forma temprana también podría ayudarte a prevenir que una condición digestiva grave ponga en riesgo tu vida.

¿CÓMO FUNCIONA LA DIGESTIÓN?

El tracto digestivo está compuesto por una serie de órganos huecos interconectados que incluyen el esófago, el estómago, el intestino delgado y el colon. Juntos forman un pasillo largo y complejo que se extiende desde la boca hasta el ano, donde los desechos sólidos son expulsados del cuerpo. Órganos como las glándulas salivales, el páncreas, el hígado y la vesícula biliar también desempeñan funciones esenciales en el proceso digestivo.

A lo largo de este tracto, una serie de contracciones musculares mueve los alimentos a través de las distintas etapas del proceso digestivo. Existen válvulas en puntos estratégicos del tracto que controlan la cantidad de alimento que puede avanzar y evitan que la comida retroceda. Una red de nervios y células glandulares regula gran parte de esta actividad, incluyendo la liberación de enzimas y jugos gástricos. Cuando la comida se descompone en el cuerpo, la sangre absorbe los nutrientes a través de pequeños poros en la pared intestinal. Estos nutrientes se transportan en el torrente sanguíneo para nutrir las células del cuerpo.

Cuando ocurren problemas, ciertos signos y síntomas pueden ser señal de múltiples causas, lo cual complica el diagnóstico (y tu vida). Por eso es que, durante una consulta médica, tú y tu médico deben identificar todas las posibilidades —a menudo mediante un proceso de eliminación— y concentrarse en la causa más factible.

En las secciones siguientes, se describen los distintos órganos digestivos y cómo se relacionan entre sí. Esta información puede ayudarte a entender mejor las complejidades del proceso digestivo y por qué surgen problemas dentro del mismo.

Glándulas salivales
La digestión inicia incluso antes de dar el primer bocado. El aroma de los alimentos que estás a punto de comer —o que

---

PROBLEMAS NUMEROSOS

¿Hoy son más comunes los problemas digestivos que hace algunos años? La respuesta parece ser "sí".

¿Por qué están aumentando los problemas digestivos? Pueden existir múltiples razones, y es difícil señalar uno o dos factores en específico. Sin embargo, parece haber un vínculo indiscutible entre la digestión y el estilo de vida. Parte del aumento en la incidencia de problemas digestivos puede relacionarse con un estilo de vida más acelerado, una alimentación poco saludable y una disminución de la actividad física.

La prevalencia de problemas digestivos se refleja en estas estadísticas generales:

- Más de 60 millones de estadunidenses experimentan acidez al menos una vez al mes, y más de 15 millones podrían experimentarla diario.
- Cerca de 36 por ciento de los estadunidenses tiene problemas para digerir productos lácteos, una condición conocida como intolerancia a la lactosa.
- Casi 15 millones de estadunidenses experimentan dolor abdominal, gases y diarrea o estreñimiento relacionados con el síndrome del colon irritable.
- Más de 3 millones de las visitas a clínicas y hospitales cada año son a causa del estreñimiento.
- Poco menos de 6 por ciento de los adultos en Estados Unidos tiene úlceras.
- Cerca de 3.5 millones de estadunidenses viven con hepatitis C, una infección viral del hígado.
- Alrededor de 135 000 estadunidenses son diagnosticados con cáncer colorrectal cada año.

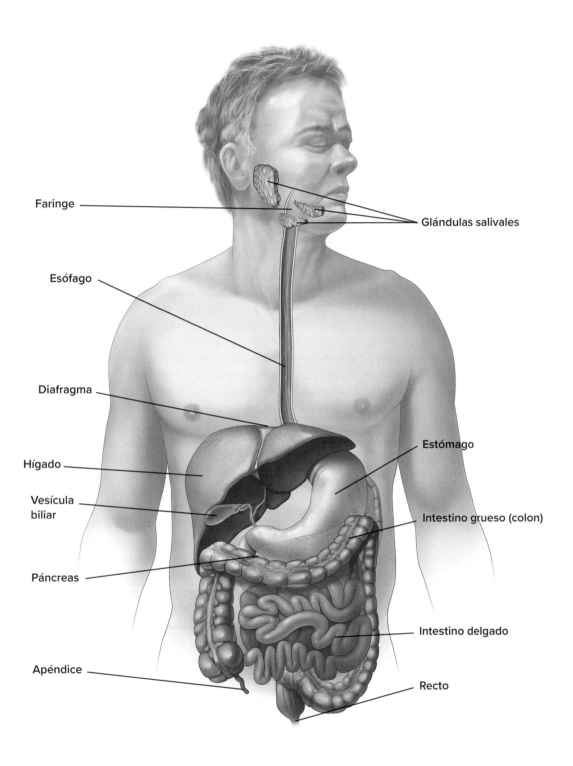

Faringe

Glándulas salivales

Esófago

Diafragma

Estómago

Hígado

Vesícula biliar

Intestino grueso (colon)

Páncreas

Intestino delgado

Apéndice

Recto

El tracto digestivo comienza en la boca y termina en el recto e incluye varios órganos internos. Los alimentos que comes viajan por tu cuerpo a lo largo del tracto digestivo.

estás pensando en comer— es suficiente para hacer que tu boca se llene de saliva. Cada persona tiene tres pares de glándulas salivales grandes, además de unas glándulas más pequeñas en el recubrimiento de la boca.

Cuando pruebas un bocado de comida, tus glándulas secretan saliva que contiene una enzima llamada *amilasa*, la cual comienza a descomponer los alimentos químicamente. Tus dientes trituran y muelen la comida, al tiempo que tu lengua mezcla esta comida con la saliva. Estas acciones transforman un bocado de comida en una mezcla suave, húmeda y redonda, ideal para ser tragada, llamada *bolo*.

En un principio, tú controlas muchos aspectos del proceso digestivo; el alimento que introduces en tu boca, cuánto tiempo tardas en masticarlo y cuándo decides tragarlo. Sin embargo, una vez que tragas el alimento, es tu sistema nervioso el que controla el resto del proceso digestivo.

Esófago

Cuando tragas, una serie de músculos en tu boca y garganta impulsan los alimentos a través de un aro muscular relajado (esfínter esofágico superior) que conecta la parte posterior de tu garganta (faringe) con la parte superior de tu esófago. El esófago, también conocido como el tubo de alimentación, es un tubo de poco más de 25 centímetros de largo que conecta tu garganta y estómago.

Como la gravedad por sí sola es incapaz de mover la comida a través del esófago, son los músculos en la pared del

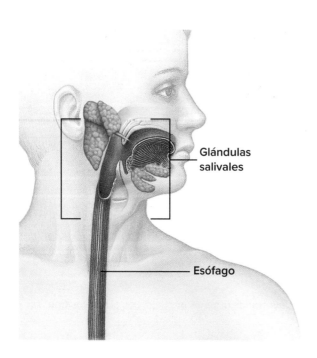

Glándulas salivales

Esófago

esófago, que se mueven en olas sincronizadas —una detrás de la otra— los que impulsan la comida hacia el estómago. Los músculos que están arriba de la comida deglutida se contraen, con lo cual la aprietan y empujan hacia abajo, mientras que los músculos que están debajo de la comida se relajan para dejarla pasar sin resistencia. Este patrón progresivo de contracción y relajación se conoce como peristalsis, la cual es una acción muscular coordinada que continúa a lo largo de todo el tracto digestivo.

A medida que la comida llega a la parte inferior de tu esófago se acerca al esfínter esofágico inferior. Cuando no estás comiendo, esta válvula muscular permanece cerrada para evitar que el ácido del estómago se regrese (regurgite) hacia tu esófago y te provoque acidez. La acción de tragar le indica a la válvula que se relaje y abra para dejar pasar los alimentos en su camino hacia el estómago.

En algunas personas, la comida no desciende por el tracto digestivo como debería o el esfínter esofágico inferior no se relaja, lo cual produce dificultades para tragar (disfagia). La disfagia suele ocurrir por un estrechamiento del esófago, denominado estenosis, casi siempre ocasionado por una exposición excesiva al ácido estomacal.

Estómago

El estómago es un saco hueco y muscular, ubicado en la parte superior del abdomen y debajo de la caja torácica, que puede expandirse hasta contener cerca de 4 litros de comida y líquidos. Cuando el estómago está vacío, sus tejidos se pliegan sobre sí mismos, como un acordeón cerrado. Conforme se va llenando, desaparecen estos pliegues.

El estómago realiza dos funciones en el proceso digestivo: continúa descomponiendo la comida en pedazos más pequeños y actúa como depósito al liberar comida de forma gradual hacia el intestino delgado, donde ocurre la mayor parte de la digestión y absorción química.

Por lo general, el estómago tarda casi cuatro horas en vaciarse después de una comida nutritiva. Si la comida contiene mucha grasa, puede tardar hasta seis horas o más.

Incluso antes de recibir la comida, los jugos gástricos en el estómago comienzan a fluir. Cuando ves, hueles y pruebas la comida por primera vez, tu cerebro envía señales a lo largo del nervio vago que indican que la comida llegará pronto. Los mensajes provocan que se libere una sustancia química, llamada *acetilcolina*, a lo largo de los nervios y músculos que recubren el estómago. Esta sustancia química genera una reacción en cadena que hace que los músculos de tu estómago empiecen a contraerse y envía una señal a tus glándulas gástricas para que produzcan jugos gástricos.

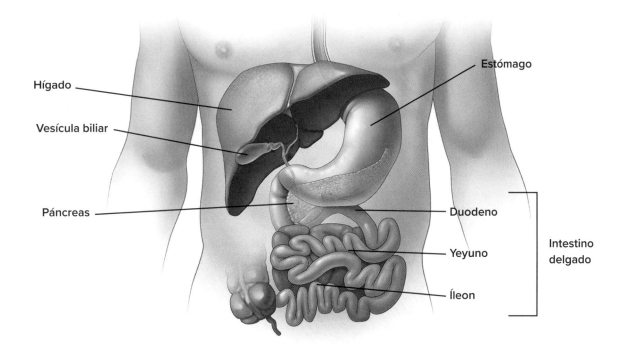

Hígado

Vesícula biliar

Páncreas

Estómago

Duodeno

Yeyuno

Íleon

Intestino delgado

En cuanto la comida llega al esófago, las condiciones están listas para la siguiente etapa de la digestión. Los músculos en la parte superior de tu estómago se relajan para permitir la entrada de comida y líquidos. Entonces, las paredes del estómago, que están revestidas con tres capas de músculos poderosos, comienzan a revolver la comida, mezclándola en pedazos cada vez más pequeños. Los jugos gástricos secretados por las glándulas que revisten las paredes de tu estómago ayudan a descomponer la comida en un líquido espeso y cremoso llamado *quimo*. En un día normal, tu estómago produce entre 2 y 3 litros de jugos gástricos.

El ácido clorhídrico es uno de los múltiples tipos de jugos gástricos y, si no fuera por una capa de mucosidad pegajosa que actúa como una fuerza protectora que se aferra a las paredes de tu estómago, sería muy corrosivo. El ácido clorhídrico mata las bacterias y los microorganismos dañinos que se ingieren con la comida. Los jugos gástricos también contienen pepsina, una enzima que digiere las proteínas. Cuando existe un desequilibrio en las fuerzas protectoras y dañinas en el recubrimiento del estómago, esto puede dañar ese recubrimiento, dando lugar a condiciones como erosiones o úlceras.

Dos productos que se absorben de forma directa en tu torrente sanguíneo desde el estómago son la aspirina y el alcohol, pues atraviesan el recubrimiento del estómago con rapidez y sin problemas.

Una vez que los alimentos están bien mezclados, una serie de olas musculares en las paredes de tu estómago empujan su contenido hacia abajo, hacia la válvula pilórica, que desemboca en el intestino delgado. La válvula pilórica, otro esfínter muscular en forma de aro, se abre lo suficiente como para permitir que tu estómago libere menos de la octava parte de 30 mililitros de comida a la vez hacia el intestino delgado. El resto del contenido se retiene para seguirlo mezclando.

Intestino delgado, páncreas, hígado y vesícula biliar

El intestino delgado es un tubo serpenteante de poco más de 6 metros de largo que ocupa la mayor parte de tu abdomen. Es ahí en donde se completa la descomposición química de los alimentos que ingieres, y en donde se absorben casi todos los nutrientes en tu torrente sanguíneo. El intestino delgado se divide en tres partes: duodeno, yeyuno e íleon (véase la ilustración superior).

Duodeno. Los alimentos que libera tu estómago pasan al duodeno, donde la descomposición química de estos alimentos es más intensiva. Aquí, los jugos gástricos convergen desde el páncreas, hígado y vesícula biliar, y se mezclan con los jugos

APETITO, HAMBRE Y SACIEDAD

El apetito es esa sensación agradable que te avisa que es hora de comer. El hambre aparece más tarde, tal vez cuando no has comido a la hora que sueles hacerlo, y entonces tu cuerpo te lo hace saber a través de molestos retortijones. El apetito y el hambre trabajan en conjunto para garantizar que comas con regularidad.

El hipotálamo es la parte del cerebro encargada de controlar tus sensaciones de apetito y hambre. Una parte de lo que comes se convierte en azúcar en la sangre (glucosa). Cuando cae tu concentración de azúcar en la sangre, el hipotálamo se percata de ello y envía impulsos nerviosos a lo largo del nervio vago hacia tu estómago. Estos impulsos desencadenan la liberación de jugos gástricos y ponen en marcha las contracciones musculares que producen retortijones. Podrías escuchar que tu estómago "ruge" cuando los jugos gástricos y el aire pasan por tus intestinos. Este sonido de rugido es normal.

Si no puedes comer de inmediato, estas sensaciones desaparecen de manera gradual y quizá no vuelvas a sentir hambre durante varias horas. No obstante, más tarde en el día, cuando llega la hora de tu siguiente comida, lo más probable es que te mueras de hambre.

Luego de comer, tu cerebro reconoce el momento en que te sientes lleno o llena. Conforme tu estómago se llena y distiende hasta alcanzar su capacidad normal, da la señal de que tu hambre ha sido satisfecha (saciedad).

secretados por las paredes del intestino delgado para realizar la descomposición.

El recubrimiento del duodeno contiene enzimas —por ejemplo, la lactasa— que pueden descomponer los azúcares dobles, como la lactosa, en azúcares simples como la glucosa y la galactosa. Sin embargo, el duodeno sólo absorbe pequeñas cantidades de nutrientes a través de sus paredes intestinales. Las contracciones musculares continúan moviendo los desechos alimenticios a través del tracto digestivo.

Páncreas. Es una glándula suave de color rosa que se ubica detrás del estómago. Su figura es parecida a la de un pescado, con cabeza ancha, cuerpo en forma de cono y cola angosta.

Además de otras secreciones, el páncreas produce dos tipos de sustancias digestivas importantes:

- Enzimas digestivas que se secretan en la parte superior del duodeno y que ayudan a descomponer las proteínas, los carbohidratos y las grasas, es decir, tus principales fuentes de energía.
- Hormonas como la insulina y el glucagón, que se secretan al torrente sanguíneo y ayudan a regular tu metabolismo, incluyendo los valores de azúcar en la sangre (glucosa).

Hígado. Es un órgano largo que se ubica justo debajo de la caja torácica del lado derecho del abdomen. Es una fábrica química que desempeña cientos de funciones, las cuales incluyen almacenar los nutrientes de los alimentos digeridos, así como filtrar y procesar las sustancias potencialmente tóxicas que consumes, como alcohol, sustancias químicas y gran parte de los medicamentos.

El hígado también produce bilis, una solución de color amarillento verduzco que ayuda a descomponer la grasa para que ésta pueda absorberse en tu torrente sanguíneo. La bilis es la sustancia que le da el color marrón, verde o amarillo a tus heces. Esta variación de color es normal. Sin embargo, las heces de color rojo o negro pueden indicar un sangrado dentro del tracto digestivo.

Vesícula biliar. Es un saco pequeño y traslúcido adyacente al hígado. Este órgano es una parte crucial del tracto biliar, que es un sistema que transporta bilis al intestino delgado. La vesícula biliar funciona como un almacén para la bilis producida en el hígado antes de que el líquido se drene hacia el duodeno.

El hígado produce bilis de manera continua, incluso cuando tu cuerpo no está ocupado digiriendo algún alimento. El exceso de bilis se transforma en una solución más concentrada y potente en la vesícula cuando se absorbe parte del agua que compone esta bilis. Cuando los alimentos pasan por el duodeno, una hormona le indica a la vesícula que libere la bilis almacenada.

Yeyuno e íleon. La parte media del intestino delgado se conoce como yeyuno, donde se absorben muchos nutrientes de los alimentos y entran en tu torrente sanguíneo.

La última sección del intestino delgado se conoce como íleon, cuya principal función es absorber los nutrientes que restan de los desechos alimenticios. La absorción de la vitamina B12, una vitamina esencial, ocurre en los últimos metros del íleon, una zona que se conoce como íleon terminal. Los ácidos biliares también se absorben en el íleon terminal. Cuando estos ácidos permanecen, pasan al intestino grueso y suelen causar diarrea.

El yeyuno y el íleon contienen una variedad de bacterias que contribuyen a la digestión de los alimentos y a la absorción de nutrientes. Los investigadores han descubierto que mantener un equilibrio saludable de bacterias no sólo es bueno para la digestión, sino además para la salud en general (véase capítulo 2).

El viaje de la comida por el intestino delgado suele tomar desde 30 minutos hasta tres horas, dependiendo de lo que hayas comido.

Colon

El colon, también conocido como intestino grueso, se encarga de almacenar y retirar todos los desechos alimenticios que tu cuerpo es incapaz de digerir.

El colon es más corto que el intestino delgado; sin embargo, su diámetro es mucho mayor y prácticamente enmarca el intestino delgado. El colon tiene cuatro secciones: ascendente, transversal, descendente y sigmoide.

Los alimentos entran al colon a través de la llamada *válvula ileocecal*, que se ubica al final del intestino delgado. Esta válvula muscular evita que los desechos alimenticios regresen al íleon. Para cuando éstos llegan al colon, tu cuerpo ha absorbido la mayor cantidad de nutrientes posible.

Lo único que resta es agua, electrólitos como sodio y cloro, y productos de desecho como fibra vegetal, bacterias y células muertas que se desprenden del recubrimiento de tu tracto digestivo.

En cuanto los desechos alimenticios pasan por tu colon, tu cuerpo absorbe casi toda el agua de esos desechos. Los residuos restantes (heces) suelen ser suaves pero firmes. También están repletos de bacterias, que le sirven a tu cuerpo siempre y cuando la pared del colon permanezca intacta.

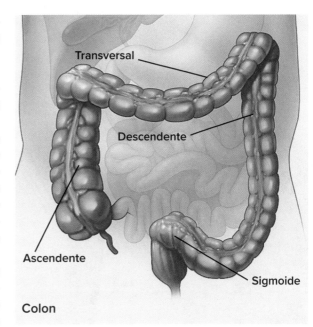

Estas bacterias provocan que ciertos productos alimenticios se fermenten, lo cual produce gases. Estos gases (flatos) son en su mayor parte una mezcla inolora. Los olores provienen de ciertos alimentos, sobre todo aquellos ricos en sulfuro como el ajo y la col, o aquellos con conservadores de base sulfúrica como el pan, la cerveza y las papas fritas.

A medida que los residuos alimenticios se mueven por el colon, una serie de contracciones musculares separan y condensan los desechos en segmentos más pequeños. Después de cada comida, hay mucho movimiento en el colon descendente, que empuja los segmentos a través de la parte inferior del colon hacia el recto.

Conforme el recto empieza a llenarse y expandirse con los desechos, envía una señal a tu cerebro de que es momento de evacuar las heces. Los músculos del esfínter en el ano, junto con los músculos que conforman tu piso pélvico, funcionan como una última válvula. Los músculos del esfínter se relajan a medida que los músculos de tu piso pélvico y recto se contraen para incrementar la presión y expulsar las heces de tu cuerpo.

En ocasiones, es necesario ejercer una presión adicional sobre el colon y el recto usando tus músculos abdominales. Si no existe una buena sincronización entre los grupos musculares, puede dificultar la liberación de las heces, una condición que resulta en estreñimiento.

En el capítulo 7 puedes aprender más sobre el estreñimiento y cómo manejarlo.

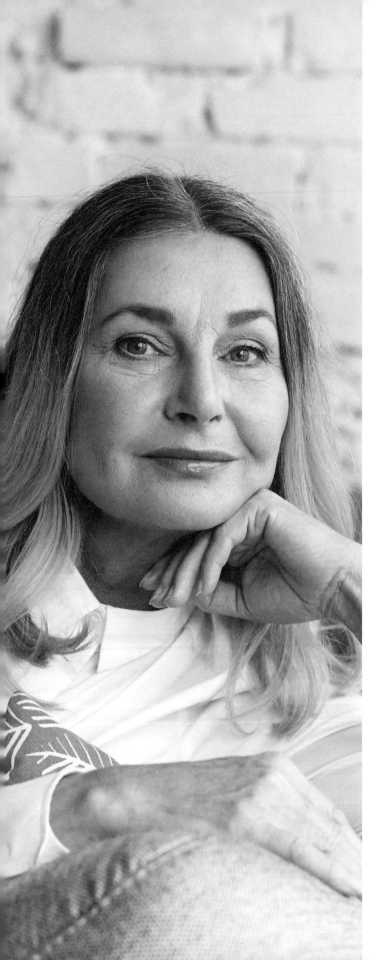

PROBLEMAS DIGESTIVOS

Como leíste al principio del capítulo, los problemas digestivos son una de las causas más comunes por las que la gente va al médico. También son una de las principales razones por las que las personas toman medicamentos. La próxima vez que visites una farmacia o supermercado, observa la gran cantidad de medicamentos a la venta para tratar algún tipo de malestar digestivo.

Los problemas gastrointestinales —ya sea acidez, diarrea, estreñimiento o gases— pueden alterar significativamente tu rutina diaria y alejarte de las cosas que disfrutas hacer.

En los capítulos siguientes aprenderás más acerca de las funciones de tu estómago, intestinos y otros órganos digestivos, incluyendo la vesícula biliar, el páncreas y el hígado. Además, conocerás la variedad de factores que pueden interferir con una digestión normal.

Para cada una de las condiciones abordadas, se listan indicios y síntomas comunes vinculados a la misma, así como indicaciones sobre cuándo es momento de consultar a un médico. Asimismo, proporcionamos información útil en relación con el diagnóstico y el tratamiento.

El sistema digestivo humano es increíblemente complejo. Sin embargo, los médicos e investigadores continúan haciendo nuevos descubrimientos relacionados con problemas gastrointestinales comunes: por qué ocurren, quién tiene mayor riesgo de desarrollarlos y cuáles son las mejores formas de tratarlos.

Es muy frecuente que las personas vivan con sus problemas demasiado tiempo antes de buscar ayuda médica porque piensan que lo que están experimentando es parte normal de la digestión. Por ejemplo, si tomas antiácidos con regularidad, tal vez diario, y lo has hecho durante varios meses, o incluso años, consulta con tu médico. Tener acidez todos los días no es normal y, cuanto antes enfrentes un problema, será más fácil tratarlo e impedir que se convierta en algo grave.

Además de discutir enfermedades específicas y sus tratamientos, este libro aborda la prevención. Aprenderás sobre las diversas medidas que puedes tomar para mantener sano tu sistema digestivo, con lo cual reducirás tu riesgo de padecer alguna enfermedad. Para muchas personas, realizar algunos cambios sencillos en su estilo de vida puede ser de gran utilidad para mantener una digestión saludable.

ENTENDER EL LENGUAJE

Los médicos y otros profesionales de la salud utilizan muchos términos para describir varias partes del tracto digestivo y las condiciones que pueden desarrollarse dentro del mismo. A veces los médicos pueden emplear una terminología difícil de entender. O tal vez suceda que, al leer una actualización de tu expediente médico electrónico, no entiendas lo que éste significa.

Para ayudarte un poco, aquí compartimos algunos términos que suelen usar los médicos, así como su significado.

absceso. Acumulación de pus dentro de una parte del cuerpo

adquirida. Desarrollada después de nacer

aguda. Síntomas que ocurren de forma repentina y que suelen durar poco tiempo

asintomático. Sin síntomas

atrofia. Órgano o tejido que se encoge

auxiliar/adyuvante. Terapia adicional posterior al tratamiento principal

benigno. No canceroso

contraindicación. Situación en la que no debe usarse un tratamiento

crónico. De larga data o que viene y va con frecuencia

diafragma. Estructura muscular en forma de cúpula que separa el pecho y las cavidades abdominales

disfagia. Dificultad para tragar

dispepsia. Otro término para la indigestión

distensión. Hinchazón del abdomen

duodeno. Primera parte (superior) del intestino delgado

edema. Inflamación a causa de una acumulación excesiva de líquido

etiología. Causa u origen de un padecimiento o enfermedad

gástrico. Relacionado con el estómago

hepático. Relacionado con el hígado

idiopático. De causa desconocida

íleon. Última parte del intestino delgado

indolente. Inactivo o de crecimiento lento

lesión. Mancha anormal en el tejido o la piel

malabsorción. Incapacidad para absorber nutrientes esenciales de los alimentos

maligno. Canceroso

motilidad. Movimiento del alimento a través del tracto digestivo

necrosis. Muerte del tejido

negativo. Significa que no hay presencia de enfermedades o anormalidades

no invasivo. Que no requiere entrar en el cuerpo con cualquier instrumento médico

patógeno. Cualquier cosa que provoque enfermedades, suele referirse a microorganismos

positivo. Significa que hay presencia de enfermedades o anormalidades

pronóstico. Resultado más probable con base en la situación actual

saciedad. Sensación de estar lleno(a) o satisfecho(a)

yeyuno. Parte media del intestino delgado

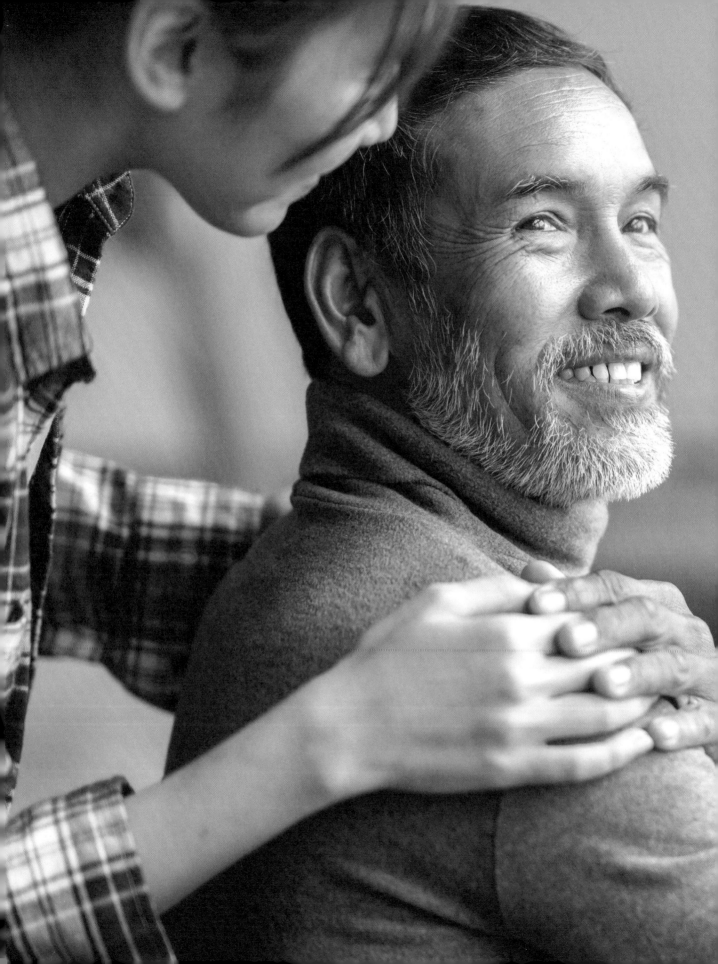

CAPÍTULO 2

El microbioma intestinal

De seguro has escuchado el dicho "eres lo que comes". Desde hace muchos años, sabemos que lo que introducimos a nuestro cuerpo puede tener un impacto en nuestra salud. No obstante, a medida que evoluciona la ciencia, resulta cada vez más claro que nuestra salud también podría definirse por los billones de microorganismos que viven en nuestro interior.

En diferentes partes de nuestro cuerpo —por ejemplo, dentro de nuestra boca, vagina o tracto respiratorio— albergamos una amplia pluralidad de microorganismos. Sin embargo, es en el intestino donde existe la mayor cantidad y variedad de estos microorganismos. La diversidad hace referencia a las distintas especies de microorganismos que viven en nuestro intestino y a la uniformidad con que están distribuidas en esta zona. La diversidad es crucial, ya que es el sello distintivo de un intestino sano.

La mayor parte del tiempo, nuestro intestino alberga la clase y la cantidad adecuada de microorganismos en su interior, los cuales se comunican con casi todas las zonas de nuestro cuerpo y nos ayudan a mantener una buena salud en general. Sin embargo, a veces el equilibrio de estos microorganismos puede verse alterado, provocar que se reduzca la cantidad de bacterias buenas y que aumente el número de bacterias potencialmente dañinas. Las investigaciones continúan explorando cómo es que este desequilibrio puede estar relacionado con ciertas enfermedades, desde condiciones que quizá no son tan sorprendentes, como los trastornos digestivos, hasta padecimientos insospechados como el autismo.

A lo largo de los últimos años se han publicado muchas investigaciones que abordan el tema desde todos los ángulos, gracias a que existen pruebas mejoradas que permiten analizar nuestro microbioma a profundidad. Uno de los programas más ambiciosos es el Proyecto del Microbioma Humano de los Institutos Nacionales de Salud (NIH, por sus siglas en inglés). Lanzado en 2007, éste ha ayudado a catalogar bacterias presentes en varias partes del cuerpo humano con el fin de descubrir qué se considera un intestino saludable y si es posible mejorar nuestra salud al modificar la composición de microorganismos del intestino.

A pesar del aumento en las investigaciones sobre el tema, aún quedan muchas preguntas sin resolver. Quizá la más importante sea si es un hecho que estos desequilibrios provocan enfermedades o si más bien éstas son resultado de alguna enfermedad. El microbioma intestinal es complejo y difícil de estudiar, por lo que encontrar una respuesta tampoco es fácil. A medida que avances en la lectura de este capítulo, considera que, para la mayor parte de las condiciones abordadas, sólo existe una asociación entre dicha condición y un microbioma intestinal poco saludable; a la fecha no se ha demostrado que los desequilibrios intestinales sean la causa de estas condiciones.

EL MICROBIOMA EXPLICADO

Los términos *microbiota* y *microbioma* se utilizan con mucha frecuencia cuando hablamos sobre la forma en que el sistema digestivo impacta en nuestra salud. *Microbiota* hace referencia a los diferentes tipos de microorganismos que viven en un entorno particular. Por ejemplo, tu intestino suele albergar sobre todo bacterias, pero otros microorganismos, como virus y hongos, también lo consideran su hogar. Estos microorganismos brindan muchos beneficios: fortalecen el tracto digestivo, proporcionan nutrientes como vitaminas, regulan el metabolismo y protegen de invasores que pueden causar enfermedades. Los microorganismos del intestino también desempeñan una función en la comunicación con tu sistema inmunológico y la regulación de tu inmunidad.

El microbioma intestinal es el entorno total de tu intestino, que incluye no sólo microorganismos específicos sino además sus componentes genéticos y todo aquello que los rodea. Piensa que el microbioma intestinal es como un ecosistema, y que, así como el ecosistema de Islandia es diferente al de Brasil, el entorno del intestino es diferente en cada persona.

La formación de este ecosistema microbiano empieza desde muy temprano. Las investigaciones sugieren que, antes de nacer, nuestros tractos digestivos son casi como una hoja en blanco. Al momento de nacer, muchas influencias externas comienzan a afectar la composición de nuestros intestinos. Por ejemplo, las bacterias intestinales de un bebé nacido por parto vaginal diferirán de las de uno nacido por cesárea. Esto se debe a que, durante el parto vaginal, la madre transmite sus bacterias al recién nacido. La composición intestinal de los bebés amamantados será distinta a la de los que toman fórmula. Para cuando un bebé empieza a caminar, su microbiota intestinal será semejante e igualmente diversa a la de un adulto. En total, nuestros cuerpos albergan alrededor de 100 billones de microorganismos intestinales, incluyendo varios cientos de especies diferentes de bacterias.

La microbiota intestinal suele mantenerse estable. Sin embargo, algunos factores pueden alterar este equilibrio, como la toma de medicamentos o un cambio en la alimentación. La edad también puede tener un impacto porque la microbiota del intestino tiende a volverse menos diversa conforme envejecemos. Esto incrementa la probabilidad de desarrollar condiciones que resultan de esta falta de diversidad en el intestino, como las infecciones por *Clostridium difficile*. Los desequilibrios inclusive pueden estar relacionados con otras enfermedades gastrointestinales como síndrome del colon irritable, alergias, obesidad y otros problemas metabólicos, además de problemas neurológicos como el autismo. Estos temas se tratarán más adelante en este capítulo.

EL INTESTINO CAMBIANTE

Se conoce como disbiosis al proceso que tiene lugar cuando algo cambia el equilibrio de las bacterias de tu intestino con el potencial de causar daño. Este desequilibrio puede resultar en una sobrepoblación de microorganismos con potencial dañino en el intestino, lo cual puede interferir con el funcionamiento normal de la microbiota intestinal benéfica, que se encarga de mantener tu salud, y derivar en una sobrepoblación de microbiota potencialmente dañina.

Alimentación

Como es de esperarse, la alimentación tiene una función crucial en la composición de la microbiota intestinal. Hoy día, es cada vez más común que las personas alrededor del mundo sigan una alimentación occidentalizada, o una alimentación caracterizada por un consumo excesivo de comida rápida y azúcares, y un consumo escaso de fibra, frutas y verduras. Los investigadores han notado que, debido a la gran cantidad de personas que hoy siguen este tipo de dieta, ha habido un repunte en la incidencia de padecimientos como cáncer, obesidad, enfermedades autoinmunes, enfermedad intestinal inflamatoria y alergias. Esto podría estar relacionado con alteraciones en las bacterias del intestino vinculadas a la alimentación. Algunas investigaciones han demostrado que las dietas altas en grasas saturadas pueden cambiar la estructura y diversidad de los microorganismos en el intestino, al reducir ciertas bacterias que ayudan a prevenir la obesidad. Este tipo de dietas también pueden producir inflamación en el intestino.

También pueden surgir problemas cuando restringimos nuestra alimentación. Por ejemplo, en años recientes, la gente que no es intolerante al gluten o que no tiene enfermedad celiaca ha estado evitando alimentos que contienen gluten. Un estudio encontró que, luego de cuatro semanas de no comer gluten, la composición de la microbiota intestinal de los participantes había cambiado, y la mayoría tenía valores más bajos de varias especies vitales de microorganismos benéficos.

Los aditivos alimentarios también pueden ocasionar daños en la

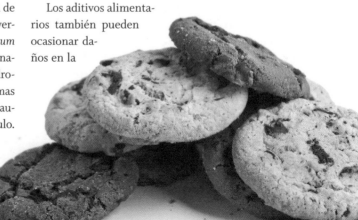

microbiota intestinal. Los edulcorantes como sucralosa, aspartame y sacarina son mucho más dulces y tienen muy pocas calorías en comparación con el azúcar. Sin embargo, pueden alterar el equilibrio y la diversidad del intestino. En un estudio, un grupo de ratas que recibió sucralosa tuvo una proporción mucho mayor de bacterias potencialmente dañinas en su intestino que el grupo de ratas que no comió sucralosa. Inclusive se ha demostrado que los emulsionantes, que se agregan a los alimentos procesados para incrementar su vida útil, disminuyen la diversidad intestinal. Tanto los edulcorantes artificiales como los emulsionantes pueden elevar las respuestas inflamatorias en el intestino. Algunos investigadores concluyeron que la trehalosa (también llamada *micosa*), un edulcorante elaborado a base de maicena, fue responsable de ocasionar una epidemia de *Clostridium difficile*.

Del otro lado del espectro, se ha demostrado que las dietas altas en fibra y verduras son las más amigables con el intestino. Un ejemplo de esto es la dieta mediterránea, que se enfoca en el consumo de frutas, verduras, granos enteros, leguminosas, nueces y grasas saludables como aceite de oliva y canola. Con esta dieta, la ingesta de carne roja —si se come— se limita a unas cuantas veces por mes. La fibra en particular es importante porque puede fomentar la diversidad en el intestino.

Medicamentos

Casi cualquier medicamento puede afectar la microbiota intestinal, en primer lugar, porque altera el entorno del intestino. Algunos ejemplos incluyen antibióticos e inhibidores de la bomba de protones que pueden producir cambios dañinos.

Es bien sabido que los antibióticos en particular tienen la capacidad de afectar el microbioma intestinal, al causar un cambio que favorece la colonización de ciertas bacterias que puede derivar en diarrea relacionada con los antibióticos y la infección debilitante conocida como *Clostridium difficile*. Existen muchos tipos de antibióticos, dosis y periodos de tratamiento, y cada uno de estos factores tendrá un impacto particular en el intestino.

Muy a menudo, el microbioma intestinal volverá a su estado original cuando se deja de tomar antibióticos. Sin embargo, algunas investigaciones han encontrado que la exposición a los antibióticos, sobre todo en la etapa prenatal o temprana de la vida, suele provocar un cambio prolongado en tu microbioma intestinal e incrementar el riesgo de infección, condiciones metabólicas, alergias y resistencia a los antibióticos. Estos efectos pueden persistir durante muchos años después de la exposición al medicamento.

Fumar

Fumar es nocivo para muchos aspectos de la salud humana. Además, puede tener un impacto negativo en la composición de la microbiota y provocar inflamación intestinal. Dejar de fumar puede revertir esto e incrementar la diversidad en tu intestino.

Estrés

El intestino y el cerebro están conectados por un canal que les permite comunicarse entre sí sobre asuntos relacionados con las hormonas, la inflamación y las sustancias químicas cerebrales. El estrés puede impactar de modo negativo esta línea de comunicación e incrementar el riesgo de un desequilibrio intestinal.

Entorno doméstico

Tener mascotas o animales de granja puede influir particularmente en la composición de tu intestino, aunque por lo general de forma positiva. Los estudios han encontrado una menor incidencia de alergias pediátricas en hogares donde existen mascotas o donde los niños o niñas viven en granjas. La teoría es que los animales ayudan a desensibilizar los sistemas inmunitarios jóvenes y en desarrollo. En algunos estudios se ha demostrado que la diversidad de la microbiota es más variada y rica en niños o niñas en cuya casa hay una o más mascotas. Hasta ahora no se sabe cómo la presencia de animales en casa afecta a los adultos.

CUANDO UN INTESTINO SANO ENFERMA

Se cree que el desequilibrio intestinal tiene una función en el desarrollo de una serie de condiciones. Sin embargo, en la mayoría de los casos, las investigaciones no han logrado demostrar un vínculo definitivo.

Al llevar a cabo investigaciones sobre cómo el estado del microbioma intestinal afecta nuestra salud, muchos estudios se realizan en ratones, en especial los ratones libres de gérmenes, lo cual significa que éstos carecen de microorganismos dentro y fuera de su cuerpo. Sin embargo, aún se requieren más investigaciones en humanos. A continuación, se mencionan algunas de las condiciones que han sido vinculadas con problemas intestinales.

Clostridium difficile

Clostridium difficile (*C. diff.*) es un organismo que vive en la microbiota intestinal común y corriente. Cuando crece fuera de control, es la causa más común de diarrea adquirida en hospitales, que afecta a cerca de 450 000 personas en Estados Unidos cada año. En los casos más graves, las infecciones por *Clostridium difficile* pueden provocar una falla potencialmente mortal de los órganos (sepsis) y la muerte. Es una de las únicas condiciones donde se ha establecido un vínculo definitivo entre un microbioma intestinal poco saludable y el desarrollo de una infección.

La mayor parte de las infecciones por *Clostridium difficile* son ocasionadas por tomar un antibiótico —sobre todo uno de amplio espectro—, que altera el equilibrio normal de los microorganismos del intestino y resulta en una disminución de la diversidad de los mismos. Se cree que esto sucede porque la infección impide que tu sistema digestivo produzca los ácidos biliares que mantienen en control el crecimiento de *Clostridium difficile*, pero al mismo tiempo crea los nutrientes que fomentan su proliferación. El crecimiento de *Clostridium difficile* resulta en la producción de una toxina que daña la barrera intestinal y produce problemas de absorción, lo cual a su vez deriva en diarrea.

Muchas personas que experimentan una infección por *Clostridium difficile* pueden tener infecciones recurrentes a pesar de recibir el tratamiento adecuado. Esto puede suceder porque quizá la microbiota intestinal no se ha recuperado del todo.

Para estos individuos, el tratamiento tradicional con un antibiótico distinto suele fracasar. Un procedimiento conocido como trasplante de microbiota fecal (véase página 27) puede usarse para restaurar una microbiota saludable. A menudo, las tasas de curación son altas.

Obesidad

La obesidad es una epidemia mundial que empeora día con día, y está relacionada con condiciones como hipertensión, colesterol alto, hígado graso, diabetes, cardiopatía e inflamación crónica a lo largo del cuerpo. Múltiples investigaciones han vinculado un microbioma intestinal poco saludable con el desarrollo de obesidad en humanos y animales.

Los estudios suelen relacionar un desequilibrio de las bacterias *Bacteroidetes* y *Firmicutes* con el aumento de peso, aunque algunas investigaciones recientes no respaldan este vínculo. Los estudios realizados en ratones han mostrado que trasplantar la microbiota de un ratón obeso a uno libre de gérmenes puede provocar incrementos de peso más rápidos y amplios que no se observan en estos mismos ratones libres de gérmenes cuando reciben un trasplante de microbiota de un ratón delgado. Sin embargo, aún no se ha demostrado un vínculo definitivo. Éste es un campo de investigación en constante actividad.

Enfermedad intestinal inflamatoria

El término *enfermedad intestinal inflamatoria* incluye la colitis ulcerativa y la enfermedad de Crohn, dos condiciones relacionadas con la inflamación gastrointestinal (véase capítulo 12). Ambas condiciones pueden causar diarrea frecuente, fiebre y dolor abdominal. Tanto la colitis ulcerativa como la enfermedad de Crohn suelen ser comunes en varios miembros de una familia, pero también se cree que la presencia de microorganismos alterados en el intestino puede tener un papel importante.

Un desequilibrio microbiano en el intestino puede alterar el funcionamiento de la barrera intestinal, que es el recubrimiento del intestino que protege el tracto intestinal de invasores dañinos y además sirve como una especie de filtro.

El microbioma también puede ser un componente crucial en el desarrollo del síndrome del colon irritable. Las investigaciones sugieren que los genes y la microbiota de un individuo pueden interactuar para promover el desarrollo de la enfermedad en personas con predisposición genética.

Síndrome del colon irritable

Aunque es motivo de debate, las investigaciones sugieren que una alteración en el microbioma puede desencadenar el síndrome del colon irritable, porque a veces este síndrome aparece después de una infección intestinal. Además, algunos individuos con síndrome del colon irritable responden a tratamientos que alteran la microbiota, como los antibióticos y los probióticos, lo cual sugiere aún más una posible participación del microbioma en el desarrollo de la enfermedad.

Cáncer colorrectal

La alimentación y la nutrición están muy ligadas con el cáncer colorrectal. Aunque comer frutas, verduras y granos enteros reduce el riesgo de cáncer, seguir una dieta alta en grasas saturadas se ha vinculado con el desarrollo de cáncer. De manera adicional, las investigaciones indican que la diversidad de la microbiota suele disminuir dentro del tejido canceroso, en comparación con el tejido no canceroso, y que con frecuencia el tejido canceroso posee mayores cantidades de bacterias potencialmente dañinas y menos bacterias benéficas.

Las bacterias pueden desempeñar una función en el desarrollo de cáncer de otras maneras, incluyendo el desarrollo de inflamación dentro de tejidos y la producción de toxinas que dañan el ADN.

¿QUÉ ES EL TRASPLANTE DE MICROBIOTA FECAL?

El concepto puede parecer un poco extraño: tratar una condición al transferir la microbiota intestinal de una persona sana a una que está enferma. Sin embargo, el trasplante de microbiota fecal está demostrando ser un tratamiento muy efectivo para tratar las infecciones recurrentes por *Clostridium difficile* (*C. diff.*) que no responden a la terapia tradicional.

El trasplante de microbiota fecal restaura las bacterias intestinales saludables al colocar las heces de otra persona (donante) en tu colon usando un tubo de colonoscopia o nasogástrico. Los donantes deben someterse a varias pruebas para ver si padecen alguna condición médica, como análisis de sangre para ver si tienen infecciones y pruebas de heces para evaluar la presencia de parásitos, virus y otras bacterias infecciosas. Luego de extraer las heces del donante y antes de trasplantarlas en tu colon, se las mezcla con un líquido y sólo se retira la parte sólida.

Los estudios intestinales realizados después del procedimiento muestran que las bacterias saludables se instalan con rapidez en su nuevo entorno y el intestino refleja el de las heces del donante. Hoy día, el trasplante de microbiota fecal trata con mayor efectividad las infecciones por *Clostridium difficile*, con tasas de éxito reportadas de entre 85 a más de 90 por ciento. No se sabe con exactitud cómo funciona, pero una hipótesis es que, al restaurar las poblaciones de bacterias normales, existe una mayor competencia por los nutrientes, lo cual puede detener el crecimiento del *Clostridium difficile*.

El trasplante de microbiota fecal también se ha utilizado para tratar la enfermedad intestinal inflamatoria con resultados mixtos. Los investigadores están interesados en explorar otras posibles aplicaciones, que tal vez podrían incluir el tratamiento de la obesidad, el síndrome de fatiga crónica y la fibromialgia. Un pequeño estudio encontró que los trasplantes de microbiota fecal podrían reducir los síntomas del trastorno del espectro autista en hasta 24 por ciento de los participantes, y sus beneficios podrían durar al menos ocho semanas.

Como sucede con cualquier procedimiento, existen riesgos, incluyendo lesiones, infecciones y agravamiento de las condiciones actuales. En este momento, se desconocen los riesgos a largo plazo. En el tratamiento de la infección por *Clostridium difficile*, el trasplante de microbiota fecal se lleva a cabo luego de una discusión detallada sobre el procedimiento y sus riesgos y beneficios. Para otras enfermedades, el trasplante de microbiota fecal sólo se utiliza en estudios de investigación.

Autismo

Los trastornos del espectro autista son una colección de trastornos que impactan de forma negativa la interacción social y la comunicación. Aunque ha habido un aumento en los casos de autismo, se conoce muy poco sobre las causas de los trastornos. Se cree que sólo cerca de 20 por ciento de los casos están relacionados con la genética.

Las investigaciones sugieren un vínculo potencial entre el microbioma intestinal y los trastornos del espectro autista. Sin embargo, se requieren más estudios y tal vez tendrán que pasar varios años antes de que los investigadores sepan más sobre una posible relación.

El intestino y el cerebro comparten un canal de comunicación complejo y bidireccional, conocido como el eje intestino-cerebro, que influye en ambos de varias maneras. Por ejemplo, el microbioma intestinal puede intervenir en el desarrollo de sustancias químicas en el cerebro que son componentes importantes de la memoria, y el cerebro puede tener un impacto en el microbioma intestinal con una influencia directa en las funciones del intestino, como la producción de ácido y el movimiento de los alimentos a través del tracto digestivo.

Cualquier alteración en este vínculo de comunicación puede desencadenar problemas, sobre todo si ésta involucra la barrera hematoencefálica, un sistema que protege el cerebro al filtrar sustancias dañinas de la sangre.

Muchos niños y adultos con trastornos del espectro autista experimentan síntomas gastrointestinales significativos, como estreñimiento y diarrea. Un grupo de estudios reportaron alteraciones en las bacterias intestinales de niños y niñas con autismo en comparación con aquellos sin autismo, aunque no todas las investigaciones han observado esto. Los estudios han encontrado que los niños y niñas con autismo suelen tener una menor cantidad de bacterias benéficas, así como una menor diversidad de bacterias en su intestino. Algunos investigadores creen que esto puede afectar la salud neurológica.

Los estudios realizados en ratones sugieren que agregar la bacteria *Bacteroides fragilis* puede modificar la microbiota intestinal, lo cual puede ayudar a corregir el funcionamiento del intestino y quizá mejorar las conductas del autismo. Otro campo de investigación prometedor es el trasplante de microbiota fecal (véase página 27). Un estudio reciente que evaluó la efectividad del tratamiento en niños y niñas encontró que es seguro, tiene buena tolerancia y ha resultado en una mejoría significativa en los síntomas gastrointestinales y en los síntomas del autismo, como problemas con las habilidades sociales. Sin embargo, las investigaciones aún

están en sus etapas tempranas, y el trasplante de microbiota fecal todavía se considera un tratamiento experimental.

Asimismo, se está estudiando la función que puede tener la microbiota intestinal en el desarrollo de otras condiciones neuropsiquiátricas como la ansiedad y la depresión. Tal vez tendrán que pasar varios años antes de que podamos acceder a los resultados.

Alergias

A lo largo de las últimas décadas, las alergias alimenticias y las enfermedades alérgicas como el asma y el eccema se han vuelto más comunes. Una teoría conocida como "la hipótesis de la higiene" sugiere que la exposición a microorganismos durante la infancia es vital para fortalecer tu sistema inmunológico. Cualquier cambio en este proceso —sobre todo el uso frecuente de antibióticos— puede derivar en cambios en la microbiota intestinal y en respuestas inmunológicas inapropiadas, lo cual resulta en alergias.

¿CÓMO NUTRIR UN INTESTINO SANO?

Definir lo que engloba un microbioma intestinal saludable en humanos ha sido una tarea compleja. Aunque los científicos saben que la diversidad es algo bueno, lo que complica las cosas es la variedad de microorganismos que viven en el intestino, incluso en personas sanas. Así que, en vez de esto, los investigadores han intentado identificar ciertos patrones de microorganismos estables en individuos sanos.

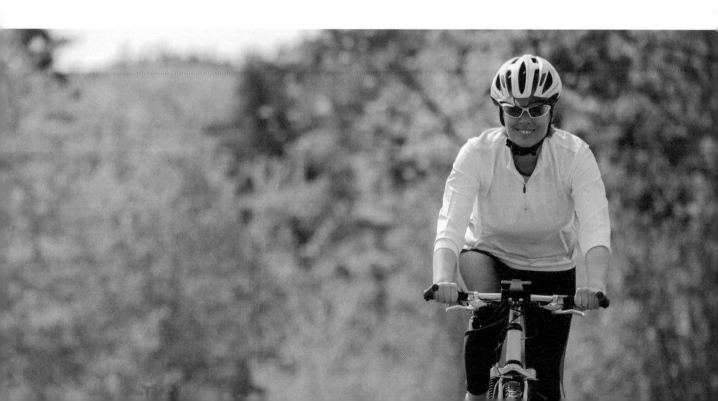

De hecho, tal vez hayas visto anuncios sobre pruebas del microbioma que prometen revelar la composición exacta de tu intestino al analizar una muestra de heces. Aunque dichas pruebas pueden decirte qué microorganismos viven en tu intestino, en realidad no pueden aconsejarles a ti y a tu médico qué hacer con esta información. Las investigaciones sobre el microbioma intestinal aún están en sus etapas más tempranas, y la ciencia no ha llegado al punto de determinar de manera definitiva si un microbioma intestinal desequilibrado causa enfermedades, o si una enfermedad y los medicamentos utilizados para tratarla son los verdaderos culpables, lo cual nos conduce al eterno problema de que "la asociación no es prueba de causalidad".

Sin embargo, lo que sí sabemos es que ciertos alimentos y hábitos cotidianos parecen promover la salud intestinal. Por ejemplo, se ha demostrado que el ejercicio aeróbico moderado o vigoroso e intenso mejora la composición de la microbiota en tu intestino.

Las investigaciones además sugieren que comer alimentos como frutas y verduras, chícharos y frijoles (leguminosas) y granos enteros proporciona bacterias buenas a nuestro intestino.

Estos alimentos contienen carbohidratos complejos, algo que nuestro cuerpo es incapaz de digerir, por lo que se convierten en alimento para las bacterias del intestino, lo cual las hace aumentar. Los alimentos que contienen cultivos activos, como el yogur, el kimchi y la kombucha, también pueden proporcionar bacterias benéficas.

Cabe la posibilidad de que, en un futuro, podamos ajustar la alimentación de las personas de manera individual con base en la composición específica de su microbiota intestinal. Mientras tanto, la mejor estrategia es hacer ejercicio y consumir una variedad de alimentos saludables para mantener contento a tu intestino.

Para mayor información sobre la salud intestinal, consulta el siguiente capítulo.

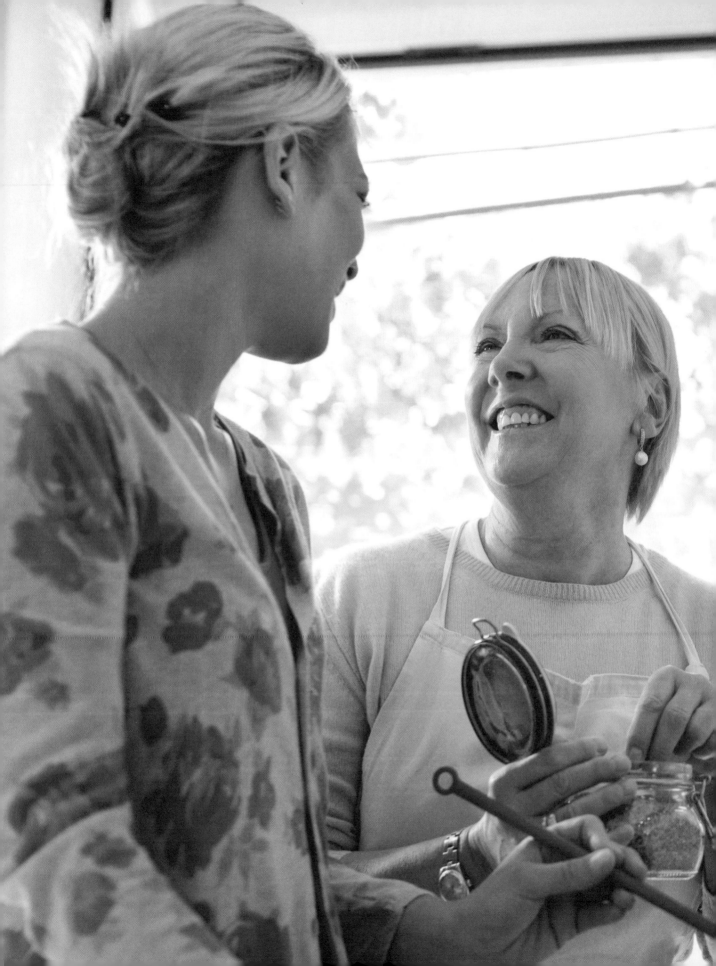

CAPÍTULO 3

Receta para una digestión saludable

Lo que pones en tu plato está íntimamente ligado con una buena digestión. Sin embargo, no sólo importa lo que comes sino cuánto y cómo: con tranquilidad o apuro, con conciencia o distracción. Los alimentos que eliges comer a diario y tus hábitos alimenticios son cruciales para mantener tu sistema digestivo fuerte y saludable.

Por supuesto, es imposible prevenir o manejar todos los problemas digestivos con sólo tener un estilo de vida saludable. Algunos trastornos digestivos son hereditarios u ocurren por razones desconocidas, y su tratamiento puede requerir la ayuda de un profesional de la salud. Aun así, existen muchos indicios y síntomas digestivos que puedes controlar, y realizar algunos cambios en tus hábitos cotidianos puede ayudarte a aliviar tu malestar.

Adoptar una alimentación más saludable, comer despacio, manejar el estrés y hacer ejercicio con regularidad son cambios importantes en el estilo de vida que pueden tener un impacto significativo en tu salud digestiva. Si puedes mantener estos cambios, con el tiempo se convierten en hábitos. Estos hábitos, a su vez, se convierten en una rutina, y con el paso del tiempo esta rutina se convierte en tu nuevo estilo de vida. Los beneficios son muchos. Además de mejorar tu salud digestiva, tener hábitos más saludables puede ayudarte a reducir tu riesgo de enfermedades y hacerte ver y sentir mejor.

LO QUE DEBES COMER

El cuerpo humano está diseñado para digerir muchas clases de alimentos, pero cada persona es diferente. Ciertos alimentos pueden desencadenar signos y síntomas digestivos en algunas personas, pero no en otras. Por eso no existe una receta que por sí sola complazca a tu intestino. Sin embargo, hay dos principios básicos para una buena digestión que aplican para la mayoría de las personas: qué alimentos comer y cuáles limitar.

Para una buena salud intestinal, querrás comer muchos alimentos que contengan fibra y prebióticos, y menos alimentos procesados o alimentos altos en azúcares o grasas. Además, es importante tomar suficientes líquidos.

Si tienes el síndrome del colon irritable o eres sensible a ciertos alimentos, podrías beneficiarte de una alimentación especial llamada *dieta baja en carbohidratos fermentables* FODMAP (véase página 231).

Alimentos altos en fibra

Los alimentos provenientes de plantas —verduras, frutas y comida hecha con granos enteros— son excelentes fuentes de fibra. Piensa en chícharos y frijoles, moras, verduras de hoja verde, pasta de trigo integral y arroz integral (véanse páginas 33-34).

Tu tracto digestivo aceptará casi cualquier alimento que ingieras. Sin embargo, ciertos alimentos tienden a pasar más fácil y rápido por tu sistema digestivo y ayudarlo a funcionar de manera apropiada. Estos alimentos son ricos en fibra dietética, un nutriente fundamental para una alimentación saludable y de particular importancia para la digestión.

La fibra es la parte indigerible de los alimentos provenientes de plantas y que tu cuerpo es incapaz de absorber.

La fibra tiene dos formas: soluble e insoluble, y los alimentos ricos en fibra por lo general contienen ambas. La fibra soluble absorbe hasta 15 veces su propio peso en agua a medida que se mueve por tu tracto digestivo, con lo cual produce heces más suaves. La fibra insoluble es la que determina el tamaño de las heces.

Incluir una buena cantidad de fibra en tu dieta puede prevenir el estreñimiento, aminorar los indicios y síntomas del síndrome del colon irritable, y reducir tu riesgo de hemorroides y enfermedad diverticular (diverticulosis), una condición en la que se forman bolsas o sacos en las paredes intestinales. La fibra también ayuda a fomentar el crecimiento de bacterias saludables y diversas en tu intestino (véase capítulo 2).

¿Cuánta fibra necesitas consumir? Las Academias Nacionales de Ciencias, Ingeniería y Medicina recomiendan lo siguiente:

- Los hombres adultos de hasta 50 años deben consumir 38 gramos de fibra al día, y los mayores de 50 deben ingerir 30 gramos cada día.
- Las mujeres adultas de hasta 50 años deben consumir 25 gramos de fibra al día, y las mayores de 50 deben ingerir 21 gramos cada día.

Por desgracia, la mayoría de las personas no consume suficiente fibra. Con el paso de los años, las dietas occidentalizadas han evolucionado para incluir menos plantas, como frutas y verduras, y granos más refinados, como pan blanco, pasta blanca y arroz blanco. Estos cambios han resultado en una disminución en el consumo de fibra. Las dietas occidentalizadas típicas incluyen alrededor de 15 gramos de fibra al día.

Conforme comiences a agregar más fibra en tu dieta, recuerda hacerlo poco a poco. Incorporar fibra en exceso suele provocar varios padecimientos estomacales, incluyendo gases y cólicos. Tomar suficiente agua puede ayudar a prevenir estos síntomas. También considera que algunas personas necesitan limitar su consumo de fibra. Si tienes una obstrucción intestinal, lo mejor es tener una dieta baja en fibra para prevenir un bloqueo intestinal. Y si tienes enfermedad celiaca o sensibilidad al gluten, deberás comer granos enteros sin gluten.

Alimentos que contienen probióticos

A menudo conocidos como "bacterias amigables" o "bacterias buenas", los probióticos son microorganismos benéficos creados mediante el proceso de fermentación.

Se ha planteado que los alimentos que contienen probióticos pueden ser benéficos para el sistema digestivo porque

---

¿QUÉ HAY DE LOS SUPLEMENTOS DE FIBRA?

Es mejor obtener tu fibra de los alimentos porque los suplementos no proporcionan las vitaminas, minerales y otros nutrientes que los alimentos ricos en fibra sí. Sin embargo, si no estás obteniendo la suficiente fibra de tus alimentos, los suplementos pueden ayudarte a alcanzar la cantidad diaria recomendada.

Aún no se ha demostrado que el uso frecuente de suplementos de fibra —como *psyllium* (Metamucil, Konsyl y otros) o metilcelulosa (Citrucel)— sea dañino. Sin embargo, los suplementos de fibra pueden provocar inflamación abdominal y gases, al menos en un principio. Así que, si tienes problemas intestinales, charla con tu médico antes de añadir un suplemento alimenticio a tu dieta.

Inclusive es recomendable preguntarle a tu médico o farmacéutico si los suplementos de fibra interactúan con algún medicamento que estés tomando. Los suplementos pueden disminuir la absorción de ciertos fármacos. También pueden reducir los valores de azúcar en la sangre, lo cual podría requerir hacer un ajuste en tus medicamentos o insulina si tienes diabetes.

Si planeas tomar un suplemento de fibra, empieza con una pequeña cantidad para minimizar los gases y la hinchazón. También asegúrate de beber mucha agua.

¿EN DÓNDE ESTÁ LA FIBRA?

Para evitar las molestias digestivas y los gases que suelen resultar de ingerir fibra en exceso demasiado rápido, incrementa la cantidad que comes de manera gradual durante un periodo de varias semanas. Aquí te compartimos la cantidad de fibra presente en algunos alimentos comunes.

Granos, cereales y pasta	Tamaño de la porción	Fibra total* (gramos)
Hojuelas de salvado	1 taza	7
Cebada perlada cocida	1 taza	6
Avena cocida	1 sobre o 1 taza	4
Espagueti de trigo integral cocido	1 taza	3.9
Arroz integral cocido	1 taza	3.5
Pan, 100 por ciento de trigo integral	1 rebanada	2

Leguminosas y nueces	Tamaño de la porción	Fibra total* (gramos)
Ejotes partidos y cocidos	1 taza	16.3
Lentejas cocidas	1 taza	15.6
Frijoles negros en lata	1 taza	12
Frijoles horneados, vegetarianos, en lata	1 taza	10
Almendras	28 gramos	3.5
Pistaches	28 gramos	3

Frutas	Tamaño de la porción	Fibra total* (gramos)
Frambuesas	1 taza	8
Pera con piel	1 mitad	5.5
Manzana con piel	1 mitad	4.4
Moras azules	1 taza	3.6
Plátano	1 mitad	3.1
Naranja	1 mitad	3.1
Fresas (mitades)	1 taza	3

Verduras	Tamaño de la porción	Fibra total* (gramos)
Chícharos partidos y cocidos	1 taza	8.8
Calabaza de invierno al horno	1 taza	5.7
Brócoli cocido	1 taza	5.1
Coles de Bruselas cocidas	1 taza	4.1
Papa con cáscara al horno	1 mitad	3.8
Camote con cáscara al horno	1 mitad	3.7
Elote dulce hervido	1 taza	3.6
Zanahoria cruda	1 grande	2.1

Fuentes: Base de Datos Nacional de Nutrientes para Referencia Estándar del Departamento de Agricultura de Estados Unidos (USDA, por sus siglas en inglés), Legacy Release, abril de 2018; Departamento de Dietética de la Clínica Mayo.
*El contenido de fibra puede cambiar entre cada marca.

contienen microbios buenos que ayudan a combatir y desplazar cualquier bacteria que aceche en el intestino. En este momento, la evidencia a favor de los probióticos es más una sugerencia que una prueba irrefutable.

Los probióticos pueden estar presentes en el yogur que contiene cultivos "activos" o "vivos". Éste se elabora mediante la fermentación de la leche con distintas bacterias, las cuales se conservan en el producto final. Otras fuentes de probióticos incluyen algunos quesos, chucrut, una bebida de leche fermentada llamada *kéfir*, verduras fermentadas de Corea conocidas como kimchi y la kombucha, que es un té.

Tu tracto digestivo, en especial tu colon, está lleno de una gama compleja y diversa de bacterias, mismas que necesitas para digerir los alimentos que comes. Sin embargo, tener un desequilibrio poco saludable —es decir, pocas bacterias "buenas" o un exceso de bacterias "malas"— puede ocasionar problemas (véase capítulo 2).

Los probióticos pueden ayudar a disminuir la diarrea y el estreñimiento, así como a promover la salud general del intestino. Algunos estudios sugieren que los probióticos sirven además para tratar otras condiciones de salud, incluyendo el síndrome del colon irritable.

Alimentos ricos en prebióticos

Los prebióticos se encuentran en una variedad de alimentos como espárragos, ñames, plátanos, cebollas, ajo, alcachofas, leguminosas y productos de trigo integral.

Piensa en los prebióticos como alimentos para las bacterias buenas (probióticos) que residen en tu intestino; se trata de componentes alimenticios naturales que ayudan a que los probióticos florezcan. En esencia, son el fertilizante que estimula el crecimiento de bacterias saludables.

Las investigaciones sugieren que los prebióticos pueden ayudar a prevenir y manejar la diarrea infecciosa y resistente a los antibióticos, así como reducir los síntomas relacionados con la enfermedad intestinal inflamatoria. Como parte de una alimentación saludable, los prebióticos incluso podrían desempeñar una función en la pérdida de peso.

La mejor forma de incluir la cantidad suficiente de prebióticos en tu dieta es comer muchas frutas, verduras, frijoles y chícharos (leguminosas), y granos enteros. Al igual que con los probióticos, es mejor que obtengas tus prebióticos de manera directa de los alimentos en vez de hacerlo mediante suplementos, porque la mayor parte de los alimentos que contienen prebióticos están cargados de otros nutrientes

¿QUÉ HAY DE LOS SUPLEMENTOS DE PROBIÓTICOS?

Algunos estudios sugieren que los suplementos de probióticos pueden ser buenos para la salud, pero otros estudios no han encontrado ningún beneficio. También hay que considerar que quienes fabrican estos suplementos no están sujetos a las mismas reglas y regulaciones que las compañías farmacéuticas, de tal modo que no siempre se puede saber con certeza si los suplementos de probióticos contienen con exactitud lo que dice en la etiqueta.

De ser posible, lo mejor es obtener tus probióticos de los alimentos. Si decides tomar un suplemento de probióticos, podrías comenzar con una combinación que contenga cepas de las familias *Lactobacillus* y *Bifidobacterium*, que son cepas que por lo común se encuentran en el tracto digestivo humano.

No todos los suplementos de probióticos son iguales. Cada tipo —y cada cepa de cada tipo— puede funcionar de maneras distintas y tener efectos distintos, e influir en cada individuo de manera diferente.

Los suplementos de probióticos por lo general se consideran seguros, pero antes de tomar alguno, consulta con tu médico o farmacéutico, sobre todo si estás embarazada o tienes una condición de salud.

Los individuos cuyo sistema inmunológico está debilitado, como quienes están bajo tratamiento por un cáncer o un trasplante de órgano, tienen más riesgo de experimentar una reacción adversa a un suplemento de probióticos.

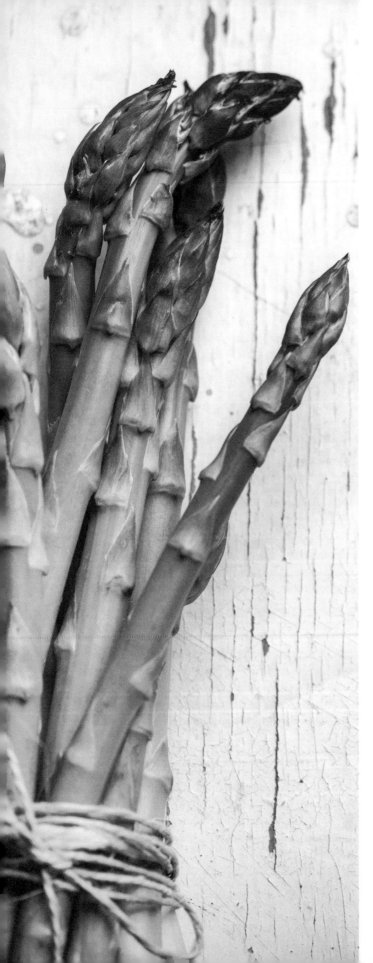

saludables. Y, como ocurre con los suplementos de probióticos, existe poca regulación.

Cuando se trata de vitaminas y suplementos, los alimentos son la mejor alternativa. Comer una dieta saludable con abundancia de vitaminas y minerales es el mejor camino hacia una buena salud. Si sientes que tu alimentación no es tan saludable como podría llegar a serlo, considera tomar un multivitamínico diario. Cuando se trata de productos específicos relacionados con la digestión, lo mejor es consultar a tu médico. Para qué desperdiciar tu dinero en un suplemento inservible o, lo que es todavía peor, uno potencialmente peligroso para tu salud.

Líquidos

Los líquidos son importantes porque ayudan a disolver los nutrientes de los alimentos que comes, lo cual facilita su absorción. Los líquidos además suavizan las heces y lubrican los desechos alimenticios para que los residuos pasen con mayor facilidad a través del tracto digestivo, lo cual ayuda a prevenir el estreñimiento.

Para asegurarte de que todos los sistemas de tu cuerpo funcionen de manera apropiada —incluyendo tu sistema digestivo—, es importante tomar suficientes líquidos todos los días. La cantidad que requieres depende de una variedad de factores, incluyendo tu salud, dónde vives, qué tan activo o activa eres y cuánto sudas. Tal vez hayas escuchado el consejo de que debes beber ocho vasos con 8 onzas de agua (237 mililitros) al día —la regla del 8×8.

La regla del 8×8 es fácil de recordar y una meta alcanzable para la mayoría de la gente. Para algunos individuos, beber menos de 8 onzas puede ser adecuado. Otros pueden necesitar más líquidos. También considera que si tienes una condición médica específica, quizá debas limitar tu ingesta de líquidos o beber más de lo recomendado para adultos saludables.

La mayoría de las personas obtienen la cantidad recomendada de líquidos si se dejan guiar por su sensación de sed. Aunque el agua es una excelente opción, también puedes obtener líquidos de alimentos como jugo, leche, café, té, y frutas y verduras. Casi todas las verduras y frutas contienen por lo menos 80 por ciento de agua.

En el pasado, las bebidas con cafeína no se consideraban líquidos porque se creía que tenían un efecto diurético, que aumenta las ganas de orinar y la pérdida de líquidos. Algunas pruebas más recientes sugieren que esto no es verdad. Sin embargo, el alcohol no cuenta como líquido debido a sus propiedades diuréticas. El alcohol y la cafeína también pueden contribuir al desarrollo de acidez e indigestión.

Consumir una bebida caliente por la mañana en vez de una fría puede resultar sumamente útil, sobre todo si tienes problemas de estreñimiento. Alrededor de 30 minutos después de beber el líquido caliente, tu cuerpo puede sentir una necesidad natural de defecar. Consumir una bebida con cafeína también puede estimular la defecación. Debido a que es un estimulante, la cafeína puede provocar diarrea en algunas personas.

ALIMENTOS QUE DEBES LIMITAR

Ahora ya sabes qué alimentos son buenos para tu intestino y, por ende, los que debes consumir en mayor cantidad. Pero ¿existen alimentos dañinos para la digestión y que debes limitar o evitar? La respuesta es sí; pero mantenerlos fuera de tu boca puede resultar difícil.

Los alimentos muy procesados o aquellos cargados de azúcares o grasas no son buenos para tu intestino. El problema es que saben bien y están en todas partes. Aunque quizá sea imposible alejarte por completo de ellos, procura limitar su consumo.

Alimentos procesados
Son alimentos que han sido modificados por un proceso de producción para lucir diferentes a como son en su estado natural. Compara una mazorca de maíz dulce, que es un alimento sin procesar, con una bolsa de papitas de maíz o un postre que contiene jarabe de maíz alto en fructosa, ambos alimentos altamente procesados. Los tres alimentos contienen maíz, pero son muy diferentes entre sí.

A menudo el proceso de producción elimina los componentes benéficos de los alimentos, como vitaminas, minerales y fibra. Al mismo tiempo, añade ingredientes poco saludables, como conservadores y otros artificiales, que buscan mejorar el sabor, la textura o la vida útil del producto.

Alimentos altos en azúcares
Uno de los aditivos que suele utilizarse con mayor frecuencia en los alimentos procesados es el azúcar o el jarabe de maíz alto en fructosa. Además de su sabor dulce, se emplea como estabilizador de alimentos, espesante o conservador.

Cuando consumes más azúcar de la que puede absorber tu torrente sanguíneo, éste pasa a través de tu sistema digestivo. Entonces, las bacterias que viven en tus intestinos tienen un banquete con el azúcar, lo cual produce gases. Esto puede derivar en dolor abdominal, hinchazón y flatulencias. El exceso de azúcar también puede provocar

un crecimiento elevado de bacterias dañinas. Y debido a su alto contenido calórico, el exceso de azúcar puede derivar en obesidad, una causa común de diabetes tipo 2.

Los edulcorantes artificiales como manitol, sorbitol y xilitol tampoco son amigables con la digestión. Estos edulcorantes, conocidos como alcoholes de azúcar, se encuentran normalmente en chicles y dulces sin azúcar, y pueden provocar dolor abdominal, hinchazón y diarrea en quienes los consumen en exceso.

Por otro lado, se ha vinculado a algunos aditivos del azúcar, como trehalosa, un azúcar dietético, con una infección bacteriana del intestino llamada infección por *Clostridium difficile* (*C. diff.*).

Alimentos altos en grasas
El exceso de grasa es perjudicial porque desacelera el proceso digestivo; este tipo de alimentos suele permanecer más tiempo en el estómago, lo que incrementa la producción de ácidos gástricos, y esto a su vez produce hinchazón y acidez.

Algunas personas presentan diarrea después de ingerir alimentos altos en grasas. Esto puede ser porque sus cuerpos son incapaces de digerir o absorber la grasa de forma adecuada, lo cual ocasiona que la comida se mueva más rápido de lo normal por el tracto digestivo.

TUS HÁBITOS ALIMENTICIOS

La forma en que comes es igual de importante que los alimentos que ingieres para garantizar una buena digestión. Una digestión deficiente simplemente puede resultar de los malos hábitos alimenticios que practicas durante o entre comidas. Para ayudar a mejorar tu digestión, sigue estas recomendaciones:

Come con moderación
Las comidas abundantes exigen demasiado a tu sistema digestivo. Tu cuerpo es capaz de producir sólo cierta cantidad de jugos gástricos. Si comes en exceso, tal vez tu cuerpo no tenga la cantidad suficiente de jugos gástricos disponibles para cumplir la tarea. Consumir grandes cantidades de alimento también incrementa los desechos que se mueven a lo largo de tu tracto digestivo, lo cual puede provocar hinchazón.

En cambio, las porciones moderadas se digieren con mayor facilidad. Además, si ingieres porciones más pequeñas, reduces el riesgo de comer en exceso y tal vez sea más fácil controlar tu peso.

LOS EFECTOS DEL ALCOHOL

El exceso de alcohol —cualquier cantidad por arriba de lo moderado— puede causar problemas digestivos. El alcohol puede inflamar el revestimiento del estómago. También puede relajar la válvula (esfínter esofágico inferior) que evita que el ácido estomacal se regrese al esófago. Esto puede incrementar tu riesgo de acidez o sangrado esofágico.

La gente que bebe en demasía tiene más probabilidades de experimentar inflamación del tracto digestivo y sangrado interno. También puede tener mayor riesgo de enfermedad hepática y pancreatitis, así como cáncer de boca, garganta, esófago, estómago, colon o hígado. Los individuos que beben alcohol con regularidad y que además consumen tabaco tienen un riesgo mucho mayor de desarrollar cáncer de boca, garganta y esófago.

Las mujeres suelen ser más susceptibles a los trastornos relacionados con el alcohol porque sus cuerpos producen menos enzimas para descomponer el alcohol. Además, conforme las personas envejecen, su tolerancia al alcohol suele disminuir. Una persona mayor no consigue metabolizar el alcohol con tanta facilidad como antes, lo cual la vuelve más vulnerable a sus efectos.

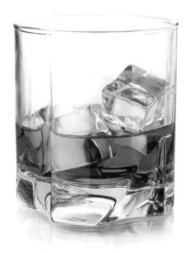

Limita el consumo de alcohol a una cantidad moderada, esto es, hasta una bebida al día para mujeres no embarazadas y hombres mayores de 65 años, y hasta dos bebidas al día para hombres de 65 años o menos. Una bebida se define como 355 ml de cerveza, 237 ml de licor de malta, 148 ml de vino o 44 ml de licores destilados con 40 por ciento de contenido alcohólico.

Si no sueles beber alcohol durante la semana, no significa que puedes excederte el fin de semana como una manera de compensar las bebidas que no tomaste durante la semana, ya que esto puede resultar en un daño hepático grave.

Come en la mañana

La mañana es una de las mejores horas del día para aprovechar las contracciones musculares que ocurren en tu colon (reflejo gastrocólico). Este reflejo ayuda a mover los desechos del colon al recto, y produce el impulso de expulsar las heces. El desayuno llena tu sistema digestivo de alimentos —y, por último, los desechos de estos alimentos—, lo cual ayuda a promover una defecación regular.

Come en horarios regulares

Los órganos digestivos trabajan mejor cuando sigues un horario regular, como hacer tres comidas al día en vez de comer cuando quieras. Con un horario regular, tu sistema digestivo tiene tiempo de descansar entre comidas. Saltarte comidas no es bueno porque puede ocasionar hambre excesiva, lo cual puede llevarte a comer en exceso.

Relájate mientras comes

Los horarios caóticos que tienen las personas hoy día las llevan a comer de forma apresurada o mientras se trasladan de un lugar a otro. Cuando comes rápido, por lo general ingieres de más porque no le das tiempo suficiente a tu estómago de enviar la señal de que está lleno, lo cual a menudo resulta en un consumo alto de alimentos y aumento de peso. Además, tiendes a no masticar tu comida el tiempo necesario o no triturarla en pedazos suficientemente pequeños, lo cual obliga a tu sistema digestivo a trabajar de más. Cuando comes rápido, también ingieres más aire del que tragarías si comieras más despacio, lo cual puede provocar eructos, hinchazón y gases intestinales.

Comer con prisa, estrés o tranquilidad —es decir, tu estado mental mientras comes— también afecta tu digestión. Cuando la gente está relajada, tiende a masticar su comida de forma más completa, los jugos gástricos fluyen con mayor libertad, y los músculos digestivos se contraen y relajan con normalidad. Comer bajo estrés interfiere con el funcionamiento normal de tus intestinos y suele provocar malestar estomacal, hinchazón, acidez, estreñimiento y diarrea.

Siéntate bien cuando comes

Si quieres digerir la comida de manera correcta y evitar que el ácido estomacal se te regrese al esófago, siéntate para comer. Y espera al menos tres horas después de cada comida para recostarte o irte a la cama.

ACTIVIDAD FÍSICA

Tal vez te preguntes por qué mencionamos la actividad física. El hecho es que la actividad física diaria es muy importante para la digestión, ya que ayuda a acelerar el movimiento de los alimentos por el tracto digestivo y a mantener un peso saludable.

La actividad física se refiere a cualquier movimiento que lleves a cabo que quema calorías, como cuidar tu jardín, limpiar la casa, o hacer un receso para pararte de tu escritorio y estirarte. El ejercicio es una forma estructurada y repetitiva de actividad física, como nadar, andar en bicicleta, caminar rápido y levantar pesas.

El ejercicio aeróbico —que aumenta la respiración y el ritmo cardiaco— es el que trae mayores beneficios a la digestión, ya que estimula la actividad de los músculos estomacales e intestinales, con lo cual ayuda a mover la comida y los desechos alimenticios a través del tracto digestivo. El ejercicio aeróbico también promueve la pérdida de peso.

Por desgracia, los estadunidenses se han vuelto cada vez más sedentarios. No participan en deportes recreativos ni se ejercitan con regularidad. De hecho, un reporte reciente de los Centros para el Control y Prevención de Enfermedades (CDC, por sus siglas en inglés) encontró que sólo 23 por ciento de los adultos realiza la cantidad recomendada de actividad física.

Si no eres una persona activa, no existe mejor momento que el presente para empezar. Si tienes problemas de salud o sobrepeso, o has estado inactivo durante varios años, es importante que hables con tu médico antes de realizar cualquier ejercicio. Él o ella puede ayudarte a elegir actividades seguras y apropiadas para ti.

Busca hacer al menos 30 minutos de actividad física diaria, de preferencia todos los días de la semana. Si no sabes por dónde empezar, caminar es una buena actividad porque es fácil, conveniente y barata. Sólo necesitas los zapatos adecuados.

Éstos son algunos consejos que pueden servirte ahora que estás tomando medidas para incrementar tu actividad física.

Camina antes de correr

Emocionarte demasiado puede hacerte caer en "los terribles excesos" de la actividad física; exceso de actividad, exceso de dificultad, exceso de tiempo y exceso de frecuencia. Este enfoque extremista es una receta para el desaliento, sin mencionar las lesiones. La mejor forma es empezar despacio e incrementar la actividad física de manera gradual.

Busca oportunidades

Trata de realizar más actividad física en tu rutina diaria. Una forma de activarse más es colocar tu caminadora o bicicleta estacionaria frente a la televisión y ver tus programas favoritos mientras llevas a cabo la actividad. O podrías subir escaleras en vez de usar el elevador o estacionarte más lejos del trabajo y caminar unas cuantas cuadras extras. Considera utilizar un rastreador de actividad que te motive a moverte más.

Escucha a tu cuerpo

La actividad física no debe incomodarte. Si sientes dolor, falta de aire, mareo o náuseas, haz una pausa; tal vez te estés exigiendo demasiado. Si no te sientes bien, suspende la actividad uno o dos días y retómala tan pronto como puedas. Y no olvides calentar antes de hacer ejercicio con una caminata ligera y un poco de estiramientos. Además, recuerda que debes dedicar un tiempo a enfriarte después del ejercicio.

Haz lo que te gusta

Si quieres seguir un programa de ejercicio más formal, trata de incluir actividades que te parezcan divertidas. Existen muchas actividades que pueden mejorar tu condición física; el truco está en elegir aquellas que también te estimulan y entretienen.

Elige una hora y comprométete

Elige una hora específica para hacer ejercicio, ya sea una rutina de una hora o una serie de intervalos breves y regulares a lo largo del día. No trates de hacer ejercicio en tu "tiempo libre". Si el ejercicio no es una prioridad, siempre será relegado ante otras preocupaciones.

ESTRÉS

¿Alguna vez has tenido una experiencia "desgarradora" o sentido "mariposas" en el estómago? La mayoría de la gente sí. Esto es porque el cerebro y el sistema gastrointestinal del cuerpo están íntimamente conectados, y "hablan" mucho entre sí. Este vínculo entre las células que controlan las funciones digestivas y aquellas que regulan el centro emocional del cerebro se conoce como eje intestino-cerebro.

En relación con la digestión, esto significa que cuando experimentas ansiedad, preocupación o estrés, no digieres bien la comida. No causa sorpresa que muchos trastornos gastrointestinales se relacionen con el estrés y la ansiedad.

Cuando estás bajo estrés, tu cuerpo reacciona como si estuvieras en peligro; bombea más sangre a tus músculos para que tengas mayor energía por si decides luchar contra un ataque o huir, lo cual deja un menor volumen de sangre para respaldar la digestión. Entonces, tus músculos digestivos ejercen menor esfuerzo, tu cuerpo secreta menos enzimas para ayudar a la digestión, y el paso de la comida y los desechos a través del tracto digestivo pierde velocidad, lo cual produce síntomas como acidez, hinchazón y estreñimiento.

Algunas veces, el estrés tiene el efecto contrario. Acelera el paso de los alimentos por tus intestinos, lo cual causa dolor abdominal y diarrea. El estrés también puede empeorar los síntomas de condiciones digestivas como úlceras, síndrome del colon irritable y colitis ulcerativa.

Obtener ayuda

Es un hecho que todas las personas experimentamos estrés. Sin embargo, lo importante es reconocer cuando nos sentimos así y tomar medidas para liberar esa tensión. Si no se trata, puede tener un gran impacto en tu salud. Por ejemplo, puede resultar en pérdida o ganancia de peso, causar dolores de cabeza, ocasionar problemas para dormir y afectar tu digestión de forma negativa.

Una de las mejores formas de ayudar a reducir y manejar el estrés es el ejercicio, pues a menudo te ofrece una especie de receso de tus problemas, ya que tiendes a enfocarte en la tarea inmediata y no en las tensiones del día. Cuando tu cuerpo se esfuerza, tu mente experimenta una sensación de calma y control.

Otras herramientas para combatir el estrés son técnicas como la respiración relajada y la relajación muscular progresiva, al igual que terapias como la meditación y el yoga. Los medicamentos también pueden ayudar.

Si estás teniendo problemas para controlar el estrés en tu vida, no tengas miedo de acudir a un profesional de la salud. Tu médico puede ponerte en contacto con las personas adecuadas, como un especialista en el manejo del estrés. Un método que los terapeutas suelen utilizar para ayudar a manejar el estrés es la terapia cognitivo-conductual, que se enfoca en identificar factores específicos que contribuyen a tu angustia, aprender a cambiar tus pensamientos y emociones, y desarrollar estrategias para manejar el estrés.

MEDICAMENTOS

Casi todos los medicamentos afectan la digestión de una u otra forma. A menudo los efectos son leves y pasan desapercibidos, pero algunos fármacos producen indicios y síntomas de moderados a graves, sobre todo si los tomas con regularidad. Por ejemplo, los opioides recetados para aliviar el dolor pueden producir estreñimiento, los medicamentos para tratar la hipertensión pueden causar diarrea o estreñimiento, y los antibióticos para combatir infecciones pueden provocar náuseas o diarrea. La diarrea antibiótica puede afectar el equilibrio de las bacterias que de manera normal se encuentran en el intestino grueso, lo cual provoca que algunas de ellas crezcan en exceso.

La aspirina y los antiinflamatorios no esteroideos (NSAID, por sus siglas en inglés) son los medicamentos con mayor potencial de dañar el sistema digestivo. Los antiinflamatorios no esteroideos incluyen fármacos sin receta como ibuprofeno (Advil, Motrin IB, otros) y naproxeno sódico (Aleve). Cuando se toman de manera ocasional y siguiendo las indicaciones del médico, la aspirina y los antiinflamatorios no esteroideos suelen ser seguros. Sin embargo, si se ingieren con regularidad, o si tomas una cantidad mayor de la indicada, estos medicamentos pueden provocar náuseas, dolor de estómago, sangrado estomacal o úlceras. Si tomas cualquiera de éstos de forma regular, háblalo con tu médico.

Ciertos fármacos —incluyendo algunos antidepresivos, sedantes y tranquilizantes, medicamentos para el asma y los específicos para tratar las náuseas— pueden interferir con la acción del músculo del esfínter ubicado entre el esófago y el estómago que permite que la comida pase al estómago después de tragar. Si el músculo no funciona de manera apropiada, el ácido estomacal puede regresar al esófago y provocar reflujo.

De modo adicional, algunas personas tienen dificultades para tragar tabletas o cápsulas, o toman medicamentos sin líquido. Las tabletas o cápsulas que permanecen demasiado tiempo en el esófago pueden liberar químicos que tienden a irritar el recubrimiento del esófago (véase página 128), lo cual puede causar úlceras, sangrado y estrechamiento (estenosis) del esófago. Es importante tomar los fármacos con bastante líquido y mantenerse de pie después de tragar.

Habla con tu médico

Si crees que tus problemas digestivos se relacionan con los medicamentos que tomas, haz una cita con tu médico y lleva los fármacos contigo. Él puede recomendarte uno alterno que cause menos daño al tracto digestivo, o quizás una dosis más baja de los fármacos que estás tomando. En el caso de algunos medicamentos, tomarlos con comida también puede ayudar a reducir sus efectos secundarios.

No dejes de tomar tus medicinas, sobre todo las que se venden con receta, sin antes hablar con tu médico o un farmacéutico. Suspender algunos medicamentos de forma abrupta puede tener efectos secundarios graves.

ENTENDER LAS ENFERMEDADES DIGESTIVAS

Hemos tratado muchos temas en este capítulo, y todos son importantes. La salud de tu tracto digestivo tiene mucho que ver con tu estilo de vida, lo cual abarca el tipo de alimentos que ingieres, la cantidad de comida que comes, qué tan activo o activa eres físicamente, el ritmo de tu rutina diaria, la cantidad de estrés con el que lidias y los medicamentos que tomas.

El sistema digestivo humano es muy adaptable y puede ajustarse a una gran variedad de situaciones. También puede soportar una cantidad sorprendente de estrés, así como el maltrato ocasionado por comer rápido o con poca planeación.

Sin embargo, con el paso del tiempo, una alimentación poco saludable, los malos hábitos alimenticios, el estrés y la inactividad pueden cobrar su peaje. Algunos síntomas ocasionales como la acidez y el dolor abdominal pueden volverse más frecuentes y graves.

No obstante, no todos los problemas digestivos derivan del estilo de vida. Se cree que algunos son hereditarios o están relacionados con la inflamación o una infección. Y en el caso de algunos problemas digestivos, aún se desconoce su causa.

La información contenida en los capítulos siguientes puede ayudarte a entender algunas de las condiciones digestivas más comunes. También aprenderás sobre las medidas que debes tomar para ser amable con tu intestino y mejorar tu salud digestiva.

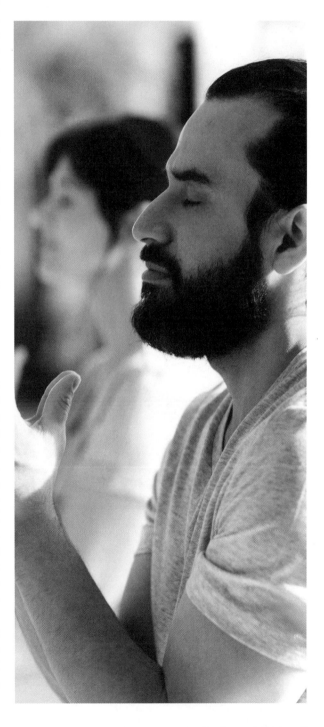

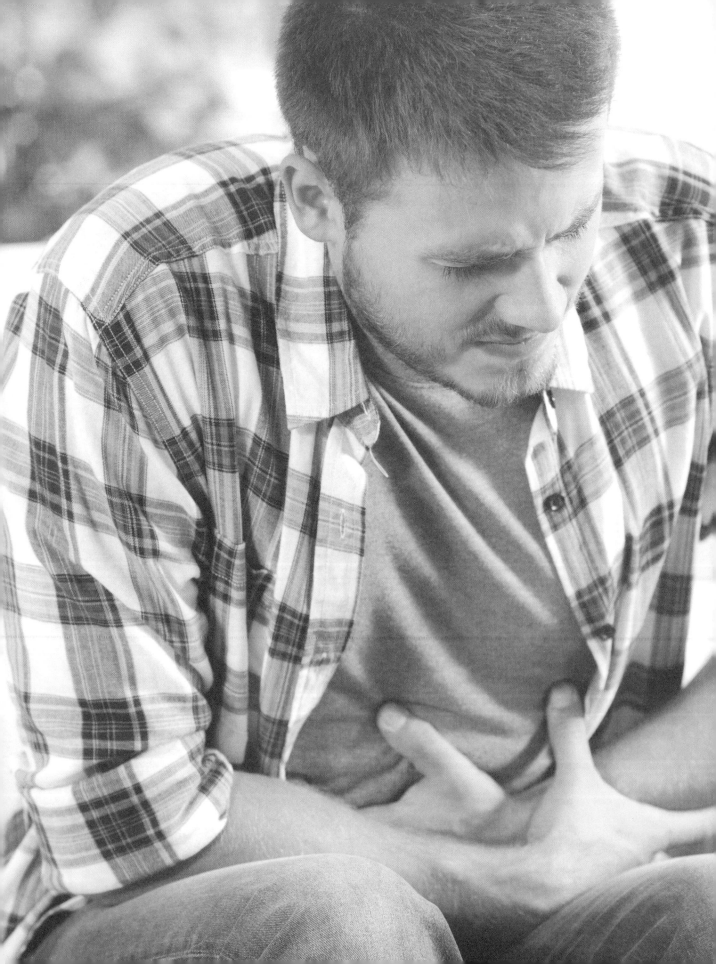

CAPÍTULO 4

En las entrañas

Conoces la sensación; la has experimentado antes, y lo más probable es que la vuelvas a sentir en el futuro. Puede ser una sensación incómoda, como náuseas o un ataque de diarrea que te obliga a correr al baño más cercano. Tal vez es ese ardor familiar de la acidez después de una comida abundante.

Casi todas las personas, por lo menos de forma ocasional, experimentan indicios y síntomas que sugieren que algo no anda bien en su intestino.

Con frecuencia, dos o más indicios y señales ocurren al mismo tiempo, con lo cual se vuelve más difícil describir la sensación con exactitud. Por ejemplo, cuando te quejas de sentir "indigestión", en realidad podrías estarte refiriendo a una gama de signos y síntomas, como hinchazón, eructos, náuseas y cólicos leves.

Además, a menudo se desconoce la causa de muchos problemas digestivos. Existen varios órganos, funciones e interconexiones complejas en tu tracto digestivo. Ciertos indicios y síntomas, como tener dificultades para tragar, casi siempre son señal de un trastorno digestivo, mientras que otros, como las náuseas, pueden ser más ambiguos y no siempre apuntan hacia un problema gastrointestinal.

Los trastornos digestivos suelen ser temporales, y a veces son ocasionados por lo que comes o haces, lo cual te da cierto grado de control sobre ellos.

Las conductas que pueden desencadenar problemas digestivos incluyen:

- Comer alimentos picantes o grasosos
- Excederte en una sola comida
- Comer demasiado rápido
- Abusar de la cafeína o el alcohol
- Fumar tabaco
- Experimentar estrés o ansiedad

Las molestias provocadas por cualquiera de estas conductas varían; algunas personas se ven muy afectadas, mientras que otras sólo experimentan molestias menores. A menudo, los indicios y síntomas empiezan a disminuir poco después de detener la conducta que los causa y desaparecen de forma gradual.

Estos signos y síntomas son motivo de preocupación cuando se vuelven graves y debilitantes o persisten o empeoran a lo largo de varios días o semanas. Tus indicios y síntomas pueden indicar la presencia de una condición que merece atención médica.

No olvides que a veces lo que tú consideras un problema digestivo en realidad puede ser otra cosa, como una condición cardiaca o pulmonar. Por ejemplo, la indigestión es uno de los síntomas de un infarto. Si tienes indigestión grave o persistente, sobre todo si aparece de forma rápida o viene acompañada de otros síntomas, no tardes en ir al médico.

El objetivo de este capítulo es ayudarte a entender mejor los signos y síntomas digestivos más comunes, y qué sí y qué no puede producirlos. Sin embargo, consultar a tu médico sigue siendo importante, sobre todo si tu problema es grave o persistente. Juntos, tú y tu médico pueden lograr identificar una causa. Un examen físico, acompañado de preguntas sobre tus indicios y síntomas, hábitos alimenticios y de ejercicio, y rutina diaria, pueden ser suficientes para aliviar tus preocupaciones. Es posible que se requieran pruebas adicionales (descritas en el capítulo 5) para explorar problemas más graves.

DIFICULTADES PARA TRAGAR

La mayoría de las personas da por sentado el acto de tragar: prueban un bocado de comida, mastican y tragan sin pensarlo dos veces. Para otras personas, tragar puede ser un problema diario.

Si al tragar sientes que la comida se te atora en la garganta o pecho, quizá tengas disfagia. El término proviene de las palabras en griego *dys* ("difícil") y *phagia* ("comer"). La disfagia puede ocurrir en dos zonas de tu tracto digestivo superior: la faringe y el esófago.

Faringe
La faringe se localiza en la parte posterior de la garganta y desemboca en el tubo digestivo (esófago). Si padeces disfagia orofaríngea, entonces tienes dificultades para mover los alimentos de tu boca y garganta hacia la parte superior del esófago.

El problema a menudo —aunque no siempre— es ocasionado por una debilidad en los músculos de la garganta producto de una embolia o un trastorno neuromuscular, como la distrofia muscular o la enfermedad de Parkinson. Algunas veces, las dificultades para tragar pueden derivar de lo que se conoce como divertículo de Zenker, una condición en la que se forma un pequeño saco en la parte superior del esófago donde se acumulan partículas de comida que pueden impedir la acción de tragar.

Otros signos y síntomas pueden incluir:

- Ahogarse o toser al tragar
- Regurgitar líquido (o a veces comida) por la nariz
- Mal aliento
- Aclararse la garganta o toser de forma constante
- Voz débil
- Pérdida de peso

Esófago
La disfagia esofágica es la sensación de que la comida se atasca o atora en el tubo digestivo (esófago). Esta forma es más común que la disfagia orofaríngea y a menudo viene acompañada de presión o dolor en el pecho.

MOLESTIAS DIGESTIVAS COMUNES

Es bastante común que las personas vayan al médico para hablar sobre sus preocupaciones digestivas. Los motivos por los que buscan atención médica incluyen:

- Dificultades para tragar
- Dolor de pecho y acidez
- Indigestión
- Náuseas y vómito
- Dolor abdominal

- Eructos, hinchazón y gases intestinales
- Diarrea y estreñimiento
- Sangrado
- Pérdida de peso

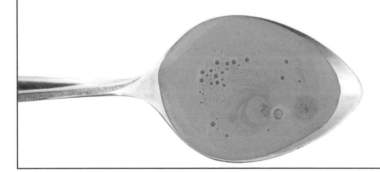

Otros indicios y síntomas pueden incluir:

- Dolor al tragar
- Garganta irritada
- Tos persistente
- Sonidos de gorgoteo

Existen muchas causas de disfagia esofágica. Una de las más comunes es el estrechamiento de la parte inferior del esófago debido a la formación de tejido cicatricial, que puede desarrollarse cuando el ácido estomacal se regresa al esófago e inflama los tejidos esofágicos. Otras causas como una infección viral o micótica (por hongos) también pueden inflamar el esófago.

Una condición del esófago parecida a una alergia llamada *esofagitis eosinofílica* puede derivar en dificultades para tragar, sobre todo en niños y niñas y adultos jóvenes. Ésta hace que se acumule un tipo de leucocito (glóbulo blanco), llamado *eosinófilo*, en el recubrimiento del esófago. Esta acumulación puede inflamar el tejido esofágico, lo cual produce problemas para tragar.

Otras causas de disfagia son quemaduras por radiación como resultado de un tratamiento contra el cáncer y el estrechamiento de una pequeña zona de la parte inferior del esófago. Con la edad, los músculos del esófago que impulsan la comida al estómago pueden debilitarse, lo cual dificulta la acción de tragar. Enfermedades como acalasia o esclerodermia pueden dañar los nervios o músculos esofágicos, provocando dificultades para tragar. En raras ocasiones, algunos tumores (no cancerosos o cancerosos) pueden producir disfagia.

La dificultad para tragar que ocurre de manera ocasional no suele ser un problema grave y puede deberse a no masticar bien los alimentos o comer demasiado rápido. Sin embargo, si los episodios son recurrentes o si tus síntomas son graves, consulta con tu médico.

¿Cómo tratar la disfagia?
Por lo regular, la forma de tratar la disfagia depende de su causa.

Fisioterapia. Si tu dificultad para tragar es consecuencia de una debilidad en los músculos que rodean la faringe, un fisioterapeuta puede proporcionarte técnicas que te permitan deglutir mejor.

Medicamentos. Para tratar la disfagia que deriva de la enfermedad por reflujo gastroesofágico (ERGE), los fármacos con receta suelen ser efectivos al evitar que el reflujo o ácido estomacal se regrese al esófago. Los medicamentos también pueden aminorar las dificultades para tragar vinculadas con una infección o inflamación. Para tratar la esofagitis eosinofílica pueden recetarse esteroides por un periodo corto.

Estiramiento de los tejidos. Si la formación de tejido cicatricial ha estrechado tu esófago y, en consecuencia, interferido con el paso normal de los alimentos, tu médico puede emplear un aparato para estirar (dilatar) el tejido. El aparato se enrosca alrededor de un tubo delgado y flexible (endoscopio) que se inserta a lo largo de tu esófago. A menudo, el aparato es un globo desinflado que se coloca en la sección estrechada y luego se infla para abrir esta vía.

Cirugía. En caso de tener un divertículo, un estrechamiento grave o un tumor, tal vez sea necesario recurrir a una cirugía para arreglar el problema o liberar la vía esofágica.

Cambio de alimentación. A veces, es necesario modificar la consistencia de tu dieta hasta que se confirme tu diagnóstico y se desarrolle un plan de tratamiento. Dependiendo de la gravedad de tus indicios y síntomas, quizá necesites limitar tu dieta a alimentos suaves, en puré o líquidos. Realizar comidas más pequeñas con mayor frecuencia también puede reducir los síntomas de la disfagia. En el caso de la esofagitis eosinofílica, eliminar ciertos alimentos puede ayudar a tratar el problema.

Conoce más
Para más información sobre las condiciones que pueden derivar en dificultades para tragar, consulta la sección sobre la enfermedad por reflujo gastroesofágico (ERGE) en el capítulo 10.

DOLOR DE PECHO Y ACIDEZ

El dolor de pecho puede presentarse por muchos motivos: para alertarte de un infarto inminente, sobre la falta de oxígeno en el músculo cardiaco (angina pectoris), acerca de una condición pulmonar o una inflamación del cartílago en tu caja torácica.

Sin embargo, muchas veces el dolor de pecho no está relacionado con el corazón o el pulmón, y más bien resulta de un problema digestivo. Por ejemplo, el dolor vinculado con la colecistitis o inflamación de la vesícula biliar (un ataque por cálculo biliar) puede extenderse hasta tu pecho. La fuente más común de dolor de pecho relacionado con la digestión es la acidez.

La acidez es un término muy utilizado para describir una sensación de ardor en el pecho que puede iniciar en la parte superior del abdomen y extenderse hasta el cuello. La acidez no es una enfermedad sino más bien un síntoma. En ocasiones, sobre todo si la persona está acostada, la acidez puede relacionarse con un sabor agrio en la boca proveniente del ácido estomacal que se regresa hacia la parte superior del esófago y de la boca.

Por lo regular, el ácido estomacal permanece en tu estómago, y se mantiene ahí gracias a la acción del esfínter esofágico inferior. Este aro de músculos funciona como una válvula, la cual se abre sólo cuando tragas, eructas o vomitas. Sin embargo, a veces la válvula se relaja o debilita, y esto provoca que regurgites el ácido estomacal hacia tu esófago, lo que produce una sensación de ardor.

En los adultos, los episodios ocasionales de acidez pueden ocurrir por varios motivos. Tener sobrepeso, comer en exceso o recostarse poco después de comer ejercen presión sobre la válvula del esfínter, lo cual provoca que se abra de manera ligera y deje entrar el ácido estomacal hacia el esófago. El exceso de alcohol o cafeína, al igual que ciertos alimentos, también pueden relajar el esfínter o incrementar la producción de ácido estomacal.

Si tienes acidez varias veces a la semana o necesitas tomar antiácidos con frecuencia, consulta con tu médico. Tu acidez puede ser síntoma de una condición más grave, como la enfermedad por reflujo gastroesofágico (ERGE). Si tu acidez no hace más que empeorar o es diferente de lo usual —sobre todo si está acompañada de dolor irradiado en un brazo—, busca atención médica de inmediato. En lugar de acidez, tu dolor puede indicar la inminencia de un infarto.

Conoce más
Para mayor información sobre las condiciones que pueden producir acidez o dolor de pecho, consulta la sección sobre la enfermedad por reflujo gastroesofágico (ERGE) en el capítulo 10.

INDIGESTIÓN

Una de las quejas más comunes entre las personas que visitan al médico es la indigestión, que es un término general para describir una molestia en la parte superior del abdomen. En realidad, se trata de una serie de signos y síntomas

que incluyen: sensación incómoda de llenura, náuseas, acidez e hinchazón acompañadas de eructos. Sin embargo, la gente suele vincular la indigestión con el dolor de estómago (dispepsia).

Aunque la indigestión puede ser común, la forma en que cada persona la experimenta es muy distinta. Algunas tienen indicios y síntomas ocasionales, mientras que otras sienten molestias todos los días. Algunas causas comunes de dolor de estómago incluyen:

- Úlceras pépticas
- Inflamación estomacal (gastritis) por medicamentos, alcohol o infección
- Dispepsia no ulcerosa, una condición cuyos síntomas se asemejan a los de una úlcera, aunque no haya presencia de una úlcera

Con mucha menor frecuencia, la indigestión puede ser síntoma de otros trastornos digestivos, como inflamación de la vesícula biliar (colecistitis) o enfermedad pancreática.

Por lo general, un episodio ocasional de indigestión no es motivo de preocupación. Incluso puede relacionarse con los retortijones que experimentas cuando tienes hambre. Pero, si estás sintiendo dolor o un malestar abdominal persistente, recurrente o grave, consulta con tu médico.

Conoce más
Para más información sobre las condiciones que pueden causar dolor o malestar estomacal, consulta la sección sobre úlceras y dolor de estómago en el capítulo 11, enfermedad de la vesícula biliar (colecistitis) en el capítulo 14 o enfermedad pancreática en el capítulo 15.

NÁUSEAS Y VÓMITO

Casi todas las personas han experimentado un episodio de náuseas, una sensación de malestar estomacal acompañada por la necesidad de vomitar. Vomitar —expeler el contenido del estómago con fuerza— es una respuesta natural ante los organismos invasores y los irritantes que entran al tracto digestivo. Algunas causas comunes de náuseas y vómito son:

- Infección viral
- Bacterias de alimentos echados a perder
- Valores altos de toxinas en la sangre, incluyendo alcohol y drogas

- Concentraciones hormonales altas durante el embarazo o periodos prolongados de estrés intenso
- Dolor de cabeza intenso o trastorno del oído interno, incluido el mareo por movimiento (cinetosis)
- Obstrucción en los intestinos

Por lo general, las náuseas y el vómito no son indicios y síntomas de una enfermedad grave a menos que persistan o vengan acompañados de dolor. Si observas que hay sangre en el vómito o que éste tiene la apariencia del café molido (comida parcialmente digerida), consulta con tu médico de inmediato.

Dependiendo de otros signos y síntomas que puedas estar experimentando, las náuseas y el vómito podrían estar relacionados con una condición digestiva que requiere atención médica, como una úlcera, cálculos biliares, pancreatitis, enfermedad hepática u obstrucción intestinal.

Autocuidado
Para tratar las náuseas y el vómito ocasionales producto de un virus o bacteria, las siguientes medidas pueden ayudarte a reducir tu malestar y prevenir la deshidratación:

- Deja de comer y beber durante algunas horas para darle oportunidad a tu estómago de asentarse.
- Evita los olores de la comida. Come alimentos fríos o aquellos que no requieren preparación.
- Cuando empieces a sentirte mejor, chupa pedacitos de hielo o toma pequeños sorbos de agua, té ligero, refrescos claros, bebidas deportivas sin cafeína o caldo. No dejes de dar sorbos a una de estas bebidas para evitar la deshidratación.
- Cuando tengas ganas de comer, inicia con alimentos de fácil digestión como gelatina, galletas saladas y pan tostado seco. Una vez que toleres estos alimentos, prueba otros de sabores suaves y sin grasa como cereal, arroz y frutas.
- Durante varios días, evita los alimentos grasosos o picantes, la cafeína, el alcohol, y la aspirina u otros antiinflamatorios no esteroides (NSAID, por sus siglas en inglés).

Conoce más
Para mayor información sobre las condiciones que pueden producir náuseas y vómito, consulta la sección sobre úlceras y dolor estomacal en el capítulo 11, enfermedad de la vesícula biliar (colecistitis) en el capítulo 14, enfermedad pancreática en el capítulo 15 y enfermedad hepática en el capítulo 16.

ERUCTOS, HINCHAZÓN Y GASES INTESTINALES

Los eructos, la hinchazón y los gases intestinales son molestias comunes relacionadas con la acumulación de aire o gas en el tracto digestivo. Aunque éstas pueden causar frustración, incomodidad y vergüenza, no suelen ser motivo de preocupación. Algunas personas se quejan todo el tiempo de tener un exceso de gases en su sistema digestivo. Dichas quejas suelen involucrar uno de tres malestares: eructos excesivos, hinchazón o la necesidad constante de expulsar los gases intestinales por el recto (flatulencias).

Eructos
Eructar es una forma que usa tu cuerpo para expulsar el exceso de aire que ingieres al comer o beber, que puede ocurrir por comer demasiado rápido, hablar mientras comes o tomar bebidas carbonatadas.

Cuando eructas, el aire que se ha acumulado en tu estómago es empujado hacia tu esófago y fuera de tu boca. Un eructo ocasional es normal para aliviar la sensación de llenura del estómago, pero si eructas con frecuencia, esto puede indicar que estás ingiriendo demasiado aire. Algunas personas que eructan de forma constante —incluso cuando no están comiendo o bebiendo— están ingiriendo aire como un hábito nervioso. Los eructos también pueden ser producto del reflujo de ácido estomacal que se regresa a tu esófago. Es probable que tragues con frecuencia para eliminar el ácido, lo cual deriva en una mayor ingesta de aire y más eructos.

La mejor forma de disminuir los eructos es ingerir menos aire. Si no sabes cómo hacerlo, aquí compartimos algunas sugerencias que pueden ayudarte.

- *Come y bebe despacio.* Por lo general, si destinas más tiempo a masticar tu comida e ingerir tu bebida, dejarás que entre menos aire en tu cuerpo.
- *Evita el chicle y los caramelos macizos.* Cuando chupas un caramelo macizo o mascas chicle, pasas más saliva de lo normal, y parte de lo que tragas es aire.
- *No uses popote.* Ingieres más aire al usar popotes que al dar pequeños sorbos de una bebida.
- *Deja de fumar.* Si fumas, existen muchos motivos por los cuales deberías dejar de hacerlo. Un motivo adicional es que fumar hace que eructes más, porque al inhalar el humo de cualquier producto derivado del tabaco, también inhalas e ingieres aire.
- *Consume menos bebidas carbonatadas.* El refresco y la cerveza liberan gas de dióxido de carbono, lo cual aumenta el volumen de aire en tu sistema digestivo.

ALIMENTOS COMUNES QUE PUEDEN PRODUCIR GASES

Disminuir la frecuencia con que comes los alimentos de esta lista puede ayudarte a reducir los gases intestinales. Sin embargo, recuerda que cada alimento afecta a las personas de forma distinta. No los elimines de tu dieta al mismo tiempo, ya que muchos de ellos proporcionan múltiples nutrientes benéficos. Además, si dejas de comerlos todos al mismo tiempo, no sabrás cuáles son los causantes de tus síntomas.

En vez de esto, trata de eliminar un alimento a la vez durante un par de semanas. Si tus síntomas mejoran, tal vez quiere decir que ese alimento en particular puede estar provocando tus gases. Experimenta con el alimento para ver si puedes tolerar una menor cantidad o si necesitas mantenerlo fuera de tu dieta.

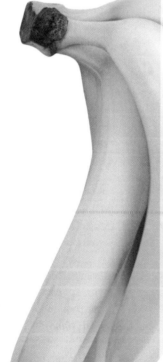

Leguminosas y ciertas verduras

- Frijoles guisados
- Frijoles secos
- Habas
- Brócoli
- Col de Bruselas
- Col
- Coliflor
- Lentejas
- Cebolla
- Chícharos secos
- Rábano
- Chucrut

Frutas y jugos de frutas, en cantidades excesivas

- Jugo de manzana
- Manzana
- Plátano
- Jugo de ciruela
- Ciruela
- Jugo de uva
- Pasas

Productos lácteos

- Helado
- Leche

Salvado de trigo

- Hojuelas de salvado y otros alimentos que contienen salvado de trigo

Otros

Otros alimentos y productos que pueden producir gases en algunas personas incluyen:

- Alimentos altos en fibra (véanse páginas 33 y 34)
- Alimentos altos en grasas como salsas de crema, *gravy*, pasteles, carnes grasosas y alimentos fritos
- Ciertos sustitutos del azúcar, como sorbitol, manitol, xilitol, eritritol e isomalt, empleados en chicles, caramelos, postres y algunos fármacos en forma líquida (suspensión) sin azúcar

A veces, un ejercicio de respiración profunda conocido como respiración diafragmática puede ayudar a reducir los eructos. Si los ejercicios de respiración o las medidas mencionadas en párrafos anteriores no ayudan a reducir el exceso de aire en tu estómago, consulta con tu médico para descartar condiciones más graves vinculadas con los eructos, como la enfermedad por reflujo gastroesofágico (ERGE) o inflamación del estómago (gastritis).

Hinchazón

La hinchazón es un término común para la acumulación de gases en tu estómago e intestinos. Muchas veces, viene acompañada de dolor abdominal que puede ser leve y apagado o agudo e intenso. Liberar gases o defecar pueden ayudar a aliviar la hinchazón.

La mayor parte de las veces, la hinchazón resulta de comer muchos alimentos grasosos. Durante el proceso digestivo, la grasa hace que tu estómago se tarde más en vaciar su contenido, lo cual puede incrementar la sensación de llenura. La hinchazón también puede ser por tragar aire cuando comes muy rápido.

En ocasiones, la hinchazón puede relacionarse con una anormalidad intestinal, como enfermedad celiaca o intolerancia a la lactosa. En ambas condiciones, tus intestinos son incapaces de absorber ciertos componentes de los alimentos. Otra causa puede hallarse en una intolerancia a la fructosa, la cual te impide absorber de forma apropiada los azúcares simples presentes en la fruta y en muchos alimentos procesados.

Además, la hinchazón puede acompañar condiciones como el síndrome del colon irritable o relacionarse con el estrés y la ansiedad. Aunque es menos común, la hinchazón también puede vincularse con un retraso en el vaciado estomacal (gastroparesis), un problema que padecen algunas personas con diabetes, o resultar de una infección gastrointestinal o bloqueo en los intestinos.

Si la hinchazón viene acompañada de dolor o vómito, consulta con tu médico.

Gases intestinales

A veces, el aire que ingieres llega hasta tu colon y es expulsado por tu ano. Sin embargo, los gases intestinales (flatos) suelen resultar de la fermentación de alimentos sin digerir después de que llegan al colon.

Asimismo, se pueden formar gases cuando tus intestinos tienen problemas para descomponer ciertos componentes en los alimentos, incluyendo los azúcares en los productos lácteos y la fruta.

El estreñimiento suele producir gases intestinales. Cuando los desechos alimenticios tienen mayor duración en el colon, tienen más tiempo para fermentarse. Los gases intestinales están compuestos principalmente de sustancias inoloras.

Los olores desagradables que a veces acompañan una flatulencia provienen de los gases que contienen sulfuro, el cual es producido por las partículas de los alimentos que se descomponen en tu colon.

Para ayudar a reducir los gases intestinales:

Limita los alimentos que producen gases. Trata de identificar cuáles te provocan gases. Los alimentos que le producen gases a una persona pueden no hacerlo en otra. Consulta la lista de alimentos que suelen producir gases en la página 48.

Por querer aliviar tu problema, no elimines todos los alimentos nutritivos de tu dieta, como verduras y frutas, sólo porque pueden provocarte gases. Por lo regular, puedes encontrar formas de reducir los gases mientras comes alimentos saludables. Por ejemplo, reduce la cantidad que ingieres de un alimento en particular o prepáralo de una manera que sea menos propensa a producir gases.

Charla con tu médico o un nutricionista certificado sobre tu dieta y los alimentos que te producen gases. Podrías probar fármacos sin receta (de venta libre) que contienen alfagalactosidasa (Beano, BeanAssist, otros), que reducen la formación de gases, o uno de los muchos productos que contienen simeticona (Gas-X, Mylanta Gas Minis y otros), cuyo objetivo es aliviar los gases.

Añade fibra de manera gradual. Los alimentos altos en fibra son buenos para la digestión y la salud; pero comer mucha fibra demasiado rápido puede provocar gases. Si quieres aumentar la fibra en tu dieta, hazlo de manera gradual a lo largo de varias semanas. Un nutricionista puede aconsejarte sobre los alimentos altos en fibra que tienen menos probabilidades de producir gases.

Realiza ejercicio con regularidad. La actividad física reduce los gases intestinales al ayudar a prevenir el estreñimiento. Busca llevar a cabo entre 30 y 60 minutos de actividad física todos los días. La actividad física también puede ayudar a reducir la hinchazón.

Bebe suficiente agua. Al igual que el ejercicio, el agua ayuda a prevenir el estreñimiento, con lo cual reduce la producción de gases. Toma ocho vasos de 8 onzas (237 ml) de agua al día, a menos que tengas una condición médica para la cual necesites limitar el consumo de líquidos.

Conoce más
Para mayor información sobre las condiciones que pueden producir eructos, hinchazón o gases, consulta la sección sobre el síndrome del colon irritable en el capítulo 8, enfermedad celiaca en el capítulo 9, y enfermedad por reflujo gastroesofágico (ERGE) en el capítulo 10.

DOLOR ABDOMINAL

El dolor abdominal suele ocurrir por sí solo, o puede acompañar otros signos y síntomas, como gases e hinchazón. Los episodios ocasionales de dolor pueden surgir por comer en exceso o ingerir alimentos inadecuados en grandes cantidades, como alimentos grasosos, que producen gases o, para quienes son intolerantes a la lactosa, productos lácteos. Por lo general, el dolor suele desaparecer en cuestión de horas. Si se trata de una infección viral o bacteriana, las molestias pueden durar uno o dos días.

Algunas personas tienen un menor umbral al dolor abdominal y experimentan dolor relacionado con presión, estimulación o hinchazón con mayor intensidad de lo normal. Esto se conoce como hipersensibilidad visceral y está vinculada con el síndrome del colon irritable.

El dolor abdominal recurrente, persistente, grave o acompañado por otros indicios y síntomas puede ser señal de una condición potencialmente grave y debe ser evaluado por un médico. La zona del abdomen donde se presenta el dolor puede ayudarle a tu médico a reducir la lista de causas posibles; sin embargo, cabe la posibilidad de que el problema no esté relacionado con el sistema digestivo. Otras condiciones, incluidos los trastornos vasculares o reproductivos, también pueden provocar dolor abdominal. A veces la ubicación puede ser engañosa (véase apartado de "Dolor migratorio" en la parte inferior).

En el caso de las condiciones relacionadas con el sistema digestivo, éstas son las zonas donde es más probable que ocurra el dolor:

Zona del ombligo
El dolor cerca del ombligo suele relacionarse con un trastorno del intestino delgado o inflamación del apéndice (apendicitis). El apéndice es un saco en forma de gusano que sobresale de tu colon, que puede quedar obstruido con desechos alimenticios, lo cual provoca que se inflame, hinche y llene de pus.

Arriba del ombligo
El área epigástrica se ubica en el centro del abdomen y justo arriba del ombligo. Éste es el sitio en donde debes esperar sentir el dolor vinculado con los trastornos del estómago.

DOLOR MIGRATORIO

Una característica inusual del dolor abdominal es su capacidad para viajar a lo largo de canales nerviosos profundos y emerger en lugares que están algo alejados del verdadero origen del problema. Por ejemplo, el dolor provocado por una inflamación de la vesícula biliar (colecistitis) puede extenderse a tu pecho y hasta tu hombro derecho.

El dolor causado por un trastorno del páncreas puede irradiar la zona ubicada entre tus omóplatos. Tu médico puede llamar a este fenómeno dolor referido.

Debido al gran número de órganos vitales que se encuentran en tu abdomen y las señales complejas que éstos envían, es recomendable consultar a tu médico si experimentas cualquiera de los siguientes síntomas:

- Dolor grave, recurrente o persistente
- Dolor que parece empeorar
- Dolor acompañado de fiebre, sangrado o vómito

El dolor persistente en esta zona también puede ser señal de un problema en la parte superior del intestino delgado (duodeno), el páncreas o la vesícula biliar.

Abajo del ombligo

El dolor debajo del ombligo y que se extiende hacia cualquiera de los lados puede ser señal de un trastorno del intestino grueso (colon).

El dolor en esta zona también puede ser resultado de una infección o, en mujeres, enfermedad inflamatoria pélvica o una condición ovárica.

Parte superior izquierda del abdomen

Sentir dolor en la parte superior izquierda del abdomen es poco común. Si experimentas dolor ahí, puede ser señal de un problema en el colon, estómago o páncreas.

Parte superior derecha del abdomen

El dolor intenso en la parte superior derecha del abdomen suele relacionarse con una colecistitis o inflamación de la vesícula biliar (ataque de cálculos biliares). El dolor puede extenderse hasta el centro del abdomen y penetrar la espalda.

A veces, la inflamación del páncreas (pancreatitis) o la parte superior del intestino delgado (duodeno) y algunos trastornos hepáticos pueden producir dolor intenso en esta zona.

Parte inferior izquierda del abdomen

El dolor en la parte inferior izquierda del abdomen suele sugerir un problema en el colon sigmoide descendente, la sección que se ubica justo arriba del recto. Algunos trastornos posibles son una infección (diverticulitis), inflamación (enfermedad de Crohn o colitis ulcerativa) o, en raras ocasiones, cáncer.

Parte inferior derecha del abdomen

El dolor en la parte inferior derecha del abdomen puede indicar una inflamación del colon o de la parte inferior del intestino delgado (íleon terminal). También puede relacionarse con la enfermedad de Crohn o, en raras ocasiones, con cáncer de colon. Algunas veces, la apendicitis puede producir dolor en esta zona.

Pared abdominal

A veces, el dolor abdominal puede ser ocasionado por una falla en la configuración de los músculos de la pared abdominal (musculatura).

Esta condición, denominada dolor de la pared abdominal, puede derivar de un traumatismo, esguince o torcedura muscular, o cicatrización y formación de tejido nervioso benigno (neuroma) después de una cirugía abdominal.

El tratamiento para aliviar el dolor suele incluir fisioterapia, anestésicos tópicos o inyecciones de puntos gatillo guiadas por ultrasonido.

DIARREA Y ESTREÑIMIENTO

La diarrea y el estreñimiento son problemas digestivos comunes que casi cualquier persona padece en algún momento de su vida. Regularmente, duran poco y luego desaparecen. Pero, a veces, estas condiciones pueden ser persistentes. Un problema recurrente suele indicar la presencia de un trastorno digestivo.

Diarrea

El término *diarrea* describe las evacuaciones acuosas, aguadas y más frecuentes, y suele ocurrir cuando el recubrimiento del intestino delgado se inflama, lo que dificulta la capacidad del tracto intestinal para absorber nutrientes y líquidos.

Después de una comida, los nutrientes de los alimentos y líquidos consumidos se procesan y absorben en tu intestino delgado. Tu colon absorbe el líquido restante de los alimentos digeridos, y los desechos de estos alimentos adoptan una forma semisólida. La diarrea se produce cuando este proceso se ve alterado.

Varios agentes pueden interrumpir el proceso digestivo e impedir la absorción de nutrientes y líquidos:

Infección viral. Ésta es la causa más común de diarrea. Un virus invasor daña la mucosa que cubre tu intestino delgado, y altera la absorción de líquidos y nutrientes. Por lo general, después de uno o hasta tres días, los síntomas empiezan a mejorar y la diarrea desaparece de manera gradual.

Infección bacteriana. Las bacterias que se localizan en la comida o el agua contaminada pueden formar una toxina que provoca que los intestinos secreten sal y agua. Esto impide la capacidad del intestino delgado y el colon de absorber los líquidos. Al igual que con una infección viral, la diarrea suele desaparecer en un par de días.

Clostridium difficile, a menudo llamada *C. difficile* o *C. diff.*, es una bacteria que puede causar síntomas que van desde

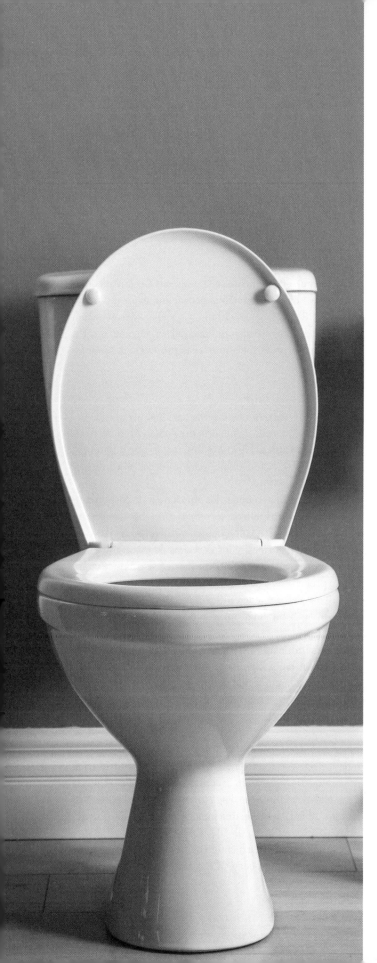

diarrea prolongada hasta una inflamación potencialmente mortal del colon. La *C. diff.* suele aparecer después de tomar un antibiótico.

Otros agentes infecciosos. Aunque es algo poco común, la diarrea puede resultar de la presencia de un parásito. Suele desaparecer una vez que el parásito ha sido eliminado.

Un parásito común que puede causar diarrea prolongada se llama giardia. Puede transmitirse al beber agua contaminada de un pozo o arroyo.

Relacionada con los alimentos. A veces, la diarrea resulta de una intolerancia o sensibilidad a ciertos alimentos. Por ejemplo, algunas personas son intolerantes a la leche y son incapaces de digerir el azúcar (lactosa) en la leche y sus productos derivados.

Si comen o beben productos que contienen lactosa, ésta puede causar cólicos, gases y diarrea. Otros componentes de los alimentos, incluyendo aditivos alimenticios y edulcorantes artificiales, pueden ocasionar problemas similares (véase capítulo 3).

Exceso de cafeína o alcohol. Las bebidas que contienen cafeína o alcohol pueden estimular el movimiento de las heces. Si las consumes en demasía, pueden provocar que los desechos alimenticios se muevan demasiado rápido a través de tu intestino delgado y colon.

Medicamentos. La diarrea puede resultar del consumo de fármacos, sobre todo algunos antibióticos y ciertos antiácidos que contienen hidróxido de magnesio. La diarrea suele desaparecer una vez que se suspende el medicamento.

Trastornos intestinales. La diarrea persistente o recurrente suele relacionarse con algún tipo de trastorno intestinal. Algunas causas probables incluyen síndrome del colon irritable, una enfermedad inflamatoria como la colitis ulcerativa o la enfermedad de Crohn, o una condición de malabsorción como la intolerancia a la lactosa o la enfermedad celiaca. En raras ocasiones, la diarrea se relaciona con un tumor.

Autocuidado

Por lo regular, la diarrea se cura por sí sola, sin necesidad de antibióticos u otros medicamentos. Existen algunos productos sin receta (de venta libre), como Imodium, Pepto-Bismol y Kaopectate, que pueden reducir la frecuencia de la diarrea, pero no siempre aceleran la recuperación. Consulta con tu médico si estás experimentando diarrea grave o persistente, dolor abdominal persistente o recurrente, o sangrado.

La deshidratación suele ser motivo de preocupación porque la diarrea eleva de forma significativa la cantidad de líquido que normalmente pierdes en un día.

Sigue estas recomendaciones para prevenir la deshidratación y aliviar los síntomas a medida que te recuperas.

*   ***Bebe suficiente líquido.*** Bebe al menos entre 8 y 10 vasos de líquidos claros al día. Éstos pueden incluir agua, té suave, jugos diluidos o bebidas que contienen electrólitos como Pedialite o Gatorade.
*   ***Agrega alimentos sólidos de manera gradual.*** Empieza tu recuperación con alimentos fáciles de digerir, como galletas saladas, pan tostado, arroz, cereal y pollo.
*   ***Evita ciertos alimentos y bebidas.*** Espera un par de días antes de consumir productos lácteos, alimentos grasosos y/o picantes, o bebidas que contengan cafeína o alcohol, ya que éstos suelen prolongar la diarrea.
*   ***No tomes ciertos antiácidos.*** El hidróxido de magnesio puede causar diarrea, así que evita productos que contenga esta sustancia.

*   ***Reduce el estrés.*** Para tratar algunos tipos de diarrea crónica, terapias como la acupuntura, la acupresión o el masaje pueden reducir los síntomas, debido a que alivian el estrés y estimulan los sistemas de defensa naturales del cuerpo. Sin embargo, ninguna de estas terapias ha sido comprobada de manera científica.

Estreñimiento

Una de las funciones primordiales de tu colon es absorber agua de los residuos alimenticios (desechos) conforme pasan a través de él. Cuando los residuos alimenticios permanecen más tiempo en tu colon, pierden más agua. Si están demasiado tiempo, los desechos se secan y se vuelve más difícil expulsarlos como heces. Expulsar heces pequeñas y sólidas con frecuencia también puede ser señal de estreñimiento.

El estreñimiento puede ocurrir por muchas razones, y suele ser más común con la edad. A medida que envejeces, los músculos en tu tracto digestivo se vuelven menos activos, lo cual significa que los residuos alimenticios no se mueven de un lugar a otro con tanta facilidad como antes. Tu estilo de vida también podría cambiar.

Los factores que aumentan tu riesgo de estreñimiento son no beber suficientes líquidos, comer poca fibra y no hacer suficiente ejercicio. Adicionalmente, ciertos fármacos

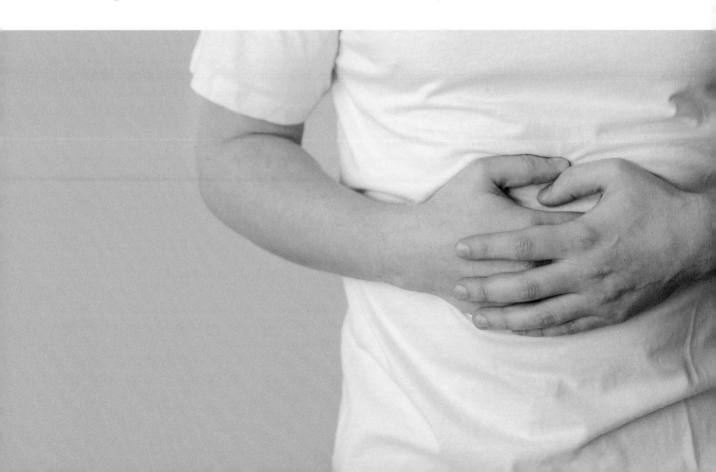

—como los narcóticos y los antiácidos que contienen aluminio— pueden hacer que la digestión se vuelva más lenta y, como consecuencia, producir estreñimiento. Algunas personas con el síndrome del colon irritable experimentan episodios alternados de diarrea y estreñimiento.

Por lo general, el estreñimiento es una condición temporal que puede corregirse con facilidad. Sin embargo, en ocasiones el estreñimiento puede ser señal de un problema más grave.

Consulta con tu médico si experimentas:

- Estreñimiento reciente e inexplicable
- Cambios recientes e inexplicables en los patrones o hábitos intestinales
- Estreñimiento que dura más de siete días, a pesar de realizar cambios en la alimentación o el ejercicio
- Sangre en las heces o dolor abdominal intenso

Conoce más
Para más información sobre el estreñimiento y cómo tratarlo, consulta el capítulo 7. Para mayor información sobre las condiciones que pueden producir diarrea, consulta la sección sobre el síndrome del colon irritable en el capítulo 8, enfermedad celiaca en el capítulo 9, enfermedad de Crohn y colitis ulcerativa en el capítulo 12, enfermedad diverticular (diverticulosis) en el capítulo 13, y enfermedad pancreática en el capítulo 15.

SANGRADO

Es fácil sentir preocupación al ver rastros de sangre ya sea en tu boca o en tu ano, los dos puntos finales de tu tracto digestivo. A veces, éste puede ser un problema menor, como enfermedad de las encías (periodontitis) o hemorroides. Otras veces, el sangrado puede ser señal de una condición más grave, como una úlcera o cáncer. La mejor estrategia es ir al médico lo antes posible.

Sangre en la saliva o el vómito
La sangre puede emanar de muchas fuentes, incluyendo una lesión en la boca, encías o nariz. Si al toser escupes sangre, las zonas suelen ser los pulmones o la tráquea. Las condiciones digestivas que pueden provocar que expulses sangre por la boca en la saliva o el vómito incluyen:

- Úlcera péptica
- Desgarre en el recubrimiento del esófago

- Tejido inflamado en el esófago, estómago o intestino delgado
- Cáncer de esófago o estómago

La sangre suele ser de color rojo brillante. En ocasiones, puede adoptar un color negro o marrón oscuro y la apariencia del café molido, lo cual significa que ha sido parcialmente digerida en tu estómago o la parte superior del intestino delgado. Esto suele indicar un problema grave que debe ser investigado.

Pide ayuda de urgencia si vomitas sangre. Mientras esperas a que llegue esa ayuda, recuéstate con las piernas elevadas (de ser posible), y no comas ni bebas nada.

Sangrado rectal
Sangrar del recto y el ano puede ocurrir por muchas razones. La sangre puede aparecer mezclada en las heces, en el papel higiénico o en la taza del inodoro. Consulta con tu médico para determinar las causas de tus síntomas.

Un desgarre (fisura) anal y hemorroides son los principales motivos de sangrado rectal. La sangre vinculada con un desgarre anal o hemorroides suele ser de un color rojo brillante.

Otras causas de sangrado rectal incluyen inflamación del colon provocada por colitis ulcerativa o la enfermedad de Crohn. El sangrado rectal también puede alertarte sobre la posible presencia de crecimientos no cancerosos (pólipos) o cáncer de colon.

A veces, la sangre es más oscura y está mezclada con las heces, lo que produce heces de color marrón o caoba. Las de color negro pueden indicar un sangrado de la parte superior del intestino.

Conoce más
Para mayor información sobre las condiciones que pueden producir sangrado, consulta la sección sobre úlceras y dolor de estómago en el capítulo 11, enfermedad de Crohn y colitis ulcerativa en el capítulo 12, o cáncer colorrectal en el capítulo 17.

PÉRDIDA DE PESO INVOLUNTARIA

Para las personas que llevan años tratando de bajar de peso, perder muchos kilogramos de forma involuntaria puede parecer un regalo.

Sin embargo, bajar demasiado de peso sin motivo aparente (o sin haber hecho algo para que ocurra) puede indicar un trastorno médico grave, y debe consultarse con el médico. El peso de las personas suele fluctuar de un día al otro y de una semana a la otra. Así que, es normal que haya pequeñas variaciones cada vez que te subes a una báscula para pesarte.

Pero ¿qué pasa si notas que estás bajando de peso, aunque tu rutina diaria no haya cambiado? Es decir, ¿qué pasa si estás comiendo lo mismo y haciendo la misma cantidad de ejercicio que antes y no estás a dieta? La pérdida involuntaria de peso se define como una pérdida de más de 5 por ciento de tu peso corporal a lo largo de seis meses. Por ejemplo, si por lo general pesas 80 kg, una pérdida de 5 por ciento equivaldría a 4 kg.

Si no recuerdas cuál era tu peso original, otras pistas pueden indicar si estás bajando de peso. Por ejemplo, quizá notes que la ropa te queda más holgada, o que tienes que recorrer más la hebilla del cinturón para ajustarlo.

Existe una larga lista de posibles causas de una pérdida de peso involuntaria. La primera preocupación que pasa por la mente de las personas es el cáncer, pero la mayoría no desarrollará la enfermedad.

Las condiciones digestivas que pueden derivar en una pérdida de peso involuntaria incluyen:

- Dificultades para tragar
- Trastornos de malabsorción
- Enfermedad pancreática o hepática
- Cáncer

Si tienes problemas digestivos, es recomendable que te peses con regularidad. Si descubres que estás perdiendo peso y no sabes por qué, consulta con tu médico. En preparación para la consulta, anota todos los signos o síntomas que estés experimentando. El manejo de la pérdida de peso involuntaria involucra determinar qué es lo que está produciendo esta pérdida. Una vez que se ha identificado la causa, tu médico podrá tratar el problema con mayor facilidad. Si tú y tu médico consideran que la pérdida de peso es significativa, quizá necesites realizarte algunas pruebas de diagnóstico.

Conoce más

Para más información sobre las condiciones que pueden producir pérdida de peso, consulta la sección sobre la enfermedad celiaca en el capítulo 9, enfermedad de Crohn y colitis ulcerativa en el capítulo 12, enfermedad pancreática en el capítulo 15, enfermedad hepática en el capítulo 16 y cáncer colorrectal en el capítulo 17.

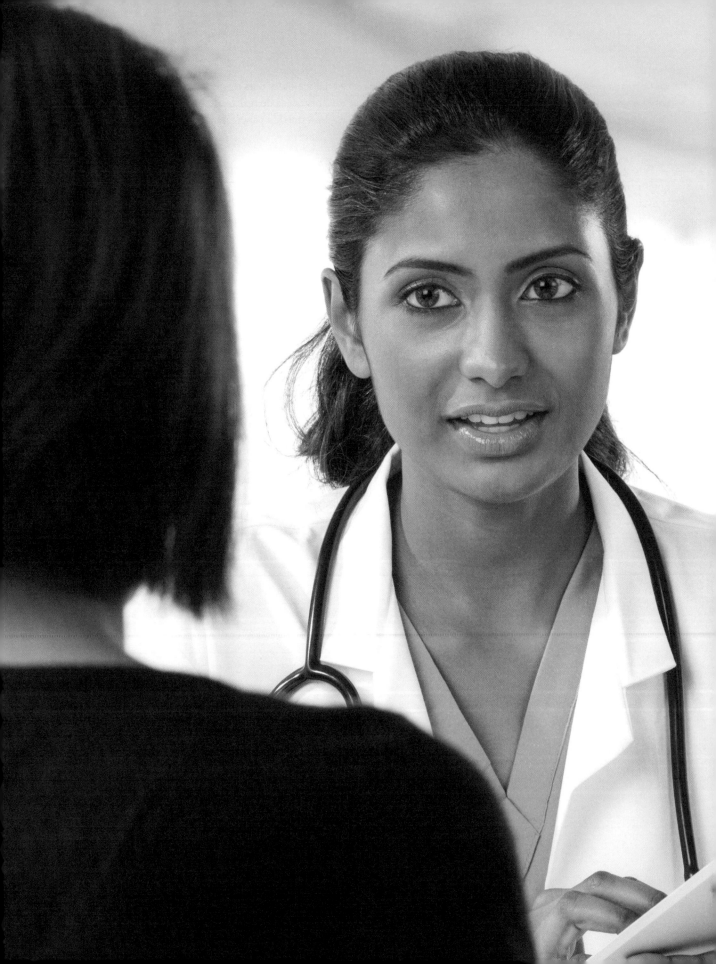

CAPÍTULO 5

Pruebas de diagnóstico

En ocasiones, un médico puede determinar la causa de un problema digestivo con rapidez haciendo sólo un par de preguntas y un examen físico. Sin embargo, muchas veces, antes de que el médico pueda diagnosticarte e iniciar el tratamiento correspondiente, es probable que necesites hacerte una o varias pruebas. Son especialmente útiles cuando existen múltiples causas para explicar tus síntomas. Los resultados pueden indicar o descartar una o varias de estas posibilidades.

Cuando un médico examina el tracto digestivo, suele buscar tres factores principales:

- *¿Tiene problemas estructurales?* ¿Los residuos alimenticios fluyen con facilidad por todo el tracto digestivo o existen zonas estrechas (estenosis) o hernias que interfieren con el paso normal de los residuos y desechos? ¿Hay sacos pequeños a lo largo del tracto donde puede acumularse la comida?
- *¿Funciona bien?* ¿Los jugos gástricos se producen y liberan de forma correcta? ¿Los nervios y músculos que impulsan los residuos alimenticios por el tracto digestivo trabajan con normalidad? ¿Los músculos esfínteres que evitan que los residuos alimenticios se regresen por el tracto funcionan de manera apropiada?
- *¿Está inflamado o infectado?* ¿El recubrimiento del tracto digestivo parece estar inflamado o infectado y, en consecuencia, no está absorbiendo los líquidos y nutrientes adecuados? ¿El estómago o el intestino delgado albergan una úlcera?

Existen múltiples pruebas para evaluar las condiciones digestivas. Las pruebas que debes realizarte dependerán, en parte, de los signos y síntomas que tengas, así como su ubicación, gravedad y frecuencia. Otros factores pueden incluir tu edad, estado de salud en general, historial clínico y antecedentes familiares. A veces, puede ser necesario repetir una prueba.

Las pruebas de diagnóstico descritas en el capítulo son las más comunes. Algunas generan imágenes detalladas del interior de tu cuerpo, lo que permite al médico ver el tamaño y la estructura de tus órganos internos. Otras evalúan el desempeño de las distintas partes de tu sistema digestivo.

Aunque proporcionan información valiosa, éstas no siempre son capaces de identificar la causa exacta de un problema. Por ejemplo, puede ser difícil determinar con precisión qué está provocando un dolor abdominal o náuseas. A veces, se llega a un diagnóstico mediante un proceso de eliminación, con base en los resultados de múltiples pruebas.

ANÁLISIS DE SANGRE

Los análisis de sangre suelen ser el primer paso en el proceso de diagnóstico porque hacerlos es muy sencillo y dan una idea general de lo que está ocurriendo dentro de tu cuerpo. Un análisis de sangre requiere poca preparación, pero tal vez necesites ayunar antes de la prueba.

Para el análisis, se extrae una muestra de sangre de una de tus venas —por lo general, del brazo— y esta muestra se envía a un laboratorio para su análisis. Dependiendo de tus signos y síntomas, pueden realizarte una o más de las siguientes pruebas.

Conteo sanguíneo completo (CSC)

Esta prueba mide varias propiedades de la sangre, incluyendo valores de glóbulos rojos (eritrocitos), glóbulos blancos (leucocitos) y plaquetas. Tener menos glóbulos rojos (anemia) y una concentración más baja de hemoglobina dentro de estos glóbulos rojos puede relacionarse con un sangrado gastrointestinal. Tener una cantidad elevada de glóbulos blancos puede ser señal de infección o inflamación.

Pruebas hepáticas

Las pruebas hepáticas miden los valores de ciertas enzimas y proteínas en tu sangre. Si tu hígado no está funcionando de manera apropiada, estas concentraciones suelen ser anormales. Para mayor información sobre la enfermedad hepática, consulta el capítulo 16.

Medición de creatinina

La creatinina es un producto de desecho que resulta de la descomposición normal del tejido muscular. Un aumento en el valor de creatinina en la sangre puede ser señal de enfermedad renal. La medición de creatinina puede utilizarse para evaluar los efectos secundarios de enfermedades y medicamentos. También puede medirse para determinar las dosis de los fármacos.

Albúmina, vitaminas D, A y B12 y medición de folatos

Tener valores bajos de estas sustancias en tu sangre sugiere que quizá tus intestinos no están absorbiendo ciertos nutrientes de los alimentos de forma apropiada; por lo regular, suele tratarse de un problema de malabsorción.

Medición de electrólitos

Tener vómito o diarrea graves puede provocar concentraciones anormales de electrólitos como el sodio, el potasio y el magnesio en la sangre. Los valores anormales de electrólitos pueden elevar tu riesgo de desarrollar problemas cardiacos o cerebrales.

PRUEBAS DE ORINA Y HECES

Un examen de orina puede ayudar a identificar concentraciones anormales de hormonas, proteínas, minerales o sales en tu orina, o la presencia de sustancias que no suelen encontrarse en la orina, como la sangre. Existen distintos tipos de pruebas de orina. Para algunas pruebas, sólo debes proporcionar una muestra pequeña, lo cual suele involucrar que orines en un frasco especial esterilizado para recolectar la orina. Otras pruebas requieren que recolectes toda tu orina de 24 a 48 horas.

El médico puede pedirte una muestra de heces para analizar si existen infecciones o malabsorción de los ácidos biliares, lo cual suele provocar diarrea. Estas pruebas también pueden identificar valores altos de grasas en las heces, lo cual también sugiere un problema de malabsorción.

Otra prueba común de heces es la inmunoquímica fecal (FIT, por sus siglas en inglés), que analiza si tienes sangre escondida (oculta) en las heces, lo cual suele vincularse con cáncer u otras enfermedades que pueden ocasionar sangrado intestinal, como úlceras o enfermedad intestinal

---

P. ¿POR QUÉ EL MÉDICO ME PIDE QUE DEJE DE COMER ANTES DE LA CONSULTA?

R. Si es casi un hecho que necesitarás hacerte algunas pruebas como parte de tu evaluación inicial o consulta de seguimiento, tu proveedor de salud puede pedirte que dejes de comer antes de la cita. Esto se debe a que algunas pruebas, como los análisis de sangre, radiografías o ultrasonidos, requieren de ayuno para llevarse a cabo con seguridad y obtener resultados precisos. Si comiste antes de la consulta, tendrás que regresar otro día sólo para realizarte las pruebas.

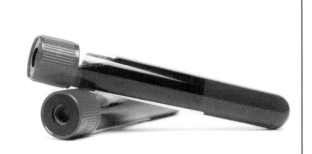

inflamatoria. La prueba consiste en recolectar cantidades pequeñas de heces en tarjetas o en tubos para analizar la presencia de sangre. Una versión más antigua y menos empleada de este análisis es la prueba de sangre oculta en heces (FOBT, por sus siglas en inglés).

Sin embargo, no todas las lesiones cancerosas o pólipos precancerosos sangran. Por eso, es posible obtener un resultado negativo en una prueba de sangre oculta en heces, aunque haya presencia de cáncer. Es por esta razón que la mayoría de los médicos recomienda otros métodos de detección para el cáncer colorrectal en lugar o además de la prueba inmunoquímica fecal.

Existe una nueva prueba de heces que mide un tipo de proteína (calprotectina) que suele encontrarse en los glóbulos blancos. La gente con enfermedad intestinal inflamatoria (IBD, por sus siglas en inglés) tiende a tener mayores cantidades de calprotectina en las heces que quienes no la padecen.

Dependiendo de lo que busque tu médico, quizá sólo necesites proporcionar una muestra de heces o recolectarla por hasta 48 horas. La recolección de heces suele realizarse cuando se quiere detectar un posible trastorno de malabsorción.

RADIOGRAFÍAS

Las pruebas de imágenes por rayos X (radiografías) consisten en exponer una parte de tu cuerpo a una pequeña dosis de radiación electromagnética, la cual atraviesa órganos y tejidos suaves. En el lado opuesto de tu cuerpo se coloca una película especial que recolecta las señales electromagnéticas, lo que genera una imagen en segunda dimensión de tus estructuras internas.

Existen diferentes tipos de radiografías y la que necesites realizar dependerá de una variedad de factores, entre ellos la localización de tus síntomas. A veces, pueden pedirte que bebas un líquido, como bario, antes de las radiografías para que sea más fácil ver tu tracto digestivo.

Radiografía del tracto gastrointestinal superior

Esta prueba puede contribuir a identificar problemas en tu esófago, estómago y parte superior del intestino delgado (duodeno). Ayunar antes del procedimiento ayuda a limpiar tu estómago de comida y líquidos, con lo cual es más fácil detectar cualquier anormalidad.

PRUEBA DE ADN EN HECES

La prueba de ADN en heces es una nueva forma de abordar la detección del cáncer colorrectal. Tal vez hayas visto anuncios sobre esto en algunos medios de comunicación. El recubrimiento de tu colon elimina células a través de las heces de manera constante. Además de las células comunes y corrientes, los pólipos precancerosos o los tumores cancerosos eliminan células que se acumulan en las heces. Estas células cancerosas y precancerosas muestran cambios en el ADN (marcadores de ADN) que los diferencian de las células normales.

Una prueba de ADN en heces busca varios marcadores de ADN que indican la posibilidad de pólipos colorrectales o cáncer de colon. Además, detecta sangre oculta en las heces, lo cual puede indicar la presencia de cáncer. Cuando se detecta alguno de estos marcadores de ADN o de sangre, entonces deben realizarse otras pruebas, como una colonoscopia, para verificar si hay pólipos o cáncer en el colon.

A diferencia de otras pruebas comunes para la detección del cáncer colorrectal, la prueba de ADN en heces no requiere ninguna preparación previa. Puedes comer y beber de manera normal, recolectar una muestra de heces en un contenedor especial, y luego llevar la muestra al consultorio de tu médico o enviarla por correo postal a un laboratorio designado.

Hoy día, la prueba de ADN en heces conocida como Cologuard ha sido aprobada en Estados Unidos para detectar el cáncer de colon en individuos que no tienen un riesgo alto de desarrollar este tipo de cáncer; personas sin antecedentes familiares de la enfermedad o historial clínico de pólipos en el colon. Las pruebas de ADN en heces han sido respaldadas por varias instituciones, incluyendo la Asociación Americana de Cáncer.

Al inicio del procedimiento, debes tragar un líquido blanco llamado *bario*. El bario cubre el revestimiento de tu tracto digestivo de forma temporal para que sea más fácil ver este recubrimiento en las radiografías. También pueden pedirte que bebas líquido o píldoras que provocan gases, como el bicarbonato de sodio. Esto ensancha tu estómago, lo cual permite separar sus pliegues y tener una mejor vista del recubrimiento interno.

Si estás recostado o recostada, el radiólogo colocará una máquina de rayos X sobre ti; si estás de pie, entonces colocará el aparato frente a ti. Él o ella se encargará de monitorear el paso del bario por tu tracto digestivo superior en una pantalla, en busca de anormalidades o problemas.

Las imágenes de rayos X pueden detectar un estrechamiento (estenosis) de tu esófago, al igual que crecimientos u otras anormalidades en tu estómago y duodeno.

Radiografía del intestino delgado

Si tu médico sospecha que existe un problema en tu intestino delgado, como una obstrucción, puede pedirte una radiografía expandida con bario para abarcar todo el intestino delgado. En general, se suelen tomar imágenes en intervalos de 15 a 30 minutos conforme el bario recorre cada sección, el cual puede tardar hasta cuatro horas en alcanzar la parte final del intestino delgado. La prueba termina cuando el bario llega al colon.

Radiografía del intestino grueso (colon)

Un enema de bario es el nombre que se utiliza para referirse a una radiografía del intestino grueso (colon). Esta prueba permite al médico examinar parte de tu colon en busca de úlceras, áreas estrechas (estenosis), pólipos, pequeños sacos en el recubrimiento (divertículos), tumores y otras anormalidades. Tu colon necesita estar vacío para llevar a cabo este procedimiento, así que lo más probable es que tengas que restringir tu dieta y tomar sólo líquidos claros uno o dos días antes de la prueba. También pueden darte laxantes, y quizás enemas, antes de la prueba para ayudar a vaciar tu colon.

Durante el procedimiento, te recuestas sobre una mesa de exploración debajo de una máquina de rayos X. El radiólogo coloca un tubo delgado y lubricado en tu recto; el cual está conectado a una bolsa de bario que cubre las paredes de tu colon para que el revestimiento de este órgano aparezca más claro en la radiografía. Un globo pequeño conectado al tubo, ubicado en la parte inferior de tu colon, ayuda a evitar que el bario se salga por donde entró.

El radiólogo estudiará el aspecto y la condición de tu colon en un monitor conectado a la máquina de rayos X.

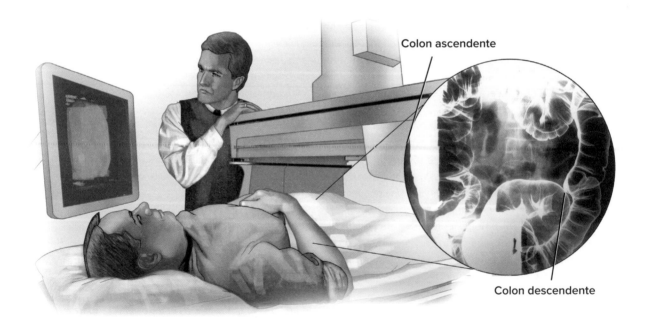

Colon ascendente

Colon descendente

Durante una radiografía del colon (conocida como enema de bario) se inserta un tubo pequeño que contiene bario en el recto. Al liberar el bario, éste resalta el recubrimiento interno del colon, lo que lo vuelve más visible en una radiografía.

Conforme el bario llena tu colon, el radiólogo puede pedirte que adoptes distintas posturas para captar vistas distintas de tu colon. A veces, puede presionar tu abdomen y pelvis con firmeza para manipular tu colon y obtener una mejor vista. El radiólogo también puede inyectar aire a través del tubo para expandir tu colon y mejorar la imagen. Esto se conoce como un enema de bario de contraste doble o de aire.

TOMOGRAFÍA COMPUTARIZADA

La tomografía computarizada (TC) combina los rayos X con la tecnología computacional para producir imágenes en tercera dimensión de tus órganos y tejidos internos. A diferencia de una radiografía normal, una tomografía computarizada detecta múltiples niveles de densidad muscular, con lo cual proporciona imágenes más detalladas y nítidas.

La tomografía computarizada es un procedimiento de toma de imágenes que sirve para diagnosticar áreas estrechas (estenosis); acumulaciones de sangre u otros líquidos; infecciones (abscesos); hernias intestinales, obstrucciones y perforaciones; y tumores.

Para el procedimiento, te recuestas sobre una mesa de exploración que se desliza dentro de un escáner de rayos X en forma de dona. El escáner gira alrededor de ti, tomando una secuencia de imágenes desde distintos ángulos. Un detector gira en el lado opuesto del escáner, del otro lado de tu cuerpo, y recolecta las señales de los rayos X. Una computadora toma y combina las señales en una imagen en tercera dimensión de tus estructuras internas que un radiólogo puede examinar desde cualquier ángulo o diseccionar en capas transversales.

Las tomografías computarizadas de tu abdomen y pelvis pueden ayudar a identificar anormalidades en páncreas, bazo, hígado y riñones, y a veces en tu estómago, intestinos, vesícula biliar, ductos biliares y otros órganos pélvicos. Es probable que necesites ayunar antes de la prueba, porque esto ayuda a limpiar tu tracto gastrointestinal, lo cual hace que sea más fácil ver tus órganos digestivos y detectar cualquier anormalidad.

El momento más incómodo de la tomografía computarizada del abdomen puede ser beber un líquido (o recibir una inyección) que contiene yodo, cuyo sabor es desagradable. El líquido funciona como un medio de contraste durante el

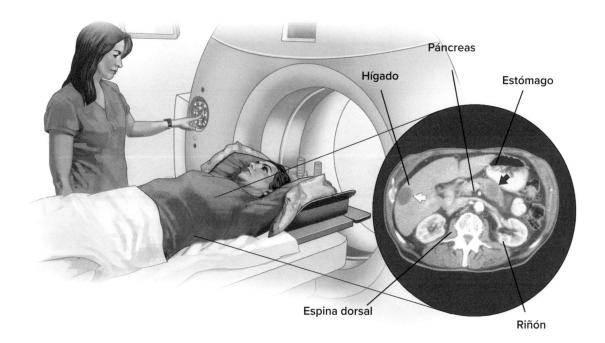

Durante la tomografía computarizada (TC), un escáner de rayos X gira a tu alrededor mientras toma imágenes escaneadas desde distintos ángulos. Del lado derecho, aparece una imagen transversal de una tomografía computarizada que revela un tumor en el páncreas (flecha negra) que se ha extendido hasta el hígado (flecha blanca).

procedimiento, lo cual ayuda a que tus órganos y tejidos aparezcan con mayor claridad en el escaneo.

Debido a que algunas personas son alérgicas al yodo, antes de la prueba te preguntarán si has tenido una reacción alérgica al yodo o a otros agentes similares utilizados en las pruebas radiológicas.

ULTRASONIDO

El ultrasonido (sonografía) emplea el reflejo de ondas sonoras de alta frecuencia para producir imágenes de tus órganos internos, similar al principio de la tecnología del sonar submarino que se usa a bordo de los barcos.

Mientras te recuestas sobre una mesa de exploración, te aplican un gel en el abdomen y lo presionan con un dispositivo en forma de varita (transductor), el cual transmite ondas de sonido inaudibles a través de tu cuerpo que rebotan en sus estructuras internas con distintas densidades de tejido. Las ondas reflejadas son capturadas por el transductor. Luego, una computadora traduce esta información en una imagen móvil en tercera dimensión que se muestra en un monitor externo.

El ultrasonido es particularmente útil para detectar cálculos biliares y exceso de líquido (ascitis) dentro de la cavidad abdominal. Mediante el uso de técnicas especiales, un ultrasonido, además, puede ayudar a detectar un bloqueo o una obstrucción. Existe otro tipo de ultrasonido llamado *ultrasonido endoscópico* (véase página 65) que puede usarse para visualizar los órganos cercanos al estómago e intestinos, como el hígado, páncreas, vesícula biliar y ductos biliares.

ENDOSCOPIA

Una de las maneras más efectivas que tiene un médico para diagnosticar un problema digestivo es observar el tracto digestivo por dentro. Para lograrlo, debe insertar un tubo delgado y flexible equipado con una luz de fibra óptica y una cámara electrónica miniatura en tu cuerpo.

El tubo puede insertarse por una de dos vías. La primera ruta es a través de la boca y el esófago hasta el estómago y la parte superior del intestino delgado (duodeno). La segunda ruta es a través del ano, pasando por el recto, y una parte o todo el colon, incluso hasta la zona final del intestino delgado.

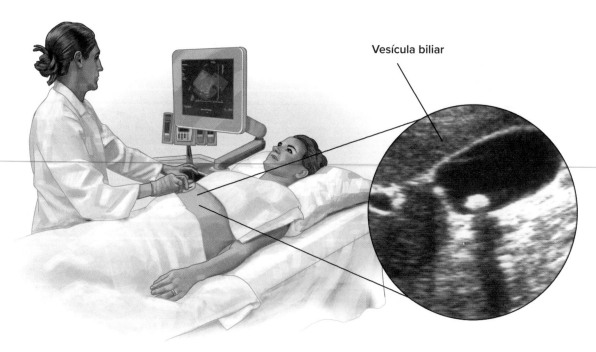

Vesícula biliar

Durante un ultrasonido, se recopilan ondas de sonido reflejado que se emiten en un transductor de mano y se transforman en una imagen en movimiento que aparece en un monitor externo. La imagen escaneada del lado derecho revela un cálculo (flecha blanca) en la vesícula biliar.

El instrumento que tu médico utiliza para examinar el tracto digestivo se conoce como endoscopio. Cuando se emplea para examinar la parte inferior del tracto gastrointestinal, suele llamarse colonoscopio, y cuando sólo se analiza la última parte del colon, sigmoidoscopio.

Endoscopía superior

Mediante un procedimiento llamado *esofagogastroduodenoscopia* (EGD), los médicos pueden echar un vistazo a la parte interna de tu tubo digestivo (esófago), estómago y el nacimiento del intestino delgado (duodeno). Las imágenes obtenidas a partir de esta prueba ayudan a determinar la causa de ciertos signos y síntomas del tracto gastrointestinal superior como dificultades para tragar, acidez, náuseas, vómito, dolor de pecho, sangrado o dolor en la parte superior del abdomen. Durante una esofagogastroduodenoscopia, el médico buscará la presencia de tejidos inflamados, úlceras y crecimientos anormales. Tal vez sea necesario insertar algunos instrumentos pequeños a través del endoscopio para realizar varios procedimientos. Algunos ejemplos de procedimientos endoscópicos incluyen:

- Tomar muestras de tejido (biopsias)
- Tomar muestras de líquidos

- Retirar objetos extraños o crecimientos no cancerosos (pólipos)
- Ensanchar (dilatar) tu esófago si se ha vuelto más estrecho por una acumulación de tejido cicatricial
- Identificar y tratar lesiones sangrantes

Necesitas tener el estómago vacío para realizarte la prueba, así que no puedes comer o beber nada al menos seis horas antes del examen. Poco antes del procedimiento, te administran un sedante. También pueden rociar tu garganta con un espray anestésico para adormecerla y así evitar un posible ahogamiento.

Después de colocar el endoscopio en tu boca, te pedirán que tragues para mover el tubo de la garganta al esófago. Éste no interfiere con tu respiración, pero puedes llegar a sentir un poco de presión o llenura conforme el tubo viaja por tu tracto digestivo. Durante el trayecto, la cámara miniatura transmite imágenes, lo cual le permite al médico examinar con cuidado el recubrimiento de tu esófago, estómago y la parte superior del intestino delgado para detectar anormalidades.

Las anormalidades que no se perciben con tanta nitidez en una radiografía o en la imagen de una tomografía computarizada son más visibles con una endoscopia. Estas anor-

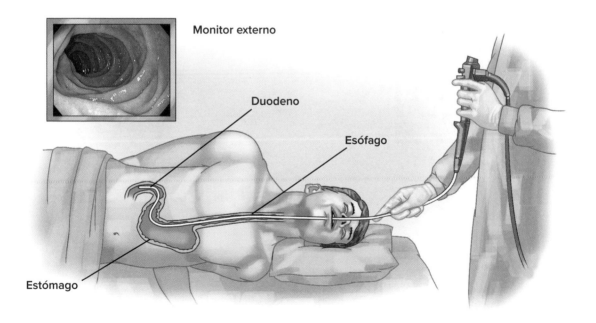

La endoscopia proporciona una imagen en tiempo real de la parte superior de tu tracto gastrointestinal, incluyendo esófago, estómago y duodeno. Las imágenes del endoscopio aparecen en un monitor externo.

malidades incluyen tejido esofágico inflamado por el reflujo estomacal y vasos sanguíneos muy dilatados (várices) en el esófago. El médico también puede identificar la presencia de inflamación del recubrimiento del estómago, así como úlceras pequeñas y tumores en el estómago y en la parte superior del intestino delgado (duodeno).

Para obtener una imagen más nítida del recubrimiento de tu estómago, se introduce aire para inflar el órgano y estirar sus dobleces naturales. El aire puede provocarte eructos o gases intestinales más tarde.

Después del procedimiento, necesitarás una hora o más para recuperarte del efecto del sedante. Aun requerirás que alguien te acompañe y te lleve a casa, ya que los efectos del sedante pueden durar hasta 24 horas. Durante este tiempo, evita beber alcohol, trabajar con maquinaria pesada o tomar decisiones importantes, aunque te sientas bien. Tal vez experimentes un poco de irritación en la garganta durante uno o dos días.

Colonoscopia

Al igual que con la endoscopia superior, la colonoscopia permite al médico examinar visualmente tu tracto digestivo inferior. Conforme el colonoscopio se mueve a través de tu colon, el médico examina las imágenes mostradas en un monitor externo. Durante el procedimiento, él o ella puede:

- Buscar anormalidades como sangrado, úlceras, inflamación, pólipos, tumores, sacos (divertículos) y áreas estrechas (estenosis)
- Tomar muestras para biopsia
- Extirpar pólipos
- Tratar lesiones sangrantes
- Ensanchar (dilatar) áreas estrechas

Tu colon debe estar vacío para el procedimiento, así que es recomendable seguir una dieta de líquidos claros durante uno o dos días antes de la prueba. También tomarás laxantes la noche antes de la prueba y por la mañana el día del procedimiento. Antes del examen, te administrarán un sedante por vía intravenosa para que puedas relajarte. Es posible que también te den un analgésico. Durante el examen, te recostarás sobre tu lado izquierdo. Luego, el profesional de salud introducirá aire en tu colon para inflarlo y obtener mejores vistas de las paredes internas. Puedes sentir cólicos leves o presión durante el examen. Estos malestares deben desaparecer en cuanto se retira el colonoscopio.

Una vez terminado el examen, recuperarte de los efectos del sedante puede tomar alrededor de una hora o más. Necesitarás que alguien te acompañe y lleve a casa porque los efectos del anestésico desaparecen por completo hasta después de 24 horas. Es probable que tengas un poco de hin-

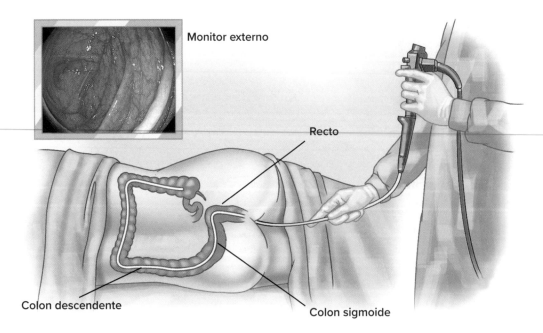

Monitor externo

Recto

Colon descendente

Colon sigmoide

Durante una colonoscopia, se inserta un tubo flexible en tu recto y se envuelve a lo largo de tu colon. Las imágenes de tu tracto gastrointestinal inferior aparecen en un monitor externo.

chazón y gases durante algunas horas después de la prueba hasta que expulses el exceso de aire. Éste no es el mejor momento para viajar en avión porque el gas puede expandirse y producir dolor.

Sigmoidoscopia

Para este procedimiento, el médico sólo examina el recto y colon sigmoide (y tal vez parte del colon descendente) en vez de todo el colon. Generalmente, no necesitas estar bajo sedación para realizarte una sigmoidoscopia, y la preparación involucra la aplicación de uno o dos enemas.

El médico puede solicitar una prueba del sigmoide para descubrir la causa de una diarrea, dolor abdominal o sangrado, o para detectar signos de cáncer. La sigmoidoscopia puede ser parte del esquema de detección del cáncer en personas con riesgo promedio o que tienen 50 años o más, y a menudo viene acompañada de una prueba de heces para analizar si existe un sangrado oculto.

Puedes experimentar un poco de hinchazón durante algunas horas después de la prueba hasta que expulses el aire inyectado. Si se encuentran pólipos durante un examen del sigmoide, el siguiente paso suele implicar una colonoscopia para retirar los pólipos y examinar todo el colon a fin de detectar la presencia de otros pólipos.

Cápsula endoscópica

Si las pruebas endoscópicas de tu tracto intestinal superior e inferior no logran reconocer la causa de tus síntomas digestivos, el médico puede recurrir a la cápsula endoscópica, la cual le permite examinar áreas de difícil acceso en tu intestino delgado que otros procedimientos no logran alcanzar. Para empezar el examen, el personal médico coloca varios parches adhesivos en tu abdomen. Cada parche contiene una antena con cables conectados a una grabadora sujetada a un cinturón que llevas alrededor de la cintura. Luego, debes tragarte una cápsula recubierta del tamaño de una vitamina que contiene una cámara miniatura. La cámara toma fotos conforme avanza hacia tu intestino delgado. La grabadora recolecta y almacena las imágenes, y luego las combina para crear un video.

El procedimiento se completa después de unas ocho horas. Durante este tiempo, puedes llevar a cabo casi cualquier actividad cotidiana, aunque puede haber algunas restricciones. Tal vez tengas que evitar el ejercicio extenuante o cualquier actividad que pueda alterar el funcionamiento de la grabadora. Cuando veas la cápsula en la taza del baño después de una evacuación, puedes jalar la cadena del inodoro sin problema.

La cápsula endoscópica suele emplearse con mayor frecuencia para detectar fuentes de sangrado gastrointestinal, como úlceras o vasos sanguíneos anormales. A veces, el procedimiento se utiliza para diagnosticar la enfermedad intestinal inflamatoria, así como pólipos y tumores. La prueba no puede realizarse en individuos con obstrucciones intestinales o áreas estrechas (estenosis) en su tracto intestinal, ya que éstas pueden ocasionar que la cápsula se atore.

Existen varios estudios en marcha sobre el uso de la cápsula endoscópica para examinar el colon.

Ultrasonido endoscópico

Como sugiere su nombre, el ultrasonido endoscópico (EUS, por sus siglas en inglés) combina una prueba endoscópica con la tecnología del ultrasonido. El ultrasonido crea imágenes de los órganos internos empleando un endoscopio equipado tanto con una videocámara como con una sonda de ultrasonido. Primero, se coloca un endoscopio dentro de tu esófago, estómago, duodeno, colon sigmoide o recto. Luego, se emiten ondas ultrasónicas desde la punta de la sonda. Las señales reflejadas son recolectadas y proyectadas en un monitor externo, lo que permite al médico examinar en detalle tu tracto gastrointestinal y sus órganos cercanos, como el páncreas o el hígado. El ultrasonido endoscópico también le permite a tu médico tomar muestras de tejido anormal usando la guía del ultrasonido para pasar una aguja delgada a través de la pared estomacal o intestinal.

Al igual que ocurre con otras pruebas endoscópicas, este examen requiere sedación y tiempo para recuperarte de sus efectos anestésicos. Esta tecnología es en particular útil para visualizar tumores u otras anormalidades del tracto gastrointestinal, y para obtener una evaluación precisa de la propagación tumoral si los tumores son malignos.

PRUEBA DE SONDA DE ÁCIDO AMBULATORIO (PH)

Este tipo de prueba se emplea para determinar si tienes reflujo, una condición en la que el ácido estomacal se regresa hacia el esófago e inflama el tejido esofágico.

Una prueba de pH esofágico usa una sonda (catéter) que mide el ácido (pH) para identificar cuándo y durante cuánto tiempo ocurre el reflujo. El médico puede administrarte fármacos para ayudar a relajarte. Una enfermera o técnico de laboratorio también puede rociar tu garganta con un espray anestésico. Después, el médico inserta el catéter a través del conducto nasal (con menos frecuencia, por la boca) y dentro de tu esófago. El catéter se coloca entre tu esófago

COLONOSCOPIA VIRTUAL

La colonoscopia virtual, también llamada *colonografía por tomografía computarizada* (TC), es una técnica de imagenología que combina y manipula de modo digital imágenes de tomografía computarizada de tus órganos abdominales para producir una vista detallada del interior del colon y recto.

A diferencia de la colonoscopia convencional, la virtual no requiere sedación o la inserción de un colonoscopio en el colon. Por lo regular, se usa para detectar la presencia de cáncer colorrectal en personas con un riesgo promedio de desarrollar la enfermedad, pero que no toleran una colonoscopia tradicional.

Antes de la prueba, el personal médico te administra laxantes para dejar tu colon libre de heces. Para comenzar el examen, llenan tu colon de aire o dióxido de carbono a través de un pequeño catéter insertado dentro del recto. Más tarde, toman imágenes de todo el colon y el recto con un escáner de tomografía computarizada.

La colonoscopia virtual suele ser más rápida que la colonoscopia tradicional. En ocasiones, el personal médico puede pedirte que contengas la respiración o limites tus movimientos abdominales para evitar que las imágenes se distorsionen. En algunos casos, te administran un tinte de contraste por vía intravenosa para resaltar los pólipos en el colon.

Algunos estudios que comparan los resultados de la colonoscopia virtual con los de la tradicional han encontrado que la virtual suele ser igual de sensible para detectar casi todos los tipos de pólipos que la colonoscopia tradicional.

Algunos pólipos, incluidos los pequeños, pueden ser más difíciles de detectar con una colonoscopia virtual. Si se encuentran áreas sospechosas, se necesitará recurrir a una colonoscopia tradicional para obtener una mejor imagen de la zona, realizar biopsias y extirpar los pólipos.

La colonoscopia virtual no se recomienda en individuos con un riesgo alto de pólipos precancerosos, porque lo más probable es que requieran de una colonoscopia tradicional.

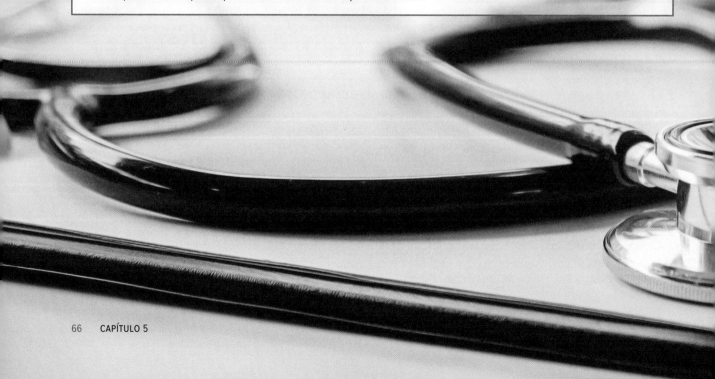

PRUEBAS DE DETECCIÓN DE CÁNCER DE COLON

A continuación, se mencionan las pruebas recomendadas para detectar el cáncer de colon. Charla con tu médico sobre cuál de estas pruebas es la más recomendable para ti. Puedes leer más sobre cada prueba en este capítulo.

Colonoscopia. Durante una colonoscopia, se inserta un tubo flexible (colonoscopio) por el ano hacia el recto. Una cámara miniatura ubicada en la punta del tubo permite al médico detectar cambios o anormalidades dentro de todo el colon. Los pólipos del colon identificados durante esta prueba suelen extirparse usando pequeñas herramientas quirúrgicas.

Prueba de ADN en heces. La prueba de ADN en heces utiliza una muestra de tus heces para detectar cambios en el ADN de las células del tracto digestivo que están presentes en las heces. Dichos cambios pueden indicar la posibilidad de cáncer de colon o condiciones precancerosas. La prueba de ADN en heces también detecta la presencia de sangre en tus heces.

Colonoscopia virtual (colonografía por tomografía computarizada). Para esta prueba, un escáner de tomografía computarizada (TC) produce imágenes transversales de los órganos abdominales (para mayor información, ver la página opuesta).

Sigmoidoscopia flexible. Durante la sigmoidoscopia flexible, se inserta un tubo delgado y flexible por el ano hacia el recto. Una cámara miniatura localizada en la punta del tubo permite al médico ver la parte interna del recto y casi toda la parte inferior del colon (colon sigmoide).

Prueba de sangre oculta. La idea detrás de este tipo de pruebas es que los vasos sanguíneos en los pólipos colorrectales de mayor tamaño o en los cánceres son frágiles y se dañan con facilidad cuando pasan las heces. Los vasos sanguíneos dañados suelen sangrar hacia el colon o recto, pero raras veces el sangrado es suficiente para ser detectado en las heces. Una prueba de sangre oculta puede detectar cantidades pequeñas de sangre en las heces.

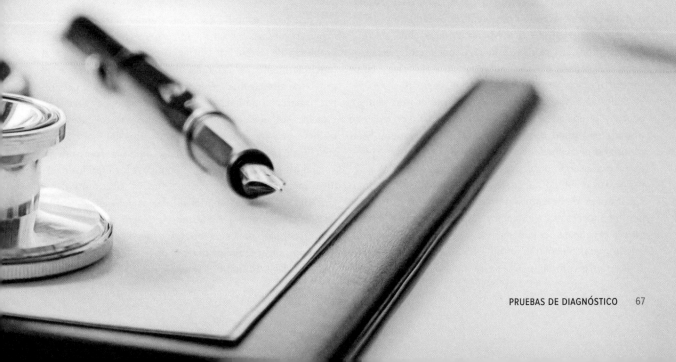

¿CÓMO PREPARARTE MEJOR PARA UNA COLONOSCOPIA?

Muchas personas dicen que la preparación para una colonoscopia es la peor parte del procedimiento. Los consejos que aparecen a continuación pueden ayudar a facilitar el proceso:

- *Dos días antes.* Empieza a seguir una dieta baja en fibra. Evita las frutas y verduras crudas, los granos enteros, y las nueces y semillas.
- *El día anterior.* No comas alimentos sólidos. Consume sólo líquidos claros, caldos, y paletas heladas y gelatina que no sean de color rojo o morado. La noche antes de tu procedimiento, bebe la primera dosis de tu preparación laxante siguiendo las indicaciones de tu médico.
- *El día del estudio.* Bebe sólo líquidos claros y deja de tomar líquidos por completo dos horas antes de reportarte a la prueba. Toma la segunda dosis de tu preparación laxante en el momento indicado por tu médico.
- *Durante el estudio.* Toma tus medicamentos siguiendo las indicaciones de tu médico. Bebe muchos líquidos para evitar la deshidratación, excepto dos horas antes de tu prueba.

Es importante que ingieras toda la preparación laxante. Si te resulta complicado debido al sabor, prueba estas recomendaciones:

- Refrigera la solución y bébela fría
- Chupa hielo o una rodaja de limón o lima
- Masca chicle antes de beber cada vaso de la solución
- Toma la solución usando un popote

---

y estómago, justo por arriba del esfínter esofágico inferior (EEI). El dispositivo no interfiere con tu respiración, y la mayoría de la gente tiene poca o casi ninguna incomodidad durante el procedimiento. El extremo opuesto del catéter está conectado a una pequeña computadora que registra las mediciones de ácido. La computadora va sujeta de la cintura o en una correa alrededor del hombro. Durante la prueba, puedes moverte e irte a casa. Mientras ocurre el monitoreo, recibes instrucciones sobre cuándo debes comer y beber, y no puedes bañarte o nadar. Al día siguiente, regresas al consultorio médico para que te retiren el dispositivo.

Saber con cuánta frecuencia y durante cuánto tiempo ocurren los episodios de reflujo ayuda a tu médico a determinar cómo tratar tu problema de la mejor manera. Esta prueba también puede ayudar a determinar si el reflujo puede estar causando otros signos y síntomas, como dolor de pecho, tos o silbidos, al correlacionar episodios de reflujo con la aparición de estos síntomas. El médico puede pedirte que monitorees estos indicios y síntomas. A veces, se emplea la prueba de pH esofágico para determinar si el tratamiento para controlar el reflujo está funcionando. Además de las sondas colocadas en la parte superior e inferior de tu

esófago, también pueden colocarte una sonda en el estómago para medir la cantidad de ácido en este órgano.

PRUEBA DE LA FUNCIÓN MUSCULAR ESOFÁGICA

Esta prueba, que también se conoce como manometría esofágica, puede usarse si tu médico sospecha que tienes un problema de deglución (disfagia) ocasionado por el mal funcionamiento de los músculos esofágicos. Durante la prueba, se inserta un catéter pequeño y sensible a la presión por tu nariz (con menos frecuencia, por tu boca) y hacia tu esófago. Ahí, el catéter mide las presiones musculares conforme tomas agua. Al tragar, los músculos del esófago suelen contraerse y relajarse de forma ondulatoria (peristalsis), lo cual les permite impulsar la comida y los líquidos hacia tu estómago. De forma adicional, las válvulas musculares ubicadas en la parte superior e inferior del esófago (esfínter esofágico superior e inferior) se relajan y se abren para permitir el paso de los materiales, y luego vuelven a cerrarse para proteger el recubrimiento de tejido sensible que rodea el esófago. El mal funcionamiento de los músculos en las paredes del esófago o de las válvulas musculares (acalasia) puede causar dificultades para tragar y derivar en reflujo gastroesofágico y dolor de pecho. Además, puede causar neumonía debido a la broncoaspiración de pequeños restos del contenido estomacal.

ESTUDIOS DE TRÁNSITO INTESTINAL

Si otras pruebas de diagnóstico no logran determinar una causa para el dolor abdominal, las náuseas, el vómito, el estreñimiento o la diarrea persistentes, tu médico puede pedirte que te realices uno o varios estudios de tránsito. Estas pruebas miden la velocidad con que pasan los alimentos por tu tracto digestivo, ya sea en ciertas áreas o en todo el tracto. Si tus músculos o nervios digestivos no están funcionando de manera correcta, los alimentos pueden moverse demasiado rápido o demasiado despacio por el tracto.

Vaciamiento gástrico
Esta prueba evalúa la rapidez con que tu estómago vacía los alimentos hacia tu intestino delgado. La gente con diabetes está en riesgo de desarrollar una condición conocida como gastroparesis, en la cual el estómago se vacía demasiado despacio. Un médico también puede solicitar esta prueba a individuos que experimentan vómito inexplicable o que se sienten llenos después de comer sólo una cantidad

moderada de comida. La prueba comienza con un ayuno la noche anterior. Al día siguiente, en el consultorio médico, comes un desayuno que incluye huevos revueltos, los cuales contienen unas cuantas gotas de una sustancia de rastreo ligeramente radiactiva que carece de color y sabor.

Al terminar de desayunar, permaneces de pie o te recuestas mientras unas cámaras de rayos gamma toman fotografías de los huevos que consumiste conforme pasan por tu estómago. Las fotografías sólo muestran el marcador radiactivo en los huevos, y no en tus órganos internos. Las primeras fotografías se toman justo después de comer, seguidas de capturas una, dos y cuatro horas después. La prueba de cuatro horas es mucho más precisa que la de dos horas. Entre las sesiones fotográficas, puedes sentarte o caminar.

Tu médico conoce la velocidad con que debería vaciarse un estómago normal, y, al rastrear el movimiento del marcador radiactivo, él o ella puede comparar la velocidad con que se vacía tu estómago contra la velocidad normal.

Vaciamiento gástrico y tránsito del intestino delgado
Esta prueba es parecida al vaciamiento gástrico, con la diferencia de que se realiza otra sesión fotográfica a las seis horas de haber comido. Si tu intestino delgado está moviendo los alimentos a una velocidad normal, la mayor parte de los huevos radiactivos habrá pasado por tu intestino delgado y estará en tu colon. La última toma de fotografías revisa que el marcador radiactivo ha abandonado el intestino delgado.

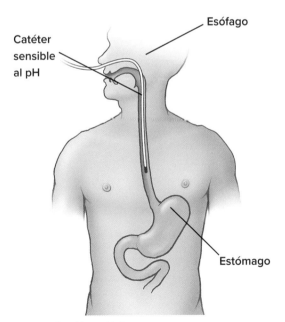

Prueba de pH esofágico

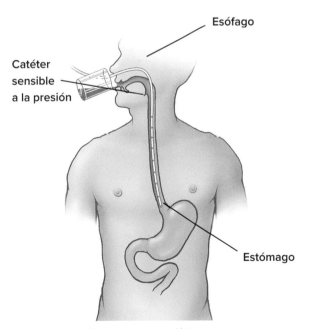

Prueba de función muscular esofágica

Tránsito intestinal completo

Un estudio de tránsito intestinal completo puede realizarse si tu médico sospecha que el proceso digestivo no está moviendo los alimentos de forma normal, pero desconoce en qué parte del tracto gastrointestinal se encuentra el problema.

La prueba inicia con la toma de una cápsula que contiene una sustancia radiactiva de rastreo (ver imagen en la parte inferior). La cápsula está diseñada para permanecer intacta a lo largo del tracto digestivo superior hasta llegar a tu colon. En éste, se disuelve y libera el marcador radiactivo en el tracto digestivo inferior.

Alrededor de una hora después de consumir la cápsula, ingieres el mismo desayuno (huevos revueltos) descrito en los otros estudios de tránsito, seguido de una sesión similar de fotografías. Esto proporciona un registro de cómo se vacía el tracto gastrointestinal superior.

Una diferencia importante de esta prueba en comparación con otros estudios de tránsito es que debes volver al consultorio médico 24 horas después de ingerir la cápsula. Para ese momento, la cápsula debe haber liberado el marcador radiactivo, que debe haberse mezclado con los residuos alimenticios en la parte media o inferior del colon. Si el marcador radiactivo se concentra en la parte superior del colon, esto puede indicar que el colon no está impulsando los desechos alimenticios con normalidad.

Tránsito colónico

Para las personas con estreñimiento grave y persistente, el médico puede solicitar un estudio enfocado en el colon. Debes ingerir la misma cápsula que en el estudio de tránsito intestinal completo, pero, en este caso, no necesitas comer la preparación especial de huevos en el desayuno. En vez de esto, una enfermera o técnico médico te dirá a qué hora puedes comer a lo largo del día. La toma de imágenes comienza desde que ingieres la cápsula, y se repite cuatro horas después. Cuando llega la sesión de fotografías de la cuarta hora, la cápsula debe haber alcanzado la parte superior del colon. Luego de 24 horas, debes regresar al consultorio para una sesión de fotografías con el fin de evaluar el avance del marcador radiactivo dentro de tu colon. Algunas veces, el estudio se alarga hasta 48 horas. Al igual que con el estudio de tránsito intestinal completo, si el marcador radiactivo no se ha desplazado de la parte media o inferior del colon, esto quiere decir que tu colon no está moviendo los alimentos con la suficiente rapidez, lo cual puede explicar tu estreñimiento.

MANOMETRÍA

Las pruebas de manometría se emplean para medir la presión y el movimiento dentro del tracto gastrointestinal. La

---

ESTUDIO DE TRÁNSITO INTESTINAL COMPLETO

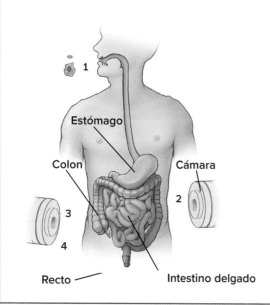

1. Se ingiere la cápsula que contiene el marcador radiactivo, así como el desayuno compuesto por huevos revueltos.

2. La sesión de fotografías muestra cómo se mueve el marcador radiactivo presente en los huevos a través del estómago e intestino delgado.

3. La cápsula se disuelve en el colon, y libera *pellets* del marcador radiactivo.

4. La sesión de fotografías revela cómo se mueven los *pellets* del marcador radiactivo mezclados con los desechos alimenticios a través del colon.

manometría del esófago también es conocida como prueba de función muscular esofágica (véase página 68).

Manometría anorrectal

La manometría anorrectal se lleva a cabo en individuos con estreñimiento o incontinencia fecal. La prueba mide las presiones dentro de tu recto y canal anal. Para ello, se inserta un catéter en el recto que registra la fuerza de los músculos del esfínter anal y su capacidad para relajarse y contraerse en los momentos apropiados.

Se suelen realizar otras dos pruebas junto con la manometría anorrectal, las cuales ayudan a evaluar si tu recto está trabajando de manera apropiada, así como su capacidad para sentir la presencia de las heces.

Prueba de expulsión del globo. Ésta mide la capacidad de tu recto y ano para expulsar (expeler) las heces. Mientras te acuestas de lado, te insertan un catéter pequeño en el ano y recto. El tubo tiene un globo pequeño y desinflado en un extremo. Una vez colocado el tubo, se expande el globo y se llena de agua. Luego, te piden que intentes empujarlo para sacarlo. El globo siente la presión dentro de tu recto y tu esfínter anal interno y externo, y luego transmite esta información a una computadora. Una presión baja puede indicar un problema de fuerza muscular o coordinación.

Tacto rectal. Esta prueba se usa para revisar la sensación en tu recto. La capacidad de sentir la presencia de heces en el recto es crucial para saber cuándo necesitas ir al baño. La prueba además evalúa qué tan bien se expande y contrae tu recto cuando entran las heces.

PROCTOGRAMA DE DEFECACIÓN (DEFECOGRAFÍA)

Esta prueba suele emplearse en individuos con problemas de incontinencia fecal o estreñimiento, y evalúa la forma en que la parte inferior del colon (sigmoide) y el recto expulsan las heces. Para la prueba, llenan tu colon con una pasta semisólida cuya consistencia es parecida a la de las heces suaves. La pasta contiene bario, que es visible en una radiografía. Después, debes sentarte en un escusado que está junto a una máquina de rayos X. Mientras te sientas, el personal médico te pide que relajes, luego contraigas y hagas fuerza con el abdomen para expulsar la pasta.

Durante cada fase de la prueba, se toman radiografías y videos. Posteriormente, se analizan las radiografías para detectar defectos en la estructura o funcionamiento de tu colon

sigmoide y recto. Los resultados suelen revelar un prolapso o problemas con la función y la coordinación muscular. Se puede realizar un examen similar usando imágenes por resonancia magnética.

PRUEBAS DE ALIENTO

Para algunos padecimientos gastrointestinales, los médicos pueden determinar si tienes una condición con tan sólo analizar tu aliento. Las dos pruebas de aliento más comunes son aquellas utilizadas para detectar una infección por *Helicobacter pylori* (*H. pylori*) o sensibilidad a los azúcares como la lactosa y la fructosa.

Prueba de *H. pylori* en aliento

H. pylori es un tipo de bacteria que puede infectar el estómago o la parte superior del intestino delgado (duodeno), causando inflamación o irritación de la capa interna del estómago y el desarrollo de una úlcera.

Para la prueba de aliento, primero debes soplar dentro de una bolsa parecida a un globo para proporcionar una muestra de referencia de tu aliento normal. Más tarde, debes comer o beber algo que contenga carbón radiactivo, mismo que *H. pylori* descompondrá en tu estómago en forma de dióxido de carbono. Después de unos minutos, debes volver a soplar en una bolsa similar a un globo. Si estás infectado con *H. pylori*, tu muestra de aliento mostrará un aumento en la cantidad de dióxido de carbono.

Prueba de hidrógeno en el aliento

La prueba de hidrógeno en el aliento puede llevarse a cabo para diagnosticar intolerancias a la lactosa y a la fructosa, que son dos tipos de azúcar. Si tienes intolerancia a cualquiera de ellas, esto quiere decir que no digieres el azúcar en el intestino delgado como deberías, y cuando éste llega al colon produce gas hidrógeno. Este gas puede medirse en una exhalación de tu aliento. Una prueba de hidrógeno en el aliento también puede emplearse para ayudar a diagnosticar el sobrecrecimiento bacteriano del intestino delgado, una condición en donde existe una presencia excesiva de bacterias en tu intestino delgado.

Para la prueba, primero debes soplar en una bolsa parecida a un globo para obtener una muestra de tu aliento normal. Luego, debes consumir un tipo de azúcar específico en concentración líquida y soplar en varias bolsas con forma de globo en intervalos cronometrados para verificar si es posible detectar gas hidrógeno.

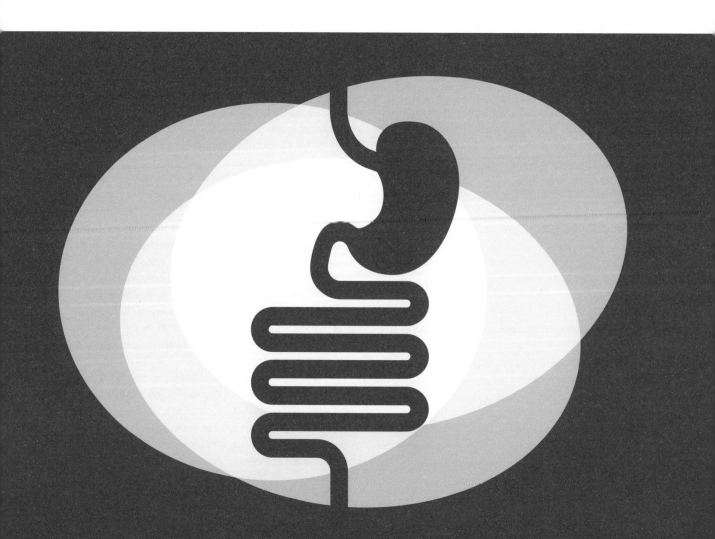

PARTE 2

Enfermedades digestivas

CAPÍTULO 6

Obesidad

Si tienes problemas de sobrepeso, no eres la única persona que lucha contra ello. Casi 40 por ciento de los adultos estadunidenses —más de 93 millones de personas— cumplen con los criterios para ser considerados obesos.

La obesidad se define como tener una cantidad excesiva de grasa corporal que aumenta tu riesgo de tener consecuencias de salud. Se dice que un individuo es obeso cuando su índice de masa corporal (IMC) es de 30 o más (véase página 75). Si entras en la categoría de obesidad, esto significa que tu peso está al menos 20 por ciento por arriba de lo que se considera ideal o saludable.

Aunque antes se consideraba un problema estético, ahora la obesidad ha sido clasificada como una enfermedad crónica. También es una enfermedad compleja en la que una variedad de factores parece desempeñar una función importante en su desarrollo y avance.

De seguro sabes que el sobrepeso tiene consecuencias graves a tu salud. Además de diabetes, cardiopatía y cáncer, la obesidad incrementa tu riesgo de padecer diversos problemas digestivos, incluyendo enfermedad por reflujo gastroesofágico (ERGE), cálculos biliares y enfermedad del hígado graso no alcohólico.

La obesidad también afecta la salud mental. Muchos individuos con sobrepeso son blanco de críticas y burlas. A menudo, experimentan discriminación, sesgo social, rechazo y humillación.

Estas conductas violentas pueden derivar en problemas de depresión, ansiedad y autoestima baja.

¿POR QUÉ TENGO SOBREPESO?

La respuesta a por qué cualquier individuo tiene sobrepeso suele ser una cuestión de números. Para la mayoría de las personas, la obesidad resulta de consumir más calorías diarias que las que queman durante sus actividades y ejercicio. Sin embargo, la obesidad es más complicada que una simple ecuación matemática. Una serie de factores pueden tener una función crucial en el desarrollo de la condición.

Factores del estilo de vida

Comer alimentos altos en calorías o porciones grandes, tener un trabajo sedentario, ser menos activo físicamente y no hacer ejercicio son factores que elevan tu riesgo de obesidad, y son razones comunes por las que mucha gente hoy tiene sobrepeso.

Nuestros ancestros comían igual, si no es que más, que nosotros, pero pesaban menos. ¿Por qué? Bueno, pues porque consumían menos comida rápida y menos alimentos procesados, que suelen ser altos en grasas y calorías.

Además, siempre estaban en movimiento. El automóvil, la televisión, la tecnología moderna y la naturaleza cambiante de nuestro trabajo —el paso del campo al escritorio— han resultado en una caída dramática en el número de calorías que los humanos queman cada día.

Factores genéticos

Existe evidencia que sugiere que la obesidad tiende a darse en familias, pero aún se desconoce la función que tienen los

¿CUÁL ES TU IMC?

Para determinar tu IMC, encuentra tu estatura en la columna de la izquierda de la tabla que aparece en la página opuesta. Sigue esta fila a lo largo de la página para hallar el peso que más se acerca al tuyo. Revisa la parte superior de esta columna para obtener tu IMC aproximado. O utiliza esta fórmula:

1. Divide tu peso (en kilogramos) entre tu estatura (en metros cuadrados).
2. Para obtener tu estatura en metros, divide tu estatura (en centímetros) entre 100.
   (Por ejemplo, una persona que pesa 122 kg y mide 172 centímetros (1.72 metros), tiene un IMC de 41.)

MI IMC

$$(1)\ 122\ /\ (1.72)^2 = \frac{122}{122\ /\ 2.9584} = 41.2385 = 41$$

$$(2)\ 172\ /\ 100 = 1.72$$

IMC	Normal		Sobrepeso					Obesidad				
	19	24	25	26	27	28	29	30	35	40	45	50
Estatura (m)	Peso (kg)											
1.47	41	52	53	56	58	60	62	64	75	86	97	108
1.49	42	53	56	58	60	62	64	67	78	89	100	112
1.52	43	55	58	60	62	64	67	69	81	92	104	115
1.54	45	57	59	62	64	67	69	71	83	95	107	119
1.57	47	59	61	64	66	69	71	74	86	98	111	123
1.60	48	61	63	66	68	71	73	76	89	102	115	127
1.62	49	63	65	68	71	73	76	78	92	105	118	131
1.65	51	65	68	70	73	76	78	81	95	108	122	136
1.67	53	67	70	73	75	78	81	84	97	112	126	140
1.70	54	69	72	75	78	80	83	86	101	115	130	144
1.72	56	71	74	77	80	83	86	89	104	118	133	148
1.75	58	73	76	79	82	85	88	92	107	122	137	153
1.77	59	75	78	82	85	88	91	94	110	126	141	157
1.80	61	78	81	84	87	90	94	97	113	129	146	162
1.82	63	80	83	86	90	93	96	100	117	133	150	166
1.85	65	82	85	89	92	96	99	102	120	136	154	171
1.87	67	84	87	91	95	98	102	105	123	141	158	176
1.90	68	87	90	94	97	101	105	108	126	144	162	180
1.93	70	89	92	96	100	104	107	111	130	148	167	185

Con datos de la revista *Circulation*, núm. 129 (suplemento 2): p. S102, 2014; Panel de Expertos en Obesidad del Instituto Nacional del Corazón, los Pulmones y la Sangre (NHBLI, por sus siglas en inglés), 2013. Las personas de origen asiático con un IMC de 23 o mayor tienen un mayor riesgo de desarrollar problemas de salud.

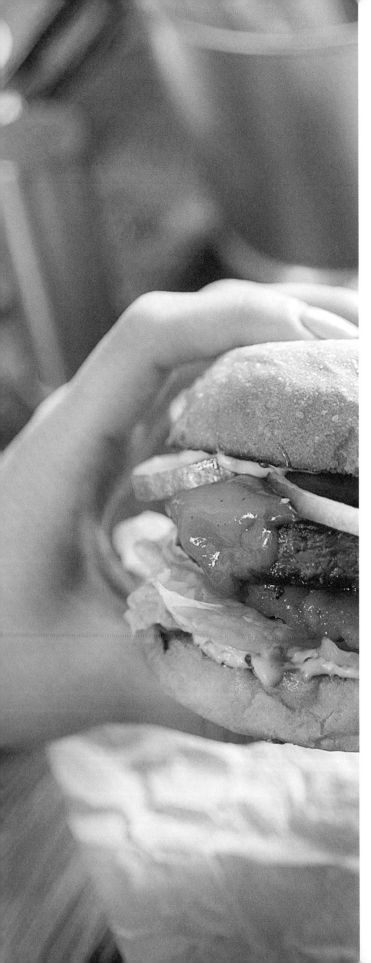

genes. Los científicos creen que lo más probable es que la obesidad sea resultado de una interacción compleja entre los genes y el entorno.

Esto significa que, aunque tengas una predisposición genética al sobrepeso, no estás destinado a padecerlo. En última instancia, tu peso es determinado por aspectos alimenticios, de actividad física y ambientales.

Factores psicológicos

A veces, las personas comen para enfrentar los problemas de la vida o lidiar con emociones difíciles como aburrimiento, tristeza, estrés o frustración.

Otros factores

Una variedad de factores puede contribuir al aumento de peso, pero por lo general no son suficientes por sí solos para hacerte subir de peso.

- *Edad.* Con la edad, suele haber una menor cantidad de músculo en tu cuerpo, lo cual desacelera tu metabolismo. Adicionalmente, la gente tiende a ser menos activa a medida que envejece. Ambos cambios resultan en una disminución de calorías quemadas.
- *Dejar de fumar.* Muchos fumadores suben de peso después de dejar de fumar. Esto sucede casi siempre porque emplean la comida para lidiar con su abstinencia de tabaco.
- *Medicamentos y enfermedad.* Algunos fármacos, como los corticoesteroides, antidepresivos y anticonvulsivos, pueden provocar un aumento de peso. En algunas circunstancias, el incremento de peso puede atribuirse a un trastorno de salud, como función tiroidea baja o síndrome de Cushing. Algunas condiciones médicas, como la artritis, los problemas de espalda o la neuropatía, pueden interferir con el ejercicio, lo cual facilita subir de peso.
- *Embarazo.* Algunas mujeres suben más de la cantidad recomendada de peso durante el embarazo, y tienen dificultades para deshacerse del sobrepeso después de que nace el bebé.

TRATAMIENTOS PARA BAJAR DE PESO

A pesar de las investigaciones más recientes, la fórmula para bajar y mantener un peso saludable sigue siendo la misma: sólo perderás peso al quemar más calorías de las que consumes.

BACTERIAS INTESTINALES Y TU PESO

Como leíste en el capítulo 2, tu tracto gastrointestinal alberga una amplia variedad de microorganismos, incluyendo más de 1 000 especies distintas de bacterias.

De modo curioso, los investigadores están descubriendo que los individuos obesos suelen tener una población bacteriana diferente en sus intestinos que la gente delgada. Esto ha dado lugar a especulaciones sobre el hecho de que la composición de tu intestino —el equilibrio de bacterias "sanas" y "no sanas" que viven ahí— puede influir en tu peso al afectar la forma en que tu cuerpo digiere y metaboliza la comida.

Algunos científicos han teorizado que ciertas composiciones bacterianas pueden descomponer más partículas alimenticias que otras, con lo cual abastecen al cuerpo de más energía (más calorías). Adicionalmente, ciertas bacterias pueden hacer más lenta la secreción de las hormonas encargadas de la sensación de saciedad, lo cual provoca que comas más de lo necesario.

Si te preguntas si los probióticos pueden ser la solución a tu problema de peso, la respuesta es no. Los estudios no han demostrado que éstos sean un tratamiento efectivo para la obesidad. Como recordarás, los probióticos son microorganismos benéficos creados mediante el proceso de fermentación que promueven el desarrollo de bacterias saludables (véase página 32).

Es evidente que existen más preguntas que respuestas y aún queda mucho por aprender. Lo más probable es que pasen varios años antes de que los científicos tengan un mejor entendimiento de la relación que hay entre las bacterias del intestino y la obesidad. Sin embargo, no permitas que esto te impida pedir ayuda. Sin importar la causa de tu obesidad, existen tratamientos que pueden ayudarte a bajar de peso.

A lo largo de los años, puedes sentir la necesidad de hacer alguna de las dietas de moda que prometen una pérdida de peso rápida y fácil. Sin embargo, la realidad es que no existen alimentos mágicos o soluciones rápidas. Aunque algunas personas bajan de peso, la mayoría recupera el peso cuando dejan de hacerla.

Tu mejor opción para una pérdida de peso exitosa es un enfoque multifacético. Llevar a cabo cambios en tu alimentación, aumentar tu actividad física y modificar tu conducta son algunos primeros pasos importantes. Para perder peso —y no recuperarlo— tienes que adoptar hábitos saludables que puedas mantener con el paso del tiempo.

Si has intentado perder peso y aún no lo has conseguido, o si bajaste de peso, pero no lograste mantenerte, busca ayuda de un profesional en obesidad. Los médicos tienen muchas herramientas para ayudarte a bajar de peso y evitar que lo recuperes.

Estas herramientas incluyen medicamentos con receta para bajar de peso, procedimientos mínimamente invasivos y cirugía.

ALIMENTACIÓN

Entonces ¿qué debes comer para bajar de peso? El primer paso es comer menos; para ser más específicos, consumir menos calorías. La pérdida de peso es resultado de un simple equilibrio de energía; entran menos calorías y salen más calorías. Las que entran provienen de los alimentos que comes y las que salen dependen de cuánta actividad física realices.

Para reducir el número de calorías que puedes consumir, debes seguir una dieta más saludable, la cual comienza con muchas verduras y frutas. Los estudios muestran que los individuos que comen más verduras y frutas al día tienden a pesar menos, y que la gente puede bajar de peso al comer más alimentos a base de plantas.

Las verduras y frutas proporcionan mucho volumen y peso que ayudan a saciar tu hambre sin añadir muchas calorías. Además, son ricas en fibra y nutrientes y otros componentes saludables.

Al mismo tiempo, debes limitar tu consumo de azúcar, grasas y proteínas animales como carne roja, así como

PIRÁMIDE DEL PESO SALUDABLE Y COMEDOR SALUDABLE DE LA CLÍNICA MAYO

Usa la pirámide del peso saludable de la Clínica Mayo para tomar las mejores decisiones sobre los alimentos que comes. Para bajar de peso, querrás comer más de los grupos alimenticios ubicados en la base de la pirámide y menos de los que se encuentran en la cima. La gráfica del comedor saludable de la Clínica Mayo te ayuda a visualizar cómo deben lucir tus comidas en el plato.

PIRÁMIDE DEL PESO SALUDABLE DE LA CLÍNICA MAYO

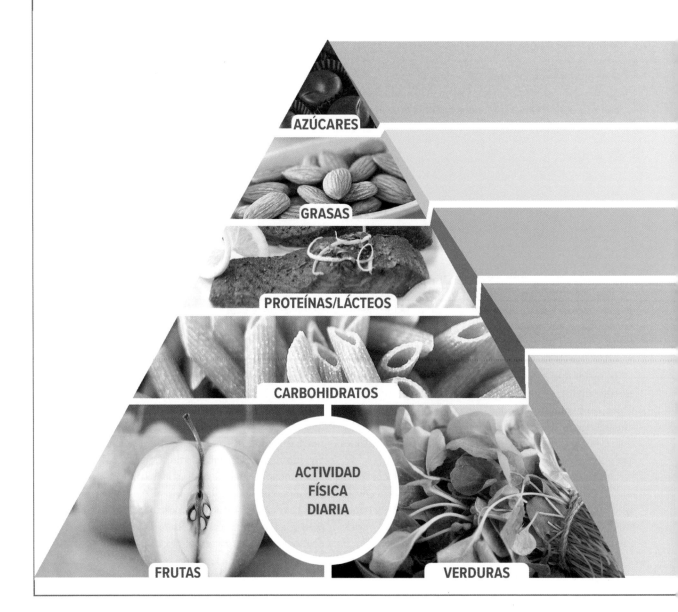

COMEDOR SALUDABLE DE LA CLÍNICA MAYO

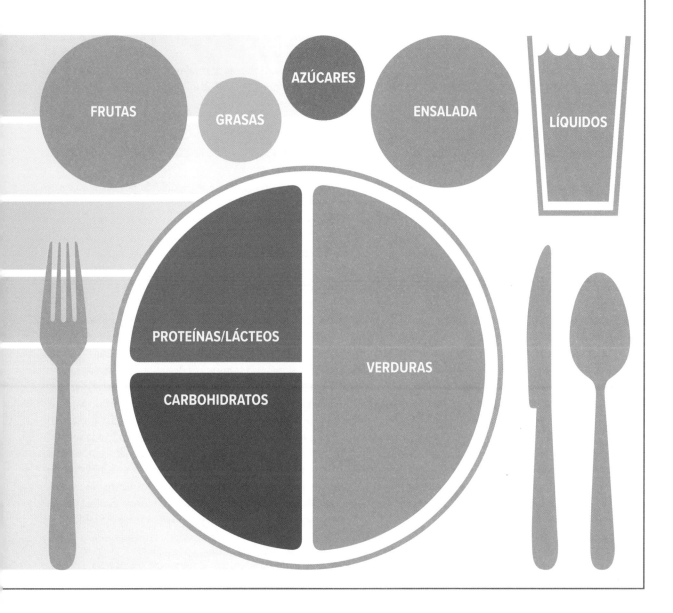

alimentos muy procesados que contienen aditivos y edulcorantes artificiales.

Busca un plan alimenticio enfocado en el consumo de verduras, frutas, granos enteros y que limite las grasas saturadas y azúcares. El programa MyPlate ("Mi plato", en inglés) del Departamento de Agricultura de Estados Unidos (USDA, por sus siglas en inglés) es un ejemplo de un enfoque de este tipo. Otro es la dieta de la Clínica Mayo, que es similar a MyPlate.

La dieta de la Clínica Mayo

La dieta de la Clínica Mayo es un enfoque basado en el estilo de vida que busca cambiar hábitos alimenticios poco saludables y adoptar otros más saludables. Promueve la pérdida de peso con base en un concepto llamado *densidad energética* o *densidad calórica*.

Algunos alimentos tienen muchas calorías y poco volumen. Ejemplos de esto son los productos horneados que contienen mantequilla y azúcar, y que son densos en términos energéticos. En comparación, otros tienen pocas calorías y mucho volumen, lo cual significa que no son muy densos energéticamente. Las verduras y frutas son ejemplos de alimentos voluminosos y bajos en calorías cuya densidad energética es baja.

Al ingerir alimentos bajos en densidad energética, puedes comer más por menos calorías. Es más probable incluso que los alimentos con densidad energética baja te satisfagan, además de ser ricos en fibra y nutrientes.

La dieta de la Clínica Mayo se basa en la pirámide del peso saludable de la Clínica Mayo (véase página 78). Verás que las verduras y frutas son la base de la pirámide. Éstos son los alimentos que querrás comer en mayor cantidad porque son buenos para tu salud y son bajos en densidad energética.

En la cima de la pirámide está el grupo de los carbohidratos. Al comer carbohidratos, elige productos de granos enteros, que son más saludables que sus contrapartes refinadas. Los granos enteros incluyen pan integral, pasta integral, avena, arroz integral y cebada.

Tus elecciones de proteína y lácteos deben ser magras o bajas en grasas. Éstas incluyen pescado, pollo magro, frijoles y leche descremada. Para las grasas, elige alimentos que contengan grasas insaturadas, como nueces y aceite de oliva. Por último, está bien comer un dulce de forma ocasional, pero no como parte de cada comida.

El comedor saludable de la Clínica Mayo que acompaña la pirámide ilustra cómo puedes aplicar ésta en tus comidas. En general, más de la mitad de los alimentos en tu plato debe estar compuesta por verduras. Incluir una ensalada o plato de fruta en tus comidas es una manera fácil de asegurarte de comer suficientes verduras y frutas.

Limita los carbohidratos a una cuarta parte de tu plato; lo mismo pasa con las proteínas y los lácteos. Come grasas y dulces con moderación; no deben formar parte de cada comida. Las nueces son una grasa saludable, pero debes controlar la cantidad que comes porque tienen muchas calorías, como los dulces. Para completar tus comidas, debes beber algún tipo de líquido (¡el agua siempre es la mejor opción!).

Muchos individuos que están tratando de bajar de peso subestiman la cantidad de calorías que consumen cada día en forma líquida —ya sea refresco de dieta, bebidas con café llenas de calorías, jugos de frutas o alcohol. Para perder peso y no recuperarlo, pon atención en el número de calorías de las bebidas que tomas y procura consumir la menor cantidad posible.

Para mayor información sobre la dieta de la Clínica Mayo y los alimentos más saludables que puedes comer, visita *diet.MayoClinic.org*

ACTIVIDAD FÍSICA Y EJERCICIO

Otra parte importante de la pérdida de peso es realizar suficiente actividad física y ejercicio. La actividad física es cualquier movimiento que quema calorías, ya sea hacer jardinería, caminar o estirarse durante un receso en el trabajo. El ejercicio es una forma repetitiva de actividad física que mejora la condición física, como nadar, andar en bicicleta, hacer una caminata rápida y levantar pesas.

Para prevenir el incremento de peso o mantener tu pérdida de peso, debes caminar al menos 10 000 pasos diarios. Puedes llevar un registro en tu teléfono inteligente o con un dispositivo de rastreo (podómetro). Asimismo, procura realizar al menos 150 minutos de actividad física de intensidad moderada cada semana. Esto es 30 minutos al día, cinco días a la semana. Si has bajado de peso y quieres mantener esta pérdida de peso, necesitas activarte todavía más; por ejemplo, hacer hasta 300 minutos de ejercicio a la semana.

No tienes que volverte un atleta de alto rendimiento sino encontrar maneras divertidas de moverte más y sentarte menos. Si no eres activo o activa físicamente, incrementa la cantidad de ejercicio que haces de forma gradual conforme mejoran tu resistencia y condición física. La tabla en las páginas 82-83 muestra alrededor de cuántas calorías puedes quemar al realizar distintas actividades.

Una forma de volverse más activo o activa físicamente es participar en un reto de acondicionamiento físico o programa

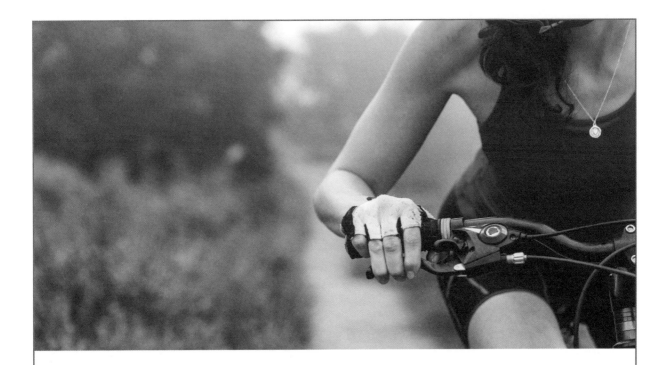

ANTES DE EMPEZAR

Es recomendable hablar con tu médico antes de empezar un programa de ejercicio. Si tienes un problema de salud o riesgo de cardiopatía, quizá tengas que tomar algunas precauciones mientras haces ejercicio. Es crucial que consultes a tu médico si:

- Desconoces tu estado de salud

- Has experimentado molestias, dificultad para respirar o mareo durante o justo después de hacer ejercicio o una actividad extenuante

- Eres un hombre de 40 años o más o una mujer de 50 años o más, y no te has realizado un examen físico recientemente

- Tienes una presión arterial de 140/90 milímetros de mercurio (mm Hg) o más

- Tienes diabetes, enfermedad cardiaca, pulmonar o renal, o mucho sobrepeso

- Tienes antecedentes familiares de problemas del corazón antes de los 55 años

- Estás tomando fármacos para la diabetes, hipertensión, problemas cardiacos u otra condición médica

- Tienes problemas en los huesos o las articulaciones que pueden empeorar con algunas formas de actividad física

CALORÍAS APROXIMADAS QUEMADAS EN 1 HORA

El número de calorías que se consumen en una hora de actividad física varía significativamente dependiendo del tipo de actividad, el grado de intensidad y el individuo.

Actividad (1 hora de duración)	Peso de la persona y calorías quemadas		
	72 kg	90 kg	108 kg
Aeróbicos, bajo impacto	365	455	545
Acuaeróbicos	402	501	600
Bicicleta, 16 km/h, paseo	292	364	436
Canotaje	256	319	382
Baile de salón	219	273	327
Caminadora elíptica, esfuerzo moderado	365	455	545
Golf, cargar palos	314	391	469
Senderismo	438	546	654
Entrenamiento de resistencia (pesas)	365	455	545
Remo, estacionario	438	546	654
Correr, 8 km/h	606	755	905

Actividad (1 hora de duración)	Peso de la persona y calorías quemadas		
	72 kg	90 kg	108 kg
Esquí, campo traviesa	496	619	741
Esquí, alpino	314	391	469
Escaladora	657	819	981
Nado, ligero a moderado	423	528	632
Taichí	219	273	327
Tenis, *singles*	584	728	872
Caminar, 3 km/h	204	255	305
Caminar, 5 km/h	314	391	469
Yoga, hatha	183	228	273

Con datos de Ainsworth BE *et al.*, *Compendio de actividades físicas: una segunda actualización de códigos y valores* MET, 2011; *Medicine & Science in Sports & Exercise*, núm. 43: p. 1575, 2011.

de bienestar comunitario. Estos eventos suelen llevarlos a cabo empleadores o clínicas médicas locales o patrocinados por agencias u organizaciones comunitarias. Además de mejorar tu salud, también es una excelente forma de conocer gente y socializar.

Recuerda que no tienes que hacer toda tu actividad física en un horario específico. Caminar 15 minutos en la mañana, pasar 30 minutos podando el césped en la tarde y disfrutar un paseo de 15 minutos en bici cuentan como parte de tu meta diaria.

Volverse más activo o activa físicamente es importante porque puede mejorar tu salud de muchas formas, más allá de ayudarte a bajar de peso. La actividad física mejora la relación grasa-músculo de tu cuerpo. Puede fortalecer tu corazón, vasos sanguíneos y pulmones, además de tus músculos. Procura no pensar en la actividad física sólo como un método para bajar de peso. En vez de esto, vela como otro componente para tener un estilo de vida más saludable.

CAMBIOS DE CONDUCTA

Cada persona es diferente y se enfrenta a distintos obstáculos para bajar de peso. Para muchos individuos, el exceso de peso está vinculado con malos hábitos: comer fuera de manera regular, comer sobre la marcha, comer durante la noche, comer para aliviar el estrés o la depresión, saltarse el desayuno, no destinar un tiempo para hacer ejercicio.

Para tener éxito en tu esfuerzo por bajar de peso, necesitas identificar tus hábitos poco saludables y buscar maneras de cambiar estas conductas problemáticas. La modificación de la conducta —conocida como terapia conductual— está diseñada para ayudar a los individuos a bajar de peso al cambiar sus conductas.

Algunas opciones para cambiar este tipo de conductas incluyen:

Trabajar con un nutricionista
Un nutricionista certificado puede ayudarte a desarrollar un plan de alimentación que se ajuste a tus necesidades y circunstancias. Tu plan de alimentación debe diseñarse de tal forma que puedas seguirlo. Si éste contiene alimentos que te desagradan o que no vas a comer, no sirve de mucho.

Terapia psicológica
Consultar a profesionales capacitados puede ayudarte a tratar problemas emocionales y conductuales relacionados con la comida. La terapia psicológica suele ser útil para entender por qué comes en exceso y aprender maneras saludables de lidiar con la ansiedad o el estrés. Con esta terapia, aprendes a monitorear tu alimentación y actividad, identificas aquellos disparadores que te inducen a comer y luchar contra los antojos.

Unirte a un grupo de apoyo
Mucha gente disfruta la camaradería de los grupos de apoyo conformados por otros individuos con desafíos parecidos. Pregúntale a alguien de tu equipo de cuidado de la salud si existen grupos de apoyo cerca de donde vives.

Inscribirte en un programa de control de peso
Algunos centros médicos ofrecen programas multidisciplinarios de manejo de peso que se abocan en educarte sobre el control de peso y enseñarte los pasos que debes tomar para bajar de peso.

Estos programas a menudo incluyen clases de cocina y entrenamiento uno a uno o en un grupo pequeño con un instructor de acondicionamiento físico, así como sesiones con un terapeuta para abordar las conductas poco saludables.

Además, existen programas comerciales de manejo de peso que se enfocan en aspectos específicos de la pérdida de peso y a menudo incluyen reuniones regulares con grupos de apoyo. Weight Watchers es un ejemplo de este tipo de programa. Antes de unirte a un programa comercial de control de peso, consulta con tu médico para asegurarte de que sea una buena opción para ti.

MEDICAMENTOS CON RECETA

Si los cambios en el estilo de vida no son suficientes, los medicamentos pueden ayudar. Los fármacos contra la obesidad deben acompañar los cambios de alimentación, ejercicio y conductas, y no sustituirlos. Si no haces otros cambios, es poco probable que sean efectivos. Además, los medicamentos para combatir la obesidad pueden tener efectos secundarios, así que primero habla con tu médico sobre los riesgos y beneficios antes de comenzar cualquier tratamiento.

Los fármacos contra la obesidad deben adaptarse a otros que estés tomando o a condiciones de salud preexistentes. El médico deberá monitorearte de cerca mientras estés tomando uno contra la obesidad, lo cual a menudo implica que te hagas chequeos cada dos meses. Considera que los efectos del medicamento pueden menguar con el tiempo, y, cuando las personas dejan de tomar el fármaco, muchas veces recuperan el peso perdido.

Los medicamentos para combatir la obesidad que están disponibles con receta incluyen orlistat (Xenical), liraglutida (Saxenda), lorcaserina (Belviq), fentermina y topiramato (Qsymia) y bupropión y naltrexona (Contrave). El orlistat también está disponible en una concentración reducida y se vende sin receta bajo la marca Alli. Además, pueden recetarse otros con receta para un tratamiento de corto plazo.

CIRUGÍA Y PROCEDIMIENTOS ENDOSCÓPICOS

Existe una variedad de procedimientos disponibles que están diseñados para promover la pérdida de peso. Al igual que con los fármacos, estos procedimientos por sí solos —sin un cambio de conducta— tienen poca probabilidad de generar beneficios a largo plazo.

¿QUÉ HAY DE LOS SUPLEMENTOS PARA BAJAR DE PESO?

Puede ser tentador comprar un producto sin receta (de venta libre) que promete ayudarte a bajar de peso. Sin embargo, ¿no estarás malgastando tu dinero? ¿Y es seguro?

Hay muy poca evidencia de que los productos herbales sin receta u otros suplementos alimenticios produzcan una pérdida de peso sostenida. Y existen pocas investigaciones sobre la mayoría de estos productos, incluyendo su seguridad y efectividad.

Si estás considerando comprar productos sin receta para bajar de peso, asegúrate de consultar a tu médico, sobre todo si tienes problemas de salud, tomas medicamentos con receta, o estás embarazada o amamantando. También es importante recibir consejos sobre las posibles interacciones con los fármacos, vitaminas y minerales que en la actualidad consumes.

Considera que, a diferencia de los medicamentos con receta, los fabricantes de suplementos alimenticios no están obligados a garantizar la seguridad de sus productos ni a demostrar sus afirmaciones sobre los posibles beneficios, pues éstos no se someten a revisión o aprobación de la Administración de Alimentos y Medicamentos (FDA, por sus siglas en inglés) de Estados Unidos antes de promoverlos. Además, el tipo o la calidad de las investigaciones empleadas para respaldar estas afirmaciones puede variar.

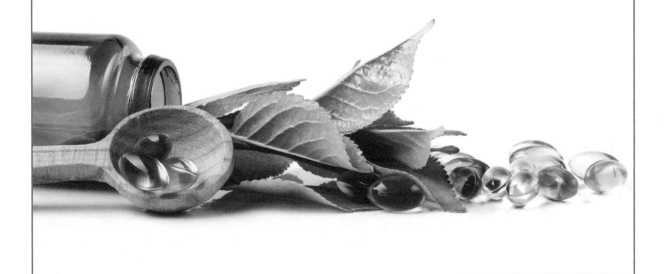

Cirugía

La cirugía para bajar de peso (bariátrica) es la mejor opción para perder la mayor cantidad de peso, pero no está exenta de riesgos graves. La cirugía limita la cantidad de comida que puedes comer sin experimentar molestias o disminuye la absorción de los alimentos y calorías o ambos. La cirugía puede tomarse en cuenta cuando las otras formas para bajar de peso no han funcionado o producido los resultados deseados.

Las cirugías para bajar de peso incluyen:

Baipás gástrico. En el baipás gástrico en Y de Roux, un cirujano crea un pequeño saco en la parte superior del estómago. Luego, corta el intestino delgado muy cerca del estómago principal y lo conecta con el nuevo saco. Los alimentos y líquidos fluyen de modo directo del saco al intestino delgado, eludiendo por completo el estómago principal. La cirugía de baipás gástrico es el tratamiento más efectivo contra la obesidad grave.

Manga gástrica. En este procedimiento se extrae parte del estómago, y se crea un tubo angosto (reservorio) para los alimentos parecido a una manga. El estómago nuevo es mucho más pequeño y no se estira al comer, lo cual ayuda a que te sientas más satisfecho o satisfecha con menor comida. Esta cirugía es menos complicada que el baipás gástrico.

Derivación biliopancreática con cruce duodenal. El cirujano extrae un pedazo grande de estómago, y deja intacta la válvula que libera la comida a la primera parte del intestino delgado (duodeno). Después, el cirujano cierra la sección media del intestino y adhiere la última parte directamente en el duodeno. La sección separada del intestino se vuelve a conectar al final del intestino para permitir que la bilis y los jugos digestivos fluyan hacia esta parte del intestino.

Banda gástrica ajustable. Aunque hoy día se utiliza poco, en este procedimiento el estómago se separa en dos sacos con una banda inflable. Al ajustar la banda con fuerza, como un cinturón, el cirujano crea un pequeño canal entre los dos sacos. La banda evita que la abertura se expanda y por lo general está diseñada para mantenerse en su lugar de forma permanente.

La decisión sobre qué tipo de procedimiento debes llevar a cabo es importante. Evalúa tus opciones con tu cirujano, y asegúrate de que él o ella tenga experiencia en cirugía bariátrica.

Procedimientos endoscópicos

Ahora existen varios procedimientos poco invasivos diseñados para promover la pérdida de peso. Al igual que con los fármacos, estos procedimientos por sí solos —sin un cambio de conducta— tienen pocas probabilidades de generar beneficios a largo plazo. Además, debido a que son más recientes, aún se desconoce su efectividad a largo plazo.

Los procedimientos endoscópicos se hacen sin una incisión abierta y por lo general no requieren hospitalización. Los procedimientos que han sido aprobados por la Administración de Alimentos y Medicamentos (FDA, por sus siglas en inglés) de Estados Unidos incluyen:

Balón gástrico. Se introduce un pequeño tubo por la garganta y se envuelve hasta el estómago. Luego, se libera un balón especial y se coloca en el estómago, donde permanece por alrededor de seis meses. El balón ocupa un espacio que normalmente estaría disponible para la comida, con lo cual limita la cantidad que se puede comer.

Terapia de aspiración. Aprobado de forma reciente por la FDA, este tratamiento busca reducir la cantidad de calorías que absorbe tu cuerpo después de una comida. Se coloca un tubo delgado en el estómago que conecta el interior de este órgano con un botón pequeño (puerto) localizado en la parte externa de tu abdomen. Después de cada comida, el dispositivo te permite vaciar (aspirar) hasta 30 por ciento de tu comida y tirarla en el escusado a través del puerto abdominal.

Gastroplastia endoscópica en manga. En este procedimiento se sutura el estómago por dentro, con lo cual se crea un tubo estrecho (reservorio) parecido a una manga para que los alimentos se acumulen. El estómago nuevo es mucho más pequeño y no se estira al comer, lo cual ayuda a que te sientas más satisfecho o satisfecha con poca comida.

EL FUTURO DE LA PÉRDIDA DE PESO

Por desgracia, es común recuperar el peso perdido sin importar qué tratamiento utilices. Incluso puedes recuperar el peso perdido después de una cirugía bariátrica si continúas comiendo en demasía o abusas de los alimentos altos en calorías.

Una de las mejores formas de evitar que recuperes el peso perdido es hacer ejercicio con regularidad. A medida que bajas de peso y te vuelves más saludable, pregúntale a tu médico si hay otras actividades que puedan beneficiarte. También considera que existen otras herramientas —medicamentos, cirugía y procedimientos endoscópicos— para ayudarte a perder peso sin recuperarlo.

Por último, intenta no juzgarte. Maneja tu pérdida y mantenimiento de peso un día a la vez, y rodéate de recursos que te respalden y ayuden a garantizar tu éxito.

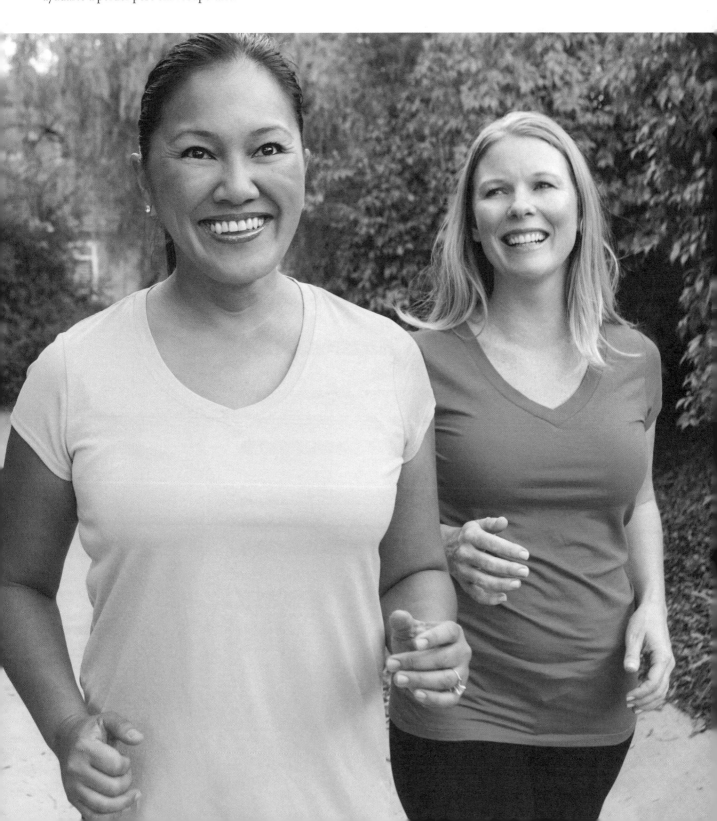

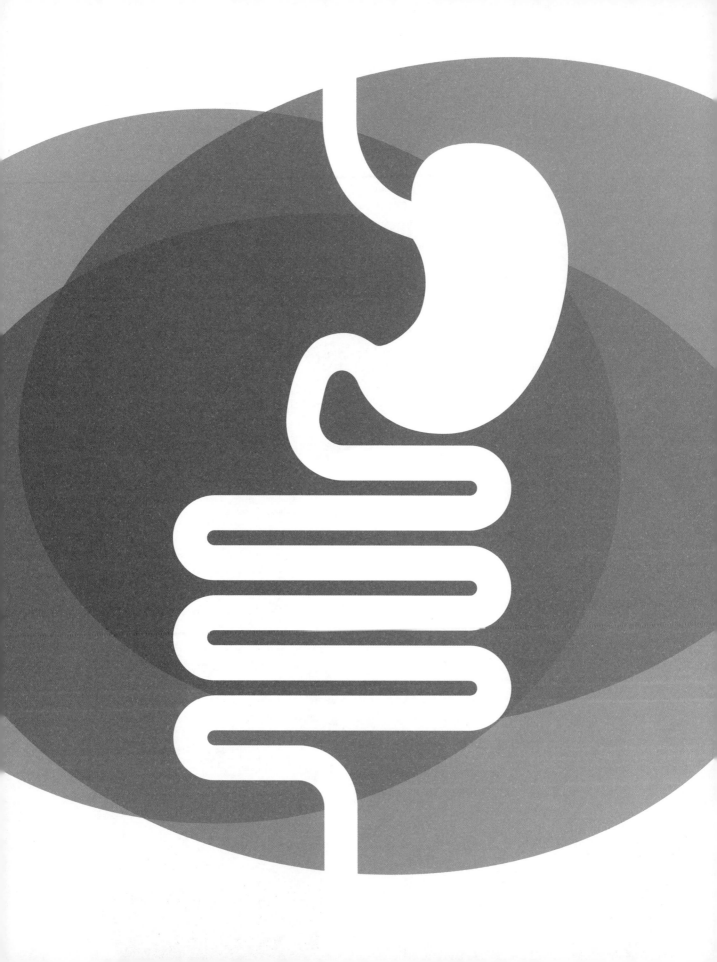

CAPÍTULO 7

Estreñimiento e incontinencia fecal

¿Sientes que estás pasando muchas horas de tu vida en el baño? ¿O que el baño se ha vuelto un campo de batalla? Si padeces estreñimiento, lo más seguro es que te sientas así. Puedes estar teniendo dificultades para expulsar heces duras y abultadas. Algunos días, puedes sentir como si no pudieras vaciar tus intestinos del todo, no importa lo mucho que te esfuerces.

O tal vez estás experimentando el otro lado del espectro. Cuando expulsas gases, ¿también expulsas heces? ¿A veces experimentas un escurrimiento de heces que manchan tu ropa interior sin previo aviso? Cuando sientes ganas de ir al baño, ¿hay veces que no llegas a tiempo? Si respondiste que sí a cualquiera de estas preguntas, puedes tener incontinencia fecal.

El estreñimiento y la incontinencia fecal pueden ser molestos, pero no tengas vergüenza o miedo a pedir ayuda. Ninguno de estos problemas es tan raro como piensas, y hay varias medidas que tú y tu médico pueden tomar para manejar la condición, ya sea que tus síntomas sean algo molestos o lo bastante graves como para afectar tu vida diaria. No tienes que soportarlo por tu cuenta o sufrir en silencio. Al trabajar con tu médico y adoptar un enfoque proactivo para resolver tu problema, puedes sentirte mejor y vivir mejor.

ESTREÑIMIENTO

Cuando tu cuerpo digiere la comida, ésta pasa por tu estómago, atraviesa tu intestino delgado y tu intestino grueso (colon), y por último pasa por el recto antes de abandonar tu cuerpo. Si estás teniendo problemas para expulsar las heces a través del colon y recto, quizá tengas estreñimiento.

El estreñimiento suele describirse como tener menos de tres deposiciones a la semana, aunque los síntomas varían. Puedes tener un movimiento intestinal a la semana. O puedes tener deposiciones frecuentes y poco abundantes, pero sentir que nunca logras vaciar tus intestinos del todo. En general, defecar tres veces al día o tres veces a la semana se considera normal. La frecuencia con que vas al baño no es tan importante como la dificultad que tienes para defecar.

Cuando los síntomas del estreñimiento duran varias semanas, se considera estreñimiento crónico. Se cree que éste afecta a cerca de 20 por ciento de los adultos estadunidenses, y son las mujeres quienes reportan más problemas con este padecimiento que los hombres. La condición se vuelve más común conforme envejeces, y afecta a hasta un tercio de las personas de 65 años y más. Cuando los síntomas son graves y duraderos, pueden tener un impacto en tu vida cotidiana, desde tu productividad en el trabajo hasta tus ganas de socializar. Aun así, son pocas las personas que buscan ayuda con su médico.

En raras ocasiones, el estreñimiento puede ser señal de un problema grave. Así que es importante consultar con tu médico si tus síntomas no mejoran con cuidados personales, como agregar fibra a tu dieta o tomar laxantes. En general, debes evitar consumir laxantes o ablandadores de heces por más de una semana sin consultar al médico.

ESTREÑIMIENTO

Signos y síntomas clave:

- Menos deposiciones

- Heces duras o abultadas

- Esfuerzo a la hora de defecar

- Defecación incompleta

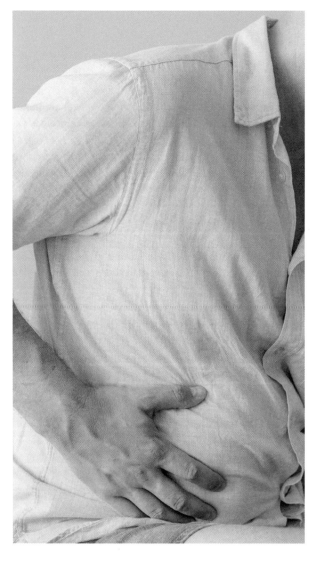

Síntomas

Los médicos emplean lineamientos conocidos como criterios de Roma IV para determinar si una persona tiene estreñimiento crónico. Estos lineamientos, establecidos por un grupo internacional de expertos en medicina, describen síntomas comunes del estreñimiento crónico. Puedes tener estreñimiento crónico si has experimentado dos o más de los siguientes indicios y síntomas durante al menos tres meses:

- Hacer esfuerzos para defecar
- Tener heces abultadas o duras
- Sentir que no puedes vaciar las heces de modo completo del recto
- Sentir que hay un bloqueo en el recto que impide los movimientos intestinales
- Necesitar ayuda para vaciar tu recto, como utilizar las manos para presionar tu abdomen y usar un dedo para retirar las heces del recto
- Defecar menos de tres veces a la semana sin ayuda de ablandadores de heces o laxantes

Causas

Son muchas las razones por las que puedes tener estreñimiento. A veces, puede tratarse de una combinación de causas, mientras que en otros casos es difícil determinar una con precisión. Éstas son algunas razones comunes por las que podrías tener estreñimiento:

Alimentación o estilo de vida desequilibrado. Si no comes suficiente fibra o haces suficiente actividad física, puedes desarrollar estreñimiento. Ignorar tus ganas de ir al baño con frecuencia también puede provocarte estreñimiento.

Síndrome del colon irritable. El síndrome del colon irritable (IBS, por sus siglas en inglés) es un trastorno común que afecta el intestino grueso. Además de sentir molestias o dolor en el abdomen, éste puede provocar estreñimiento o diarrea. El síndrome del colon irritable que produce estreñimiento a menudo se conoce como síndrome del colon irritable con predominio de estreñimiento, y puede impedir la defecación incluso cuando sientes ganas de ir al baño.

Disfunción del piso pélvico. Un movimiento intestinal normal requiere la contracción del diafragma y la relajación de los músculos del piso pélvico (puborrectal y esfínter anal). La disfunción se presenta cuando estos músculos no trabajan juntos o no se relajan apropiadamente.

Medicamentos. Los analgésicos como los opioides pueden provocar estreñimiento. Algunos otros fármacos vinculados con el estreñimiento incluyen ciertos antihistamínicos, antidepresivos, y algunos medicamentos que reducen la presión arterial, previenen convulsiones o tratan la enfermedad de Parkinson. Los suplementos alimenticios como el calcio y el hierro también pueden contribuir al estreñimiento.

Tránsito lento. Cuando las heces tardan más tiempo en moverse por tus intestinos, se conoce como tránsito lento, que puede explicar por qué las heces se endurecen y se vuelven más difíciles de expulsar.

Bloqueo o problemas estructurales. En raras ocasiones, los problemas con la anatomía del colon o recto suelen hacer más lento o incluso detener el movimiento de las heces. Estos problemas pueden incluir:

- Desgarres en el recubrimiento de la parte inferior del recto (fisura anal)
- Oclusión intestinal
- Cánceres del colon, recto o abdomen
- Estrechamiento del colon (estenosis intestinal)
- Abultamiento del recto hacia la pared posterior de la vagina (rectocele)
- Deslizamiento del recto hacia fuera del ano (prolapso rectal)

Otros trastornos. Otras condiciones relacionadas con el estreñimiento incluyen trastornos metabólicos como la diabetes, trastornos hormonales como una tiroides poco activa (hipotiroidismo) y trastornos del sistema nervioso, incluyendo la enfermedad de Parkinson y la esclerosis múltiple.

¿CÓMO DIAGNOSTICAR EL ESTREÑIMIENTO?

Si tienes problemas de estreñimiento, el médico seguramente te preguntará sobre tus signos y síntomas, tu historial clínico, los medicamentos que tomas y tu estilo de vida. Estas preguntas son importantes porque pueden ayudarle a determinar si tienes estreñimiento y qué puede estar ocasionando el problema.

Además, es probable que el médico quiera revisar tu recto y abdomen. Un examen físico puede identificar problemas con los músculos involucrados en la defecación. También puede ayudar a detectar otros problemas, como un bloqueo o problema estructural.

Durante un tacto rectal, el médico inspecciona la zona de forma visual y física al insertar un dedo enguantado y lubricado en tu recto (ver imagen en la página 92). Si sientes dolor durante un tacto rectal, díselo a tu médico. El examen puede ser incómodo, pero no debe causar dolor.

Después de completar estos pasos, el médico puede realizarte una o más de las siguientes pruebas para detectar con precisión la causa de tu estreñimiento. Puedes leer más sobre estas pruebas en el capítulo 5.

- *Análisis de sangre.* Se analiza una muestra de tu sangre para detectar condiciones sistémicas como un conteo sanguíneo bajo o hipotiroidismo.
- *Manometría anorrectal.* Esta prueba checa la fuerza de los músculos de tu esfínter anal, así como la capacidad de los músculos de relajarse y contraerse en el momento indicado.
- *Prueba de expulsión del globo.* Es una prueba que suele usarse junto con la manometría anorrectal que mide el tiempo que tardas en expulsar un globo lleno de agua colocado en tu recto.
- *Defecografía.* Este procedimiento con frecuencia se realiza junto con la prueba de expulsión del globo. El médico inserta una pasta suave o gel hecho de bario en tu recto que resalta en las radiografías o en las imágenes por resonancia magnética (IRM). Entonces, se analiza el movimiento de la mezcla de bario conforme ésta avanza por tu recto y ano como si se tratara de las heces. Esta prueba ayuda a detectar anormalidades estructurales.
- *Prueba de tránsito intestinal.* Esta prueba puede emplearse para evaluar qué tan bien se mueven los alimentos por tu colon. Debes tragar una cápsula que contiene ya sea un marcador radiopaco o un dispositivo de grabación inalámbrico. El avance de los

marcadores a través de tu colon se graba en el curso de varios días y se observa en radiografías. En algunos casos, puedes ingerir comida activada con radiocarbono y una cámara especial grabará su progreso (gammagrafía).

- *Manometría colónica.* Este procedimiento evalúa si los nervios y músculos involucrados en la defecación están funcionando de forma apropiada. Se te administra un sedante (anestésico general) mientras tu médico realiza un procedimiento sencillo para insertar un tubo de motilidad en tu colon. Un tubo de motilidad es un tubo flexible de plástico que es un poco más grueso que un popote. Con mucho cuidado, se asegura el tubo con cinta adhesiva en el muslo o en el glúteo. La prueba permite a tu médico medir la fuerza de las contracciones musculares en tu colon y determinar si las contracciones están bien sincronizadas.
- *Otras.* Otras pruebas, como la prueba de heces o una colonoscopia, se usan con mucha menor frecuencia para diagnosticar estreñimiento. Tu médico puede sugerirte que te hagas una colonoscopia si tienes sangre en las heces, si experimentas una pérdida de peso inexplicable o si tienes fiebre.

TRATAMIENTO Y MANEJO DEL ESTREÑIMIENTO

No tienes que vivir con estreñimiento. Mucha gente experimenta alivio al realizar pequeños cambios en su alimentación y estilo de vida, y éste es un buen momento para comenzar. Sin embargo, para algunas personas, estos cambios son insuficientes. Si ése es tu caso, existen otras opciones que pueden ayudar a que tu sistema digestivo vuelva a la normalidad.

Cambios en la alimentación y el estilo de vida

En lo que respecta al estreñimiento, hacer pequeños cambios puede servir de mucho. Para empezar, tu médico puede recomendarte que pruebes algunas de las estrategias que se mencionan a continuación:

Incrementa tu consumo de fibra. Agregar fibra a tu dieta eleva el peso de tus heces y acelera su paso por tus intestinos. Come más frutas y verduras frescas todos los días. Elige pan y cereales integrales. Haz estos cambios en tu alimentación poco a poco al aumentar tu consumo de fibra durante un par de semanas. (Para mayor información sobre la fibra dietética, consulta el capítulo 3.)

Bebe suficiente agua. Procura beber 2 litros de líquido al día, como agua o sopas claras. Si estás aumentando tu consumo de fibra, consumir más líquidos puede ayudar a que la fibra funcione mejor.

Haz ejercicio con regularidad. La actividad física regular puede ayudarte a mejorar los síntomas del estreñimiento. Si aún no haces ejercicio, pregúntale a tu médico si estás sano o sana como para iniciar un programa de actividad física.

Prueba entrenar tu intestino. Procura ir al baño a la misma hora todos los días para que tu cuerpo se acostumbre a ser más regular. Dado que al comer se activa tu colon, puedes intentar ir al baño entre 15 y 45 minutos después de desayunar o de hacer cualquier otra comida durante el día.

No ignores tus ganas de ir al baño. Si tu cuerpo te está avisando que es momento de ir al baño, escúchalo. Date el tiempo suficiente para ir al baño, sin distracciones y apuros.

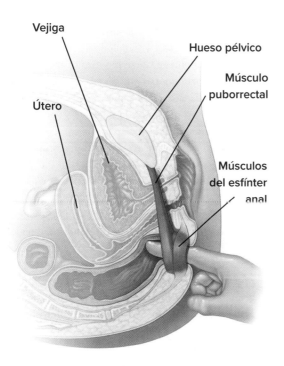

Vejiga

Hueso pélvico

Músculo puborrectal

Útero

Músculos del esfínter anal

Durante un tacto rectal, el médico introduce un dedo enguantado y lubricado en el recto para evaluar la fuerza de los músculos del esfínter o identificar una masa o heces duras dentro del recto.

Medicamentos

Si los cambios en tu alimentación y estilo de vida no alivian tu estreñimiento, el médico puede recomendarte tomar algún medicamento. Muchos fármacos para el estreñimiento son de venta libre (sin receta), mientras que otros requieren receta médica.

Medicamentos sin receta. Hay varias opciones para tratar el estreñimiento, las cuales incluyen:

- *Suplementos de fibra.* Los suplementos de fibra añaden volumen a tus heces. Entre ellos se encuentran el *psyllium* (Metamucil), policarbófilo cálcico (Fiber-Con), fibra de metilcelulosa (Citrucel) y dextrina de trigo (Benefiber).
- *Laxantes estimulantes.* Los estimulantes, incluyendo fármacos como el bisacodilo (Dulcolax) y los senósidos orales (Senokot), hacen que se contraigan tus intestinos.
- *Laxantes osmóticos.* Los laxantes osmóticos ayudan a trasladar los líquidos por el colon. Ejemplos de ellos incluyen el hidróxido de magnesio oral (leche Phillips o de magnesia), citrato de magnesio, lactulosa (Kristalose) y polietilenglicol (Miralax).
- *Ablandadores de heces.* Los ablandadores de heces que se venden sin receta bajo varios nombres, incluyendo docusato de sodio (Colace) y docusato de calcio (Surfak), humectan las heces al absorber agua de los intestinos.
- *Enemas y supositorios.* El fosfato de sodio (Fleet) y los enemas jabonosos o de agua pueden ayudar a ablandar las heces y producir un movimiento intestinal. Los supositorios de glicerina o bisacodilo además pueden ablandar las heces.

Medicamentos con receta. Si los fármacos de venta libre no ayudan a aliviar tu estreñimiento, el médico puede recomendarte un medicamento con receta. Los fármacos con receta funcionan de distintas maneras e incluyen la lubiprostona (Amitiza), linaclotida (Linzess) y plecanatida (Trulance). El polietilenglicol, o PEG (Golytely, Nulytely), es una preparación intestinal completa que también se utiliza para vaciar el colon de heces en preparación para una colonoscopia o una cirugía del colon.

Fisioterapia

Si tu estreñimiento es consecuencia de una disfunción del piso pélvico, el médico puede recomendarte un reentrenamiento del piso pélvico. Esta terapia implica trabajar con un proveedor de servicios de salud para aprender a controlar y relajar los músculos de tu piso pélvico y modificar conductas que pueden estar contribuyendo a tus síntomas.

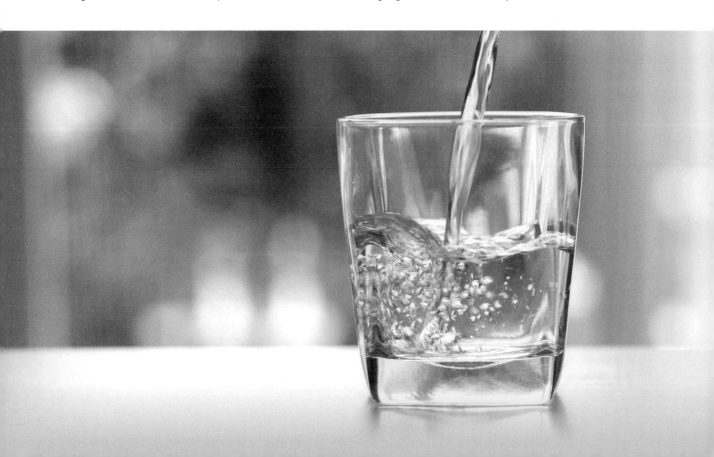

EL PROBLEMA DE LOS ESCUSADOS ALTOS

Los escusados altos, a veces llamados de "altura cómoda" o "altura adecuada", se venden como una opción más confortable a los escusados comunes y corrientes. La altura extra puede ayudar a que las personas se sienten y levanten con mayor facilidad, sobre todo los adultos mayores.

El problema es que la posición que adoptan las personas para sentarse en este escusado coloca las caderas por encima de las rodillas, lo cual puede dificultar la defecación. Si hace poco compraste uno de éstos y desarrollaste estreñimiento más o menos al mismo tiempo, asegúrate de comentárselo a tu médico. Tu nuevo escusado puede ser la causa de tus problemas para ir al baño.

Esta terapia usa la biorretroalimentación, que ofrece retroalimentación visual, auditiva y verbal para ayudarte a reentrenar los músculos involucrados en la defecación. Durante las sesiones de fisioterapia, también aprenderás técnicas de relajación muscular que puedes practicar en casa.

Ergonomía

Cuando te sientas en el escusado, tus caderas no deben quedar más arriba de tus rodillas. Esta posición, la cual ocurre cuando usas un escusado más alto o de altura más "cómoda", dificulta el tránsito de las heces. Si tu escusado es alto, el médico puede recomendarte que emplees un reposapiés inclinado, ya que éste coloca tu cuerpo en una posición más idónea que puede ayudarte a aliviar el estreñimiento.

Cirugía

Dependiendo del motivo de tu estreñimiento, puede considerarse una cirugía si no han funcionado otros tratamientos. La cirugía puede involucrar retirar un bloqueo del colon o recto o extirpar una parte o todo el colon (colectomía).

COMPLICACIONES DEL ESTREÑIMIENTO

Existen dos condiciones comunes que pueden resultar del estreñimiento: las hemorroides y las fisuras anales.

Hemorroides

Las hemorroides son venas inflamadas en el ano y en la parte inferior del recto, similares a las venas varicosas. Las hemorroides tienen varias causas, aunque a menudo se desconoce el motivo exacto. Pueden producirse por hacer mucho esfuerzo a la hora de defecar o por el aumento de presión en las venas durante el embarazo. Otras causas de hemorroides incluyen cargar objetos pesados, permanecer sentado o parado durante mucho tiempo y padecer obesidad.

Las hemorroides pueden localizarse dentro del recto (hemorroides internas) o bajo la piel que rodea el ano (hemorroides externas).

Son muy comunes; de hecho, casi 3 de cada 4 adultos tendrán hemorroides de manera ocasional. A veces, no producen ningún signo o síntoma, pero otras veces causan comezón, molestias y sangrado. En ocasiones, se puede formar un coágulo en una hemorroide (hemorroide trombosada) que, aunque no es peligrosa, puede ser muy dolorosa y tal vez requiera ser punzada y drenada.

Tratamiento. Con frecuencia, es posible aliviar el dolor, la hinchazón y la inflamación leves de las hemorroides con tratamientos caseros.

- *Come alimentos altos en fibra.* Come más frutas, verduras y granos enteros. Su consumo ayuda a ablandar

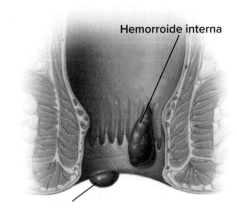

Hemorroide interna

Hemorroide externa

las heces y elevar su volumen, lo cual puede servir para disminuir tu esfuerzo a la hora de ir al baño, que suele empeorar los síntomas de las hemorroides. Incorpora la fibra poco a poco en tu alimentación para evitar problemas con los gases. Una dieta alta en fibra también puede ayudar a prevenir las hemorroides.

- **Usa tratamientos tópicos.** Aplica una crema para las hemorroides o un supositorio que contenga hidrocortisona —disponibles sin receta— o emplea toallitas que contengan *Hamamelis* o un agente anestésico.
- **Báñate en una tina con agua tibia o haz baños de asiento con frecuencia.** Remoja la zona del ano en agua tibia durante 10 o 15 minutos, dos o tres veces al día. El baño de asiento puede colocarse encima del escusado.
- **Mantén limpia la zona anal.** Báñate todos los días, de preferencia en una tina o en la regadera, para limpiar con cuidado la piel que rodea tu ano con agua tibia. Evita las toallitas que contienen alcohol o perfume. Da ligeros golpecitos en la zona para secarla o utiliza una secadora de pelo.
- **No utilices papel higiénico seco.** Para ayudar a limpiar la zona anal después de ir al baño, usa toallitas húmedas o papel higiénico húmedo que no contengan perfume o alcohol.
- **Aplica frío en la zona.** Aplica cojines de hielo o compresas frías en el ano para aliviar la hinchazón.
- **Toma analgésicos por vía oral.** Puedes usar acetaminofeno (Tylenol, otros), aspirina o ibuprofeno (Advil, Motrin IB, otros) de forma temporal para ayudar a aliviar tus molestias.

Con estos tratamientos, los síntomas de las hemorroides suelen desaparecer en cuestión de una semana. Consulta con tu médico si no sientes alivio en una semana, o antes si tienes dolor grave o sangrado.

Medicamentos. Si tus hemorroides sólo producen molestias leves, el médico puede recomendarte cremas, ungüentos, supositorios o toallitas de venta libre. Éstos contienen ingredientes como el *Hamamelis* o hidrocortisona y lidocaína, que pueden aliviar el dolor y la comezón, al menos de forma temporal.

No utilices las cremas de venta libre que contienen esteroides por más de una semana a menos que el médico así lo indique, ya que éstas pueden adelgazar tu piel.

Trombectomía de hemorroides externas. Si se ha formado un coágulo de sangre (trombosis) doloroso dentro de una hemorroide externa, el médico puede extirparlo con una simple incisión y drenado, lo cual puede proporcionarte un alivio rápido. Este procedimiento es más efectivo si se hace después de 72 horas de haber desarrollado el coágulo.

Procedimientos mínimamente invasivos. Para tratar el sangrado persistente o las hemorroides dolorosas, el médico puede recomendarte uno de los otros procedimientos mínimamente invasivos disponibles, que pueden realizarse en el consultorio médico o en otro entorno ambulatorio.

- **Inyección (escleroterapia).** En este procedimiento, el médico inyecta una solución química en el tejido de la hemorroide para encogerla. Aunque la inyección causa muy poco o nada de dolor, puede ser menos efectiva que la ligadura con banda elástica, que se trata más adelante.
- **Coagulación (infrarroja, láser o bipolar).** Las técnicas de coagulación utilizan láser o luz infrarroja o calor para hacer que las hemorroides internas, pequeñas y sangrantes se endurezcan y se sequen. Aunque la coagulación tiene pocos efectos secundarios y puede provocar un poco de molestia en el momento, está vinculada con una tasa de recurrencia de hemorroides más alta que el tratamiento de la banda elástica.
- **Ligadura con banda elástica.** El médico coloca una o dos bandas elásticas pequeñas alrededor de la base de una hemorroide interna para cortar su circulación. La hemorroide se seca y se cae en alrededor de una

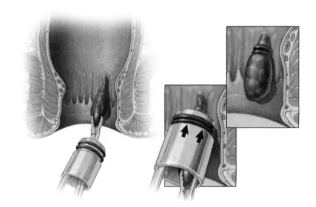

Para remover una hemorroide interna con una banda elástica, el médico primero asegura un instrumento especial (ligador) a la hemorroide y la estira hacia abajo. Luego, coloca una banda elástica alrededor de la hemorroide para cortar su suministro de sangre.

semana. Este procedimiento es efectivo para muchas personas.

La ligadura de hemorroides suele ser molesta, y puede causar sangrado, el cual puede empezar entre 2 a 4 días después del procedimiento. Sin embargo, el sangrado rara vez es grave. En ocasiones, pueden surgir complicaciones más graves, pero son poco comunes.

Procedimientos quirúrgicos. Si otros tratamientos no funcionan o tus hemorroides son grandes, el médico puede recomendarte una cirugía, que puede ser ambulatoria o requerir hospitalización de 24 horas.

- *Extirpación de hemorroides.* En este procedimiento, llamado *hemorroidectomía*, un cirujano extirpa el exceso de tejido que causa el sangrado. Se pueden emplear varias técnicas. La hemorroidectomía es la forma más efectiva y completa de tratar las hemorroides recurrentes o graves. La mayoría de las personas experimenta algo de dolor después del procedimiento. Los medicamentos pueden aliviar este dolor. Bañarse en una tina con agua tibia también puede ayudar.
- *Grapado de hemorroides.* Este procedimiento, llamado *hemorroidectomía con grapas* o *hemorroidopexia con grapas*, bloquea el flujo sanguíneo hacia el tejido hemorroidal, y suele utilizarse sólo para las hemorroides internas. Por lo regular, el grapado implica menos dolor que la hemorroidectomía y permite retomar las actividades cotidianas más rápido. Sin embargo, en comparación con la hemorroidectomía, se ha relacionado el grapado con un mayor riesgo de recurrencia y prolapso rectal, una condición en la que parte del recto sobresale del ano. Habla con tu médico sobre cuál es la mejor opción para ti.

Fisura anal

La fisura anal es un pequeño desgarre en el tejido delgado y húmedo (mucosa) que recubre el ano. Éste puede producirse cuando tienes estreñimiento y haces esfuerzos para defecar o cuando tienes que expulsar heces duras o grandes. La diarrea crónica también puede provocar pequeños desgarres en el ano.

Las fisuras anales suelen causar dolor y sangrado con los movimientos intestinales. Además, puedes experimentar espasmos en el aro muscular que se encuentra al final del ano (esfínter anal). Los signos y síntomas más comunes son:

- Dolor durante las deposiciones
- Dolor después de defecar que puede durar varias horas
- Sangre de color rojo brillante en las heces o en el papel higiénico después de defecar
- Una rasgadura visible en la piel que rodea el ano
- Un pequeño bulto o crecimiento en la piel cercana a la fisura anal

Tratamiento. Las fisuras anales suelen curarse en un par de semanas si tomas medidas para mantener tus heces suaves, como elevar tu ingesta de fibra y líquidos. Bañarse en la tina con agua tibia durante 10 o 20 minutos varias veces al día, sobre todo después de una deposición, puede ayudar a relajar el esfínter y promover la sanación.

Si tus síntomas persisten, el médico puede recomendarte:

- *Nitroglicerina de aplicación externa (Rectiv).* Este fármaco ayuda a aumentar el flujo sanguíneo a la fisura y a promover la sanación, así como a relajar el esfínter anal. La nitroglicerina es el tratamiento médico elegido cuando fracasan otras medidas más conservadoras. Algunos efectos secundarios incluyen dolor de cabeza, que puede ser grave.
- *Cremas tópicas anestésicas.* La preparación tópica de clorhidrato de lidocaína puede servir para aliviar el dolor.
- *Inyección de toxina botulínica tipo A (bótox).* Una inyección de bótox paraliza el músculo del esfínter anal y ayuda a reducir los espasmos.
- *Medicamentos para la presión arterial.* Los fármacos como la nifedipina oral (Procardia) o el diltiazem (Cardizem) pueden ayudar a relajar el esfínter anal. Estos fármacos pueden tomarse por vía oral o aplicarse de forma externa, y pueden usarse cuando la nitroglicerina es inefectiva o produce efectos secundarios importantes.

Si las fisuras son resistentes a cualquiera de estos tratamientos, entonces puede requerirse una cirugía. Los médicos suelen llevar a cabo un procedimiento llamado *esfinterotomía lateral interna*, que consiste en cortar una pequeña porción del músculo del esfínter anal para reducir los espasmos y el dolor, y promover la sanación.

Los estudios han encontrado que la cirugía es mucho más efectiva para aliviar las fisuras crónicas que cualquier otro tratamiento. Sin embargo, la cirugía tiene un ligero riesgo de provocar incontinencia.

INCONTINENCIA FECAL

La incontinencia fecal no es un tema del que se hable mucho, pero puede afectar a mujeres, hombres y niños o niñas. Ésta es la incapacidad de controlar tus movimientos intestinales, lo cual provoca que las heces se escapen sin previo aviso de tu recto. También conocida como incontinencia intestinal, engloba desde un escape ocasional hasta una pérdida total del control intestinal. Cuando experimentas un escape fecal porque no sientes la necesidad de defecar, se conoce como incontinencia fecal pasiva. Cuando sientes ganas de ir al baño, pero no llegas a tiempo, se conoce como incontinencia fecal de urgencia.

Esta condición es más común entre las personas mayores, pero puede afectar a cualquiera, incluyendo niños o niñas que ya dejaron el pañal. Es difícil determinar cuán común es este problema, ya que mucha gente se muestra reacia a ir al médico. De acuerdo con el Instituto Nacional de Diabetes y Enfermedades Digestivas y Renales (NIDDK, por sus siglas en inglés), entre 7 y 15 por ciento de la población puede padecer incontinencia fecal. La condición se vuelve más común con la edad y la fragilidad, y afecta a entre 50 y 70 por ciento de los adultos mayores que viven en asilos.

La mayoría de las personas con incontinencia fecal no hablan con nadie al respecto, ni siquiera con el médico. En vez de esto, limitan sus actividades y se alejan de amigos y familiares. Si tu incontinencia fecal es frecuente o grave y está afectando tu capacidad de disfrutar la vida, consulta con tu médico. Tomar medidas para lidiar con la incontinencia fecal te ayudará a disminuir la vergüenza, el miedo, la ansiedad y la soledad que a menudo acompañan los problemas físicos. Por fortuna, hay muchas maneras efectivas para reducir o eliminar los síntomas de la incontinencia fecal.

Síntomas

Tal vez hayas experimentado un periodo breve de incontinencia fecal durante un episodio de diarrea. Sin embargo, si el problema es persistente, entonces se le llama incontinencia fecal crónica. Los médicos emplean lineamientos conocidos como criterios de Roma IV para determinar si alguien tiene incontinencia fecal crónica. Estos lineamientos detallan los síntomas comunes de la condición.

De acuerdo con los criterios de Roma IV, puedes tener incontinencia fecal si:

- Experimentas episodios repetidos de movimientos intestinales incontrolables o escapes de heces
- El problema persiste por lo menos tres meses

Causas

En general, los músculos de tu piso pélvico (esfínter anal y músculo puborrectal) controlan el funcionamiento de tus intestinos, la capacidad de almacenamiento de tu recto y tu capacidad para sentir la presencia de excremento. Un problema en una o varias de estas zonas puede derivar en incontinencia fecal. Estos problemas pueden surgir por varias razones.

Diarrea. Es más fácil retener las heces sólidas que las líquidas, por lo que las heces acuosas de la diarrea crónica pueden causar o empeorar la incontinencia fecal.

Desbordamiento. Resulta irónico, pero el estreñimiento es una causa común de la incontinencia fecal. El estreñimiento crónico puede provocar la acumulación de una masa de heces en el recto que es demasiado voluminosa para expulsarse. El desbordamiento fecal puede hacer que los músculos del recto y de los intestinos se estiren y debiliten con el

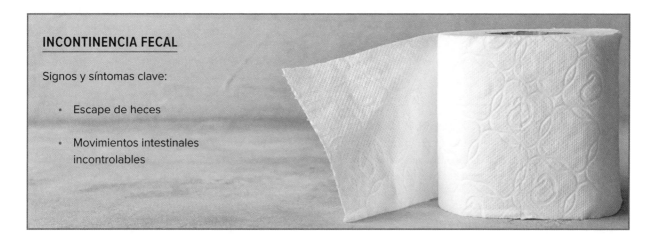

INCONTINENCIA FECAL

Signos y síntomas clave:

- Escape de heces

- Movimientos intestinales incontrolables

tiempo, permitiendo que las heces líquidas que se encuentran más arriba en el tracto digestivo se muevan alrededor de las heces retenidas y se filtren.

Pérdida de la capacidad de almacenaje en el recto. Por lo regular, el recto se estira para acomodar las heces. Si tu recto tiene cicatrices o las paredes se han endurecido a causa de una cirugía, tratamiento de radiación o enfermedad intestinal inflamatoria, el recto no logra estirarse lo necesario y puede haber una filtración de heces.

Debilidad muscular. Por lo común, los músculos de tu esfínter anal y puborrectal se contraen para retener las heces. Si cualquiera de estos músculos del piso pélvico está débil, retener las heces es difícil. A menudo, esta debilidad es ocasionada por un daño muscular, que puede ocurrir durante el parto, sobre todo si te practican una episiotomía o si usan fórceps durante el parto. La cirugía para tratar las venas alargadas en el recto o ano (hemorroides), así como otras operaciones más complejas, que involucran el recto y el ano, también pueden resultar en debilidad muscular.

Pérdida de sensación rectal. Por lo regular, los nervios en el recto detectan cuando existe la necesidad de defecar. Si éstos se dañan, es posible que haya una pérdida de sensación en el recto, y como resultado se produce la incontinencia fecal. El daño nervioso puede presentarse como consecuencia del parto, un esfuerzo excesivo a la hora de defecar, una lesión de la médula espinal o una embolia. Algunas enfermedades, como la diabetes y la esclerosis múltiple, también pueden afectar estos nervios y provocar daños que resultan en la incontinencia fecal.

Problemas anatómicos del colon o recto. Algunas veces, los problemas con la anatomía del colon o recto causan incontinencia fecal. Un problema es cuando el recto desciende hacia el ano (prolapso rectal). La incontinencia rectal en mujeres puede ocurrir si el recto sobresale a través de la vagina (rectocele).

¿CÓMO DIAGNOSTICAR LA INCONTINENCIA FECAL?

Al hablar con tu médico sobre la incontinencia fecal es probable que él o ella te hagan muchas preguntas sobre tus síntomas, historial clínico y estilo de vida. Las preguntas ayudan a determinar si en realidad tienes incontinencia fecal y su gravedad.

El médico querrá hacerte un examen físico, que puede ayudar a identificar debilidad muscular, lesiones u otros problemas en la zona del ano y recto.

Tu médico puede evaluar si existen señales de una enfermedad neurológica o daño a los nervios al revisar tus reflejos, tu forma de caminar y tus sentidos. Además, puede revisar la sensación que tienes entre el ano y los genitales.

Quizá el examen físico incluya un tacto rectal. Durante el tacto rectal, el médico inspecciona la zona del recto de manera visual y también introduce un dedo enguantado y lubricado en tu recto (examen rectal digital). Si sientes dolor durante el tacto rectal, díselo a tu médico. El examen puede ser molesto, pero no doloroso.

Después de tomar estas medidas, el médico puede hacer una o más pruebas para determinar la causa exacta de tu incontinencia fecal. En el capítulo 5 puedes conocer más sobre muchas de estas pruebas.

- **Manometría rectal.** La prueba mide la fuerza de los músculos de tu esfínter anal y la sensación de los nervios en el recto.
- **Prueba de expulsión del globo.** Ésta evalúa tu capacidad de defecar. Para ser más precisos, evalúa la capacidad de tu músculo puborrectal de relajarse y la coordinación de tus músculos del abdomen, piso pélvico y esfínter anal.
- **Defecografía.** Esta prueba valora la capacidad de tu recto de retener las heces (cuánta cantidad y qué tan bien funciona), así como el funcionamiento de tu recto durante la defecación.
- **Ultrasonido anorrectal.** Para esta prueba, conocida como endosonografía anal, se inserta un instrumento angosto en forma de varita en el ano y recto. El instrumento produce imágenes en video que permiten al médico evaluar la estructura de tu esfínter anal e identificar defectos, cicatrices, estrechamiento u otras anormalidades en los músculos anales y rectales.
- **Imágenes por resonancia magnética (IRM).** Una resonancia magnética de la pelvis puede proporcionar imágenes nítidas del esfínter para determinar si los músculos están intactos o si hay problemas estructurales, como prolapso rectal y rectocele. Una prueba llamada *imágenes por resonancia magnética en fase dinámica* crea una imagen en tiempo real de tu piso pélvico a medida que contraes los músculos del piso y mueves tus intestinos, lo cual permite al médico observar cualquier anormalidad que pueda ocurrir conforme defecas.

TRATAMIENTO Y MANEJO DE LA INCONTINENCIA FECAL

Existen varios tratamientos efectivos para la incontinencia fecal. Por lo regular, el tratamiento puede ayudar a restaurar el control intestinal o al menos reducir de forma sustancial la gravedad de tus síntomas. El tratamiento que recibas dependerá de la causa o las causas de tu incontinencia y su gravedad.

Cambios en la alimentación y el estilo de vida

Para empezar, es posible que el médico te recomiende que hagas pequeños cambios en tus hábitos diarios, los cuales pueden ser suficientes para mejorar o eliminar tus síntomas.

Modifica tu ingesta de fibra. La cantidad de fibra que ingieres puede afectar la consistencia de tus heces. Si la diarrea está contribuyendo a tu incontinencia fecal, el médico puede sugerirte que reduzcas la cantidad de fibra que consumes. O puede recomendarte alimentos altos en fibra o suplementos de fibra para agregar volumen a tus heces y volverlas menos acuosas.

Si el estreñimiento está causando el problema, comer alimentos ricos en fibra o suplementos de fibra puede disminuir tu estreñimiento y también la incontinencia fecal. (Para mayor información sobre la fibra, consulta el capítulo 3.)

Identifica alimentos y bebidas problemáticos. Para la gente con incontinencia fecal, algunos alimentos o bebidas pueden provocar diarrea, lo cual puede empeorar el problema. Haz una lista de lo que comes durante una semana. Quizá descubras una conexión entre ciertos alimentos y tus episodios de incontinencia. Una vez identificados los alimentos problemáticos, deja de consumirlos y observa si tus síntomas mejoran.

Algunos culpables comunes son la cafeína, los productos lácteos que contienen lactosa y la fructosa que se encuentra en alimentos y bebidas como los jugos de frutas, la miel y el jarabe de maíz alto en fructosa. Los productos que contienen edulcorantes artificiales, como el chicle sin azúcar o los refrescos de dieta, también pueden actuar como laxantes.

Prueba entrenar tu intestino. Trata de ir al baño a la misma hora todos los días; por ejemplo, después de hacer cualquier comida (desayuno, almuerzo, cena). El entrenamiento intestinal ayuda a algunas personas a controlar sus intestinos.

Fisioterapia

Según sea la causa de la incontinencia fecal, la fisioterapia puede reducir los síntomas y mejorar tu calidad de vida. El médico puede recomendarte uno o ambos de los siguientes tratamientos:

Ejercicios de Kegel. Si tu incontinencia fecal es ocasionada por una debilidad en los músculos del piso pélvico, el médico

---

¿QUIÉN ESTÁ EN RIESGO DE PADECER INCONTINENCIA FECAL?

La incontinencia fecal puede afectar a hombres y mujeres, jóvenes y viejos. Pero existen factores que aumentan tu probabilidad de desarrollar incontinencia. Estos factores de riesgo son:

- *Ser un adulto mayor.* Aunque puede ocurrir a cualquier edad, la incontinencia fecal es más común en adultos mayores de 65 años.
- *Ser mujer.* La incontinencia fecal suele ser una complicación del parto.
- *Tener daño en los nervios.* La gente que tiene diabetes o esclerosis múltiple —ambas condiciones dañan los nervios que ayudan a controlar la defecación— de larga data está en riesgo de padecer incontinencia fecal.
- *Tener demencia.* La incontinencia fecal suele estar presente en las etapas tardías de la enfermedad de Alzheimer y la demencia.
- *Tener una discapacidad física.* Tener una discapacidad física puede dificultar llegar al baño a tiempo. Una lesión provocada por una discapacidad física también puede causar daño a los nervios del recto, lo cual puede derivar en incontinencia fecal.

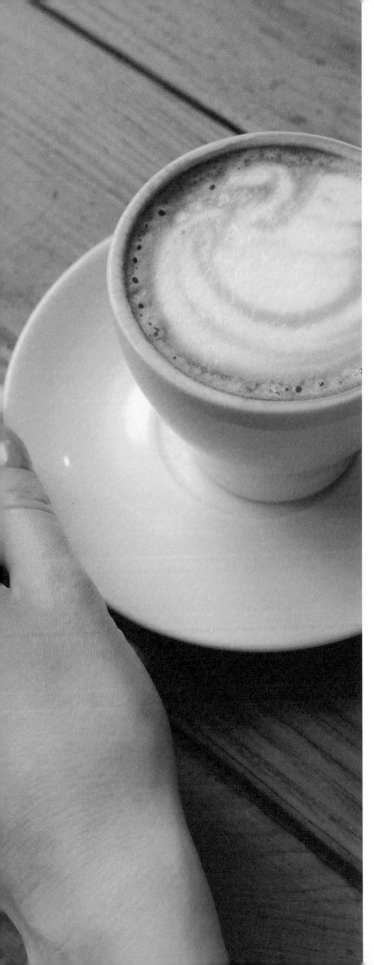

puede sugerirte los ejercicios de Kegel. Para realizar estos ejercicios, debes contraer y relajar los músculos que por lo general utilizas para detener el flujo de las heces y la orina. Los ejercicios pueden fortalecer los músculos de tu piso pélvico y del recto. Antes de empezar los ejercicios de Kegel, conversa con tu médico y trabaja con un fisioterapeuta. En algunas personas, los ejercicios pueden agravar la incontinencia fecal.

Biorretroalimentación. Los ejercicios de Kegel suelen usarse en combinación con el tratamiento de biorretroalimentación; éste ofrece retroalimentación visual, auditiva y verbal para ayudarte a reentrenar los músculos involucrados en la defecación.

Esta terapia es de utilidad para fortalecer y coordinar los músculos involucrados en la retención de las heces. Incluso puede mejorar tu capacidad para sentir la presencia de heces en el recto.

Medicamentos

En la actualidad no existen medicamentos específicamente aprobados para el tratamiento de la incontinencia fecal. Los fármacos que se mencionan a continuación pueden ayudar a tratar ciertas causas subyacentes de la condición:

Medicamentos antidiarreicos. Si la diarrea está contribuyendo a tus síntomas, el médico puede recomendarte antidiarreicos como difenoxilato y sulfato de atropina (Lomotil) o clorhidrato de loperamida (Imodium A-D).

Medicamentos para el estreñimiento. Si el estreñimiento ha causado un problema de desbordamiento, los fármacos pueden ayudar a vaciar tus intestinos y mejorar los síntomas del estreñimiento. (Para más información sobre los medicamentos para tratar el estreñimiento, consulta las páginas 92-93.)

Otros tratamientos no quirúrgicos

Dependiendo de la causa de tu incontinencia fecal, el médico puede recomendarte uno de estos procedimientos:

Inyecciones con agentes de volumen. Las inyecciones de materiales como el dextranómero y el hialuronato de sodio (Solesta) en el canal anal pueden ayudar a crear tejido en la zona alrededor del ano.

Al desarrollar, o "aumentar", el tejido circundante, la abertura del ano se estrecha, lo cual impide o limita la filtración de heces.

CUIDADO DE TU PIEL

Los tratamientos para la incontinencia fecal tardan en funcionar y, a veces, la condición no se corrige del todo. El contacto entre las heces acuosas y la piel puede causar dolor o comezón. Considera estos consejos para aliviar las molestias de la zona anal:

- *Limpia con agua.* Limpia la zona de manera suave con agua después de cada deposición. Bañarse en la regadera o en una tina también puede ayudar. El jabón suele secar e irritar la piel; al igual que limpiarse con papel higiénico. Las toallitas humedecidas previamente, sin alcohol o perfume, pueden ser una buena alternativa para limpiar la zona.
- *Seca bien.* De ser posible, deja secar la zona al aire. Si tienes poco tiempo, puedes secar la zona dando pequeños golpecitos con papel de baño o un paño limpio.
- *Aplica una crema o polvo.* Las cremas que protegen contra la humedad ayudan a evitar el contacto directo entre la piel irritada y las heces. Asegúrate de que la zona esté limpia y seca antes de aplicar cualquier crema. El talco no medicinal o la maicena también pueden contribuir a aliviar las molestias de la zona anal.
- *Usa ropa interior de algodón y prendas holgadas.* La ropa ajustada puede restringir la circulación del aire, algo que agrava los problemas de la piel. Si ensucias tu ropa interior, cámbiate lo antes posible.
- *Utiliza productos de autocuidado.* Cuando los tratamientos médicos no logran suprimir la incontinencia por completo, algunos productos como las toallas absorbentes o la ropa interior desechable pueden ayudarte a lidiar con el problema. Si usas toallas o pañales para adultos, asegúrate de que tengan una capa absorbente en la parte de arriba para proteger tu piel de la humedad.

Estimulación del nervio sacro. Los nervios sacros van desde tu médula espinal hasta los músculos de tu pelvis, y son los encargados de regular la sensación y fuerza de los músculos de tu recto y esfínter anal. Implantar un dispositivo que envía pequeños impulsos eléctricos de manera continua a los nervios puede fortalecer los músculos en el intestino.

Tapón anal. Si ningún otro tratamiento ha funcionado, el médico puede comentarte que pruebes un tapón anal. Este pequeño dispositivo en forma de copa está hecho de espuma. Lo insertas en tu recto para prevenir la filtración de excremento, y puede permanecer en su sitio por hasta 12 horas. Aunque esta opción funciona para algunas personas, otras sienten que es muy incómodo usarlo.

Cirugía

La mayoría de las personas con incontinencia fecal no requieren cirugía. Sin embargo, si ningún otro tratamiento ha funcionado y la incontinencia sigue siendo grave e incapacitante, ésta es una opción a considerar. La cirugía puede ser útil para las personas cuya incontinencia es provocada por un daño al piso pélvico, canal anal o esfínter anal, quizá debido a un desgarre durante el parto, una fractura o una cirugía previa.

Es posible llevar a cabo varios procedimientos quirúrgicos, que van desde una reparación menor de los tejidos dañados hasta cirugías complejas. A veces, puede utilizarse una combinación de procedimientos. La cirugía no está libre de complicaciones, pero a menudo es efectiva.

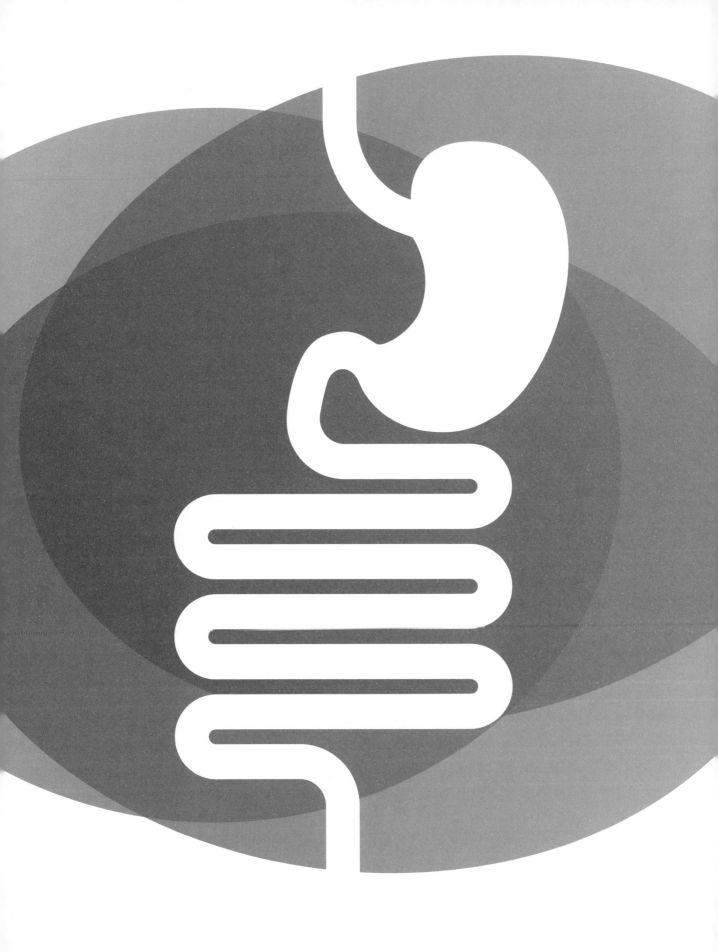

CAPÍTULO 8

Síndrome del colon irritable e intolerancias alimenticias

Imagina lo siguiente. Estás en un restaurante con tus amigos, disfrutando una comida deliciosa, cuando de pronto sientes un rugido conocido en el estómago. Te disculpas con ellos y vuelves a casa, donde pasas la hora siguiente sintiendo cólicos y diarrea. Otras veces, puede que luches contra el estreñimiento. De cualquier forma, tu calidad de vida se ve afectada.

El síndrome del colon irritable (IBS, por sus siglas en inglés) es un problema digestivo muy común que afecta los intestinos, sobre todo el intestino grueso (colon). Se estima que entre 10 y 20 por ciento de la población experimenta síntomas del síndrome del colon irritable. Aunque la condición ocurre en hombres, afecta con mucha mayor frecuencia a las mujeres.

A veces, se usa el término *colon espástico* para describir el síndrome del colon irritable porque los espasmos en las paredes intestinales pueden producir algunos de los síntomas. Sin embargo, estos espasmos no explican todos los síntomas del trastorno.

Tus paredes intestinales están recubiertas con capas de nervios y músculos que se contraen y se relajan, lo cual ayuda a mover los alimentos por tu tracto digestivo. Por lo común, los músculos se contraen y se relajan en un ritmo coordinado. Con el síndrome del colon irritable, los músculos pueden funcionar de manera anormal; pueden contraerse durante más tiempo, y con más fuerza de lo normal, lo cual provoca dolor; y los alimentos pueden ser empujados con mayor fuerza y velocidad por tus intestinos, lo que produce gases, hinchazón y diarrea.

A veces, puede ocurrir lo contrario: las contracciones suelen ser débiles y hacer que la comida transite más despacio, lo cual produce heces duras y secas, y estreñimiento.

El síndrome del colon irritable puede ser incapacitante, pero no implica ningún riesgo de muerte. Si tienes una forma leve, la condición puede considerarse una mera inconveniencia, y la mayoría de las personas experimenta síntomas leves. Algunos individuos tienen síntomas moderados que son intermitentes y pueden impedirles disfrutar las actividades cotidianas. Una pequeña fracción de la gente tiene síntomas graves que producen dolor insoportable, además de diarrea o estreñimiento graves.

UN TRASTORNO FUNCIONAL

El síndrome del colon irritable suele considerarse un trastorno funcional, lo cual quiere decir que no existe inflamación o infección en tus intestinos —su apariencia es normal—, pero significa que su funcionamiento es anormal.

Nadie sabe con certeza qué ocasiona la disfunción. Es probable que la condición se relacione con los nervios que controlan las sensaciones. Estos nervios suelen ser más sensibles de lo normal, lo cual provoca reacciones más fuertes en tu organismo ante ciertos alimentos, actividades físicas, o la presencia de aire o gases en tus intestinos. Algo que no suele molestar a la mayoría de las personas, como un poco de gases, puede producir dolor o hinchazón si tienes el síndrome del colon irritable.

SÍNDROME DEL COLON IRRITABLE

Indicios y síntomas clave:

- Dolor o molestia abdominal

- Diarrea

- Estreñimiento

- Hinchazón o gases

- Moco en las heces

Es bien sabido que el estrés y otros factores psicológicos contribuyen al síndrome del colon irritable. Muchas personas perciben que sus síntomas tienden a ser más graves o frecuentes durante eventos estresantes, como variaciones en su rutina cotidiana, problemas familiares o un cambio de trabajo.

Durante años, los médicos atribuyeron el síndrome del colon irritable sólo al estrés. Pero los estudios sugieren que existe tanto una base funcional (fisiológica) como una emocional (psicológica). Algunas personas que padecen el sín-

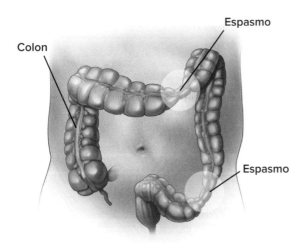

Las zonas destacadas representan espasmos musculares graves que pueden ocurrir en el intestino grueso (colon) y provocar dolor. Los espasmos vinculados con el síndrome del colon irritable pueden ocurrir en una o más ubicaciones.

drome del colon irritable tienen antecedentes de abuso físico, sexual o emocional, situación que puede contribuir a los síntomas. También las intolerancias alimenticias son comunes en individuos con el síndrome del colon irritable, lo cual plantea la posibilidad de que en algunas personas el trastorno esté relacionado con una sensibilidad a ciertos grupos alimenticios.

Se sabe que algunos alimentos causan síntomas que imitan o agravan el síndrome del colon irritable, incluidos productos lácteos, frijoles y chícharos secos (leguminosas), y verduras crucíferas como brócoli, col, coliflor y col de Bruselas. Éstos elevan los gases intestinales, que pueden producir cólicos.

Debido a que las mujeres tienen el doble de posibilidades de padecer el síndrome del colon irritable que los hombres, los investigadores especulan que los cambios hormonales pueden estar relacionados. Por otra parte, también es posible que el síndrome del colon irritable aparezca después de otra enfermedad. Algunas personas experimentan el síndrome del colon irritable por primera vez después de un episodio grave de diarrea (síndrome del colon irritable posinfeccioso) causado por una bacteria o virus.

Los estudios sugieren que el síndrome del colon irritable puede resultar de una alteración en los tipos de bacterias en el intestino: un cambio de las bacterias "buenas" a "malas". Puedes leer más sobre esta posible relación en el capítulo 2.

El síndrome del colon irritable también se da entre familiares, y los investigadores están estudiando el componente genético de la condición. Hasta la fecha, los científicos han identificado un puñado de variaciones en el ADN que pueden vincularse con el síndrome del colon irritable, pero aún se desconocen muchas cosas sobre la genética del trastorno.

Por otro lado, el síndrome del colon irritable no es igual a las enfermedades inflamatorias del intestino como la enfermedad de Crohn o la colitis ulcerativa. El síndrome del colon irritable tampoco causa cáncer o incrementa tu probabilidad de desarrollarlo. Y aunque el trastorno suele ser crónico, no pone en riesgo la vida.

DESCARTAR OTRAS CONDICIONES

No hay pruebas que confirmen, sin sombra de duda, que tienes el síndrome del colon irritable. Regularmente, se diagnostica luego de descartar otras condiciones que producen síntomas similares, como la enfermedad intestinal inflamatoria o la enfermedad celiaca. En algunos individuos con sospecha de tener el síndrome del colon irritable, las pruebas de diagnóstico pueden incluir análisis de sangre, heces y aliento, radiografías, pruebas endoscópicas y estudios de tránsito intestinal. Para mayor información sobre estas pruebas, consulta el capítulo 5.

El médico además puede indagar sobre tu salud emocional. ¿Estás viviendo episodios de estrés? ¿Qué tan bien lidias con el estrés? ¿A menudo experimentas depresión o ansiedad?

Antes de diagnosticar el síndrome del colon irritable, deben estar presentes ciertos signos y síntomas, conocidos como los criterios de Roma. El más importante es dolor o molestia abdominal que ha ocurrido al menos una vez por semana durante tres meses, y debe estar acompañado de por lo menos dos de los siguientes síntomas:

- Movimientos intestinales que proporcionan alivio temporal del dolor o las molestias
- Un cambio en la incidencia de tus movimientos intestinales (ya sea mayor o menor frecuencia)
- Un cambio en la consistencia de tus heces (más aguadas o firmes, o ambas)

Como parte del proceso de diagnóstico, el médico toma tus síntomas en consideración para determinar el tipo de síndrome del colon irritable que tienes. Esta información es importante para decidir cómo tratar el trastorno.

Existen tres tipos distintos que se basan en los signos y síntomas:

- Con predominancia de estreñimiento
- Con predominancia de diarrea
- Mixto

TRATAMIENTO

El tratamiento del síndrome del colon irritable se aboca en manejar tus indicios y síntomas para que puedas participar en actividades normales y disfrutar más la vida. Tu éxito puede depender de cuán bien logres las siguientes metas:

- Identificar factores —alimentos, actividades o situaciones— que provocan tus signos y síntomas
- Desarrollar estrategias para minimizar tus indicios y síntomas

Comer sano y hacer ejercicio con regularidad son buenos puntos de partida, ya que ayudan a mantener el buen funcionamiento de tu sistema digestivo. Sin embargo, considera que es probable que tu cuerpo no responda de inmediato a los cambios que haces. En vez de esto, busca señales graduales de mejoría. Tu objetivo es encontrar soluciones de largo plazo y no temporales.

Síndrome del colon irritable con predominancia de estreñimiento

Para los individuos que padecen el síndrome del colon irritable con predominancia de estreñimiento, los pasos siguientes pueden ayudar a aliviar el estreñimiento.

Bebe suficiente líquido. Los líquidos ayudan a aliviar el estreñimiento y reponen los fluidos corporales absorbidos por la fibra durante el proceso de digestión. Asegúrate de beber ocho vasos de 8 onzas (237 ml) de líquidos al día (véase página 36). El agua simple es una buena opción. Las bebidas que contienen alcohol hacen que orines más, debido a que reducen tus fluidos corporales en vez de aumentarlos. Evita las bebidas carbonatadas porque pueden producir gases, lo cual contribuye a las molestias e hinchazón que ya experimentas con el síndrome del colon irritable.

Experimenta con la fibra. Los alimentos ricos en fibra ablandan las heces y aceleran su tránsito por el colon, con lo cual reducen el estreñimiento. El mejor abordaje es elevar la cantidad de fibra que consumes de manera gradual durante varias semanas para evitar los gases y cólicos que pueden resultar de agregar un exceso de fibra en tu dieta demasiado rápido. Para mayor información sobre cómo aumentar la fibra en tu dieta, consulta la página 31.

Para más información sobre el estreñimiento y los pasos que puedes tomar para ayudar a controlar los síntomas, consulta el capítulo 7.

Síndrome del colon irritable con predominancia de diarrea

Para tratar el síndrome del colon irritable con predominancia de diarrea, sigue los siguientes pasos.

Limita los alimentos altos en grasas. Las grasas pueden estimular contracciones musculares anormales en el colon, y así agravar los síntomas del síndrome del colon irritable. Incluso pueden provocar diarrea. No es necesario que evites todas las grasas en tu dieta, pero si ves que éstas empeoran el dolor y la diarrea, intenta limitar la cantidad que comes.

La mejor forma de reducir las grasas en tu dieta es comer más alimentos a base de plantas. Estos alimentos —frutas, verduras y alimentos hechos a partir de granos enteros— son de modo natural bajos en grasas y contienen muchas vitaminas y minerales benéficos, además de fibra. Para mejor información sobre cómo seguir una alimentación saludable, consulta el capítulo 3.

Limita la cafeína y el alcohol. La cafeína y el alcohol pueden empeorar la diarrea, debido a que estimulan o irritan tus intestinos. Si sufres de gases y cólicos, trata de evitar las bebidas carbonatadas, que pueden agravar los síntomas.

Todos los tipos

Los pasos que se listan a continuación pueden ayudar a tratar cualquier tipo de síndrome del colon irritable: con predominancia de estreñimiento, de diarrea y mixto.

Limita los alimentos problemáticos. Muchos alimentos sólo se digieren de forma parcial en el intestino delgado. Cuando llegan al intestino grueso (colon), la digestión continúa, la cual puede causar cólicos y gases. Los individuos que sufren de gases e hinchazón quizá deban eliminar algunos alimentos de su dieta de modo temporal para ver si sus síntomas mejoran.

Los alimentos que por lo común producen más gases son las leguminosas y las verduras crucíferas. Otros alimentos potencialmente problemáticos incluyen cebolla, apio, zanahoria, plátano, chabacano (albaricoque), ciruela pasa y trigo.

Algunos individuos que padecen el síndrome del colon irritable se benefician de una alimentación más restrictiva conocida como dieta baja en carbohidratos fermentados (FODMAP). Los FODMAP son carbohidratos de cadena corta que se fermentan rápido y no se digieren bien, lo cual resulta en signos y síntomas como dolor e hinchazón. Una dieta baja en FODMAP consiste en eliminar una gran cantidad de alimentos de tu dieta y luego reintroducirlos de manera gradual para determinar tu tolerancia al alimento. Este tipo de dieta debe hacerse con la supervisión de un nutricionista certificado. Para mayor información sobre la dieta, consulta la página 112. Para una lista de alimentos que contienen FODMAP, consulta las páginas 231-240.

Come en horarios regulares. Lo mejor es no saltarse ninguna comida, además de tratar de comer más o menos a la misma hora todos los días. Las comidas que se hacen en horarios regulares ayudan a regular el funcionamiento de tus intestinos y reducen los síntomas del estreñimiento y la diarrea. Esto es así porque la digestión involucra estimular los músculos en tu tracto digestivo para que se contraigan y relajen —el proceso necesario para mover las heces a lo largo de tu colon y hacia tu recto.

Algunas personas descubren que llevar a cabo comidas menos abundantes y más frecuentes es mejor que hacer tres comidas abundantes al día. Cualquiera de estas opciones es aceptable si esto te ayuda a controlar tus síntomas.

Actívate. La actividad física ayuda a reducir los sentimientos de estrés. Además, estimula las contracciones musculares de tus intestinos, lo cual los ayuda a funcionar con normalidad. La actividad física puede aliviar el estreñimiento y los síntomas de la diarrea. El ejercicio también puede mejorar la depresión y la autoestima.

Procura realizar entre 30 y 60 minutos de actividad física moderada casi todos los días de la semana. Si estás saliendo de un periodo de inactividad, charla con tu médico antes de empezar. Comienza despacio y sube el tiempo de ejercicio de manera gradual. Para mayor información sobre cómo establecer un programa de acondicionamiento físico, consulta la página 39.

Maneja el estrés. Todas las personas pueden experimentar problemas digestivos derivados de la angustia, la ansiedad u otras emociones estresantes. Sin embargo, entre la gente con síndrome del colon irritable, los síntomas relacionados con el estrés como dolor abdominal y diarrea suelen ocurrir con mayor frecuencia y gravedad. Entonces, es posible desarrollar un círculo vicioso: tus signos y síntomas incrementan el nivel de estrés, el estrés adicional agrava tus indicios y síntomas, y así sucesivamente.

Una estrategia importante para controlar el síndrome del colon irritable es aprender a relajarse. Hay muchos métodos de relajación. Algunas personas se relajan al escuchar o interpretar música, o al rodearse de aromas relajantes (aromaterapia). Otras se benefician de un masaje, el yoga, la meditación o la hipnosis.

HERRAMIENTAS PARA ALIVIAR EL ESTRÉS

A medida que aprendes sobre varias terapias de relajación, aquí compartimos dos técnicas sencillas que puedes emplear cuando empiezas a sentir estrés.

Respiración profunda

Por lo regular, el estrés provoca respiraciones rápidas y superficiales en el pecho. La respiración profunda, lenta y relajada viene de tu diafragma. Respirar hondo significa que tu abdomen, y no tu pecho, se mueve con cada respiración. Puedes usar la respiración profunda como tu única forma de relajación o como un método de calentamiento y enfriamiento para otras técnicas.

Éste es un ejercicio que te ayudará a practicar la respiración profunda y relajada. Hazlo durante el día hasta que seas capaz de aplicarlo de manera automática cuando sientas estrés:

- Siéntate en un lugar cómodo con los pies sobre el piso
- Afloja la ropa ajustada alrededor de tu abdomen y cintura
- Coloca las palmas de las manos sobre tu regazo o a los costados
- Cierra los ojos si esto te ayuda a relajarte
- Toma una mano y colócala en tu pecho (esto te ayuda a prestar más atención a tu respiración)
- Respira despacio por la nariz mientras cuentas hasta cuatro. Observa cómo se expande tu abdomen a medida que inhalas
- Haz una pausa y luego exhala a un ritmo normal por la boca
- Repite los pasos anteriores hasta que consigas relajarte

Relajación muscular progresiva

Esta técnica involucra relajar varios grupos musculares uno a la vez. Primero, incrementa el nivel de tensión en un grupo muscular, como una pierna o un brazo, contrayendo los músculos. Luego relaja los músculos. Concéntrate en soltar la tensión poco a poco. Más tarde, empieza a hacer lo mismo con otro grupo muscular.

Realizar algunos cambios en tu rutina diaria también puede ayudar a reducir el estrés. Estos cambios pueden involucrar levantarte más temprano para darte tiempo de desayunar y alistarte, simplificar tu rutina diaria, seguir un horario para evitar contratiempos, reunirte con personas con una actitud positiva y sentido del humor, y dormir lo suficiente.

MEDICAMENTOS SIN RECETA

Los fármacos sin receta (de venta libre) pueden ayudar a aliviar las molestias abdominales mientras tomas medidas para cambiar o mejorar tu estilo de vida. La mayoría de las farmacias, droguerías y supermercados venden estos productos sin receta. Los medicamentos que utilices dependerán de tus signos y síntomas.

Síndrome del colon irritable con dominancia de estreñimiento

Prueba uno de los siguientes productos para ver si alivia tu estreñimiento.

Ablandadores de heces. De venta libre bajo varias marcas, incluyendo docusato de sodio (Colace) y docusato de calcio (Surfak), éstos incrementan la cantidad de agua que absorben las heces cuando se encuentran en el intestino, lo que las vuelve más suaves y fáciles de expulsar.

Algunas personas ingieren aceite mineral para ablandar las heces y aliviar el estreñimiento. Esto no es recomendable, ya que el aceite mineral puede bloquear la absorción de vitaminas clave. Nunca tomes aceite mineral antes de acostarte, ya que éste puede entrar en tus pulmones y ocasionar neumonía.

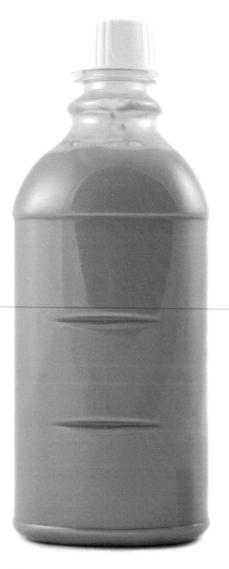

Suplementos de fibra. Otra forma de aliviar los signos y síntomas del estreñimiento es usar un suplemento de fibra natural como Metamucil, Citrucel, FiberCon o Benefiber. Empieza por emplear una cantidad pequeña, como una cucharadita del suplemento mezclado en un vaso de agua o jugo, y ve elevando tu dosis diaria cada semana o cada dos semanas. Cuando se toma de forma regular y siguiendo las indicaciones, los suplementos de fibra suelen ser seguros y efectivos. Debido a su capacidad de absorción, asegúrate de beber mucha agua a la hora de tomar un suplemento de fibra. De lo contrario, pueden llegar a producir estreñimiento, que es el efecto opuesto al que buscas.

Laxantes osmóticos. Los laxantes osmóticos funcionan al extraer agua de los tejidos cercanos al intestino grueso y transportarla hasta ahí, con lo cual ayudan a ablandar las heces. Incluyen productos como hidróxido de magnesio (leche de Phillips o leche de magnesia), citrato de magnesio, lactulosa (Kristalose) y polietilenglicol (Miralax).

Laxantes estimulantes. Éstos son los laxantes más fuertes y sólo deben utilizarse cuando otras medidas no inducen un movimiento intestinal. Los laxantes estimulantes promueven el movimiento de las heces al causar que tus intestinos se contraigan. Algunas marcas que se venden sin receta incluyen Dulcolax y Senokot. Evita el uso prolongado y sin supervisión de estos productos, y habla con tu médico sobre la mejor estrategia para emplear cualquier laxante.

Síndrome del colon irritable con predominancia de diarrea
Los siguientes productos de venta libre suelen ayudar a aliviar la diarrea.

Antidiarreicos. Aliviar los síntomas de la diarrea es una preocupación importante para aprender a manejar el síndrome del colon irritable. La loperamida (Imodium A-D) disminuye la velocidad con que los alimentos salen de tu intestino y aumenta la absorción de agua y sodio, los cuales ayudan a solidificar las heces.

Otros antidiarreicos, como el subsalicilato de bismuto (Pepto-Bismol), pueden disminuir la urgencia de un movimiento intestinal.

Sin embargo, debes tener cuidado de no usar antidiarreicos con demasiada frecuencia o de manera prolongada. Charla con tu médico sobre el empleo más seguro y efectivo. Una estrategia puede ser tomar un antidiarreico después de cada deposición acuosa. Algunas personas toman un antidiarreico antes de salir a comer, como una medida preventiva y para evitar pasar vergüenzas.

Aceite de menta. Tomar una tableta con un recubrimiento especial que libera aceite de menta purificada (aceite de menta con cubierta entérica) en el intestino delgado puede ayudar a disminuir la hinchazón, la urgencia y el dolor abdominal a la hora de defecar. El producto se vende bajo las marcas IBgard y Mentha-XL. Comenta con tu médico antes de tomar aceite de menta para asegurarte de usarlo de manera correcta.

También puedes experimentar con el té de menta (té que contiene aceite de menta). Hay evidencia de que ayuda a aliviar la diarrea o los gases acompañados de hinchazón. Sin embargo, ten presente que la menta puede empeorar la acidez.

MEDICAMENTOS CON RECETA

Cuando el síndrome del colon irritable provoca signos y síntomas moderados o graves, quizá se requieran más que cambios en el estilo de vida y fármacos sin receta. Dependiendo de tus indicios y síntomas, el médico puede recomendarte uno de los siguientes medicamentos con receta. Como regla general, éstos están reservados para aquellas personas cuyos signos y síntomas no responden a tratamientos más conservadores.

Síndrome del colon irritable con predominancia de estreñimiento
Para tratar el síndrome del colon irritable más grave que está dominado por el estreñimiento, el médico puede recetar los siguientes fármacos.

Linaclotida. La linaclotida (Linzess) funciona al elevar la secreción de líquido en el intestino delgado para mover las heces. El medicamento puede provocar diarrea, pero tomarlo entre 30 y 60 minutos antes de comer puede ayudar. La plecanatida (Trulance) es un fármaco similar que puede recetarse a individuos que padecen el síndrome del colon irritable con predominancia de estreñimiento.

Lubiprostona. La lubiprostona (Amitiza) es un laxante que estimula la secreción de líquidos intestinales, los cuales ayudan a mover los alimentos por los intestinos. Su uso ha sido aprobado en mujeres que padecen el síndrome del colon irritable con predominancia de estreñimiento y suele recetarse sólo a mujeres con síntomas graves que no han respondido a otros tratamientos. Puede provocar algunos efectos secundarios como dolor de cabeza y náuseas.

Antidepresivos ISRS. Además de tratar la depresión, pueden ayudar a aliviar el dolor abdominal y el estreñimiento. Los inhibidores selectivos de la recaptación de serotonina (ISRS), como la fluoxetina (Prozac, Sarafem) o paroxetina (Paxil), pueden ayudar si tienes depresión, además de dolor abdominal y estreñimiento. En algunas personas, los ISRS suelen provocar náuseas y cólicos.

Los antidepresivos deben tomarse con regularidad para ser efectivos. Debido a esto, dichos fármacos sólo suelen recetarse si tus síntomas son crónicos o recurrentes.

Síndrome del colon irritable con predominancia de diarrea
A los individuos que padecen el síndrome del colon irritable con predominancia de diarrea, se les pueden recetar los siguientes fármacos:

Antiespasmódicos. Los medicamentos antiespasmódicos (anticolinérgicos), como la diciclomina (Bentyl), bloquean la estimulación del tracto gastrointestinal provocada por el sistema nervioso, lo cual ayuda a relajar los músculos intestinales y alivia los espasmos musculares. A veces, estos fármacos se recetan a personas que tienen episodios de diarrea. Suelen ser más efectivos cuando se toman de forma preventiva, antes de que empiecen los síntomas. Los antiespasmódicos suelen ser seguros, pero pueden provocar estreñimiento, resequedad en la boca y visión borrosa.

Antidepresivos tricíclicos. Los agentes tricíclicos, como la imipramina (Tofranil), la desipramina (Norpramine) y la nortriptilina (Pamelor) pueden ayudar a aliviar la depresión, así como inhibir la actividad de las neuronas que controlan los intestinos para ayudar a aliviar el dolor. Si tienes diarrea y dolor abdominal sin depresión, el médico suele recetarte una dosis baja. Los fármacos necesitan tomarse con regularidad para ser efectivos.

Eluxadolina. La eluxadolina (Viberzi) puede aliviar la diarrea al reducir las contracciones musculares y la secreción de líquidos en el intestino, e incrementar el tono muscular en el recto. El medicamento puede causar náuseas, dolor abdominal y estreñimiento leve. Además, se ha visto que puede producir pancreatitis en algunos individuos. Este fármaco no debe darse a personas a quienes se les haya extirpado la vesícula biliar.

Aglutinantes de ácidos biliares. En individuos que experimentan diarrea persistente pese al uso de otros antidiarreicos, a veces el médico puede recetar un aglutinante de ácidos biliares, como la colestiramina (Prevalite), el colestipol (Colestid) o el colesevelam (Welchol). Pero estos fármacos pueden provocar hinchazón y gases.

Alosetrón. El alosetrón (Lotronex) está diseñado para relajar el colon y hacer que los desechos transiten más despacio por tu intestino inferior. Sólo los médicos inscritos en un programa especial pueden recetarlo. El medicamento únicamente está destinado a mujeres con casos graves del síndrome del colon irritable con predominancia de diarrea que no han respondido a ningún tratamiento.

Este tratamiento no ha sido aprobado en hombres. Se ha vinculado el medicamento con efectos secundarios raros, pero graves, y sólo debe considerarse cuando otros no han funcionado.

TERAPIA PSICOLÓGICA

La terapia psicológica es un aspecto importante del tratamiento si tu condición está relacionada con el estrés. Un profesional de la salud especializado en medicina conductual, como un psiquiatra o psicólogo, puede ayudarte a reducir el estrés y la ansiedad al examinar cómo respondes ante los eventos de la vida, y luego ayudarte a modificar estas conductas.

Con estas terapias aprendes a identificar situaciones estresantes que provocan reacciones intestinales y a desarrollar estrategias para controlar el estrés. Para la mayoría de las personas, la combinación de terapia psicológica con medicamentos funciona mejor que los fármacos por sí solos.

INTOLERANCIA A LA LACTOSA

¿Esto te suena familiar? Amas los productos lácteos, pero ellos no te aman a ti. Poco después de comer un tazón de helado o una porción de lasaña con queso, sientes cólicos, hinchazón, gases y diarrea. Si tus cólicos e hinchazón suelen ocurrir después de comer productos lácteos, tus signos y síntomas pueden estar relacionados con otra condición llamada *intolerancia a la lactosa*.

Las intolerancias o sensibilidades alimentarias son términos que se usan para describir indicios y síntomas que se desarrollan cuando una persona tiene dificultades para digerir un alimento en particular. Esto puede derivar en problemas como gases, dolor abdominal o diarrea; signos y síntomas similares a los del síndrome del colon irritable. Existen diferentes tipos de intolerancias alimentarias. Una de las más comunes es la intolerancia a la lactosa.

La gente con intolerancia a la lactosa tiene problemas para digerir el azúcar (lactosa) presente en los productos lácteos porque su cuerpo no produce suficiente lactasa, una enzima que por lo general se encuentra en el intestino delgado. La lactasa descompone la lactosa para que tu organismo pueda absorberla. Cuando no se absorbe la lactosa, viaja hasta el colon donde ocurre el proceso de fermentación, durante el cual las bacterias convierten la lactosa en gases y líquidos, y producen cólicos, diarrea, hinchazón y gases.

Para digerir la lactosa, necesitas la enzima lactasa. Los bebés nacen con enormes cantidades de lactasa. Conforme envejeces, tu cuerpo suele producir una cantidad menor de la enzima. Los adultos cuyos intestinos producen muy poca, o nada, de lactasa tienen dificultades para digerir alimentos que contienen lactosa.

Se cree que cerca de una tercera parte de los estadunidenses tiene dificultades para absorber lactosa (malabsorción de lactosa). La malabsorción de lactosa puede provocar intolerancia a la lactosa, pero no todas las personas con malabsorción a la lactosa tienen intolerancia a la lactosa.

Tipos de intolerancia a la lactosa
Hay tres tipos de intolerancia a la lactosa. Son distintos factores los que causan la deficiencia de lactasa subyacente a cada tipo de intolerancia a la lactosa.

Intolerancia a la lactosa primaria. Éste es el tipo más común. Al inicio de su vida, las personas con intolerancia a la lactosa primaria producen bastante lactasa (una necesidad para los bebés que reciben todo su sustento de la leche). A medida que otros alimentos sustituyen a la leche, disminuye la producción de lactasa, aunque se mantiene lo bastante alta como para digerir la cantidad de lácteos típica de una dieta adulta.

En la intolerancia a la lactosa primaria, la producción de lactasa cae de manera drástica durante la adultez, lo que hace que sea difícil digerir los productos lácteos. La intolerancia a la lactosa primaria está determinada genéticamente, y se presenta en una gran proporción de personas de origen africano, asiático e hispano. La condición también es común entre quienes son de origen mediterráneo o del sur de Europa.

Intolerancia a la lactosa secundaria. Este tipo de intolerancia a la lactosa ocurre cuando tu intestino delgado disminuye la producción de lactasa después de una enfermedad, lesión o cirugía relacionada con el intestino delgado. Entre las enfermedades que se vinculan con la intolerancia a la lactosa secundaria están la enfermedad celiaca, el sobrecrecimiento bacteriano y la enfermedad de Crohn.

Tratar el trastorno subyacente puede restaurar los valores de lactasa y mejorar los indicios y síntomas, aunque suele tomar tiempo.

Intolerancia a la lactosa congénita o del desarrollo. En raras ocasiones, un bebé puede nacer con intolerancia a la lactosa causada por la ausencia total de lactasa. Este trastorno se transmite de generación en generación en un patrón hereditario conocido como *autosómico recesivo*, lo cual significa que tanto la madre como el padre deben transmitir la misma variante genética para afectar a su hijo o hija. Los bebés prematuros también pueden tener intolerancia a la lactosa por una concentración insuficiente de lactasa.

Diagnóstico del trastorno

La intolerancia a la lactosa varía. Casi todas las personas pueden tolerar la cantidad de lactosa contenida en media taza de leche, y sin problema pueden consumir cantidades pequeñas de productos lácteos. Los signos y síntomas ocurren cuando consumen varios productos lácteos al mismo tiempo, o cuando comen una porción grande de un producto que contiene lactosa.

Las personas cuya intolerancia es más grave no pueden consumir ningún producto lácteo sin experimentar síntomas angustiantes.

Tu médico puede sospechar que tienes intolerancia a la lactosa con base en tus síntomas y en la forma en que responde tu cuerpo cuando reduces la cantidad de lácteos en tu dieta. Para confirmar el diagnóstico, se sugiere llevar a cabo un análisis de sangre o aliento que mide la reacción de tu cuerpo ante valores altos de lactosa.

Manejo de la intolerancia a la lactosa

No hay manera de impulsar la producción de lactasa en tu cuerpo, pero, en general puedes evitar las molestias de la intolerancia a la lactosa si adoptas las siguientes medidas:

Porciones pequeñas. Evita consumir porciones grandes de leche u otros productos lácteos. Cuanto más pequeña sea la porción, hay menos probabilidades de que cause problemas. Si estás tratando de reducir tu consumo de productos lácteos, asegúrate de obtener tu calcio de otras fuentes.

Experimenta. No todos los productos lácteos tienen la misma cantidad de lactosa. Por ejemplo, los quesos duros, como el suizo o el cheddar, tienen pequeñas cantidades de lactosa y no suelen producir síntomas. Otros alimentos con un contenido bajo de lactosa son la mantequilla, la margarina y el sorbete. Las cremas no lácteas no contienen lactosa.

Tal vez puedas tolerar productos lácteos cultivados, como el yogur, porque las bacterias empleadas en el proceso de cultivo naturalmente producen la enzima que descompone la lactosa. Busca yogures con cultivos de levadura activa. Las concentraciones más elevadas de lactosa por porción se encuentran en la leche y el helado.

Busca alternativas. Come o bebe leche o productos lácteos bajos o libres de lactosa. Puedes encontrar estos productos en la mayor parte de los supermercados en la sección de lácteos refrigerados.

Utiliza productos de enzimas de lactosa. Antes de consumir lácteos, usa productos de venta libre que descomponen la lactosa. Las tabletas o gotas que contienen la enzima lactasa (Dairy Ease, Lactaid, otros) pueden ayudarte a digerir los productos lácteos. Las tabletas pueden tomarse antes de una comida o colación. O puedes agregar las gotas en una caja de leche (Tetra Pak). Algunas leches que venden en los supermercados también contienen lactasa. Sin embargo, no todas las personas con intolerancia a la lactosa se benefician de estos productos. Con un poco de prueba y error, lograrás predecir cómo responde tu cuerpo a los distintos alimentos que contienen lactosa y descifrar cuánto puedes comer o beber sin tener molestias.

Por fortuna, son pocas las personas cuya intolerancia a la lactosa es tan grave que las obliga a evitar cualquier producto lácteo.

OTRAS INTOLERANCIAS

La intolerancia a la lactosa es sólo un ejemplo de una intolerancia alimenticia. Hay varios ingredientes en los alimentos a los que algunas personas son sensibles.

Debido a que los signos y síntomas de una intolerancia alimenticia suelen ser parecidos a los del síndrome del colon irritable, no es raro que este síndrome se relacione con un alimento o ingrediente en particular. Por eso es importante prestar atención al momento en que aparecen los indicios y síntomas y si parecen desarrollarse después de comer un alimento en particular.

Una intolerancia alimenticia suele relacionarse con una deficiencia en las enzimas necesarias para digerir ciertos alimentos, como una deficiencia de lactasa. Algunas personas presentan problemas para procesar ciertas sustancias químicas, como los edulcorantes artificiales. O puede ser que un individuo sea sensible a ciertos aditivos en los alimentos, como tintes o conservadores. Para quienes tienen una sensibilidad alimenticia, los síntomas suelen iniciar pocas horas después de ingerir el alimento al que son sensibles. Puedes ser sensible a una variedad de alimentos o ingredientes alimenticios.

Gluten
Algunas personas con el síndrome del colon irritable reportan una mejoría en los síntomas de la diarrea si dejan de comer gluten, que se encuentra en trigo, cebada y centeno. La sensibilidad a estos granos es distinta a la enfermedad celiaca, una condición grave que deriva de una reacción autoinmune al gluten. Para más información sobre la enfermedad celiaca, consulta el capítulo 9.

La sensibilidad al gluten no celiaca es básicamente una forma más leve de enfermedad celiaca que no daña el tracto intestinal, pero que puede producir malestar digestivo. La sensibilidad varía entre personas, y puede ser leve o más grave.

Levadura
Como ocurre con el gluten, los hongos de la levadura usados en el pan y los productos horneados pueden provocar molestias digestivas en algunas personas.

Histamina
La histamina es una sustancia química que se encuentra en los productos añejados, como el vino, el queso y las carnes curadas. A algunas personas les ocasionan síntomas digestivos.

Cafeína
La cafeína puede causar problemas digestivos en algunos individuos. Además del café, la cafeína está presente en una gran variedad de bebidas, así como en el chocolate e incluso en algunos fármacos.

Alimentos FODMAP
Los individuos con el síndrome del colon irritable pueden ser sensibles a ciertos azúcares dietéticos, llamados FODMAP, que el intestino delgado no logra absorber bien. Conforme estos azúcares dietéticos (carbohidratos) se transportan hacia el intestino grueso, son descompuestos (fermentados) por bacterias, lo que provoca gases e hinchazón. Algunas personas también experimentan diarrea.

En general, no existe un tratamiento para la intolerancia alimenticia. La mejor forma de manejar el problema es evitar los alimentos que provocan malestar. Los individuos cuyos síntomas del síndrome del colon irritable se relacionan con una intolerancia alimenticia suelen notar que sus síntomas mejoran cuando eliminan ciertos alimentos de su dieta.

DIETA BAJA EN FODMAP

Si tienes el síndrome del colon irritable o sospechas que puedes tener sensibilidad a ciertos alimentos, tal vez te convenga seguir una dieta baja en FODMAP. Sin embargo, no intentes seguir esta dieta antes de consultar con tu médico o un nutricionista certificado.

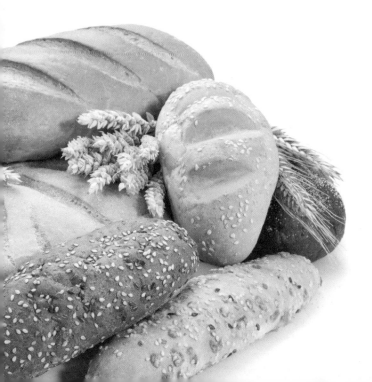

¡CUIDADO CON ESTOS ALIMENTOS!

Para reducir los signos y síntomas de intolerancia a la lactosa, evita estos alimentos altos en lactosa o consúmelos en cantidades pequeñas.

- Quesos untables
- Dip o aderezo para papas fritas o al horno
- Queso cottage
- Leche en polvo
- Leche evaporada
- Media crema
- Helado o leche helada
- Leche
- Queso ricota
- Crema agria
- Leche condensada endulzada
- Salsa blanca

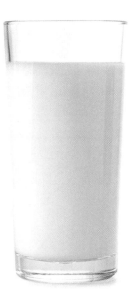

Los investigadores que estudian un grupo de azúcares dietéticos conocidos como FODMAP, que se presentan de manera natural, han encontrado que estos azúcares no siempre se digieren bien, y esto puede causar gases, hinchazón y diarrea en algunas personas. El término FODMAP (por sus siglas en inglés) significa oligosacáridos, disacáridos, monosacáridos y polioles fermentados.

Los alimentos que contienen FODMAP son productos derivados del trigo, ajo, cebolla, chícharos secos y frijoles (leguminosas). Los productos lácteos contienen FODMAP, al igual que la miel, ciertas frutas y alimentos elaborados con jarabe de maíz alto en fructosa. Los edulcorantes bajos en calorías como sorbitol y manitol están elaborados a partir de polioles.

Los FODMAP no se absorben bien en el intestino delgado y pueden atraer agua hacia el intestino, lo cual provoca dolor abdominal y diarrea en algunos individuos. Cuando llegan al intestino, los FODMAP sin digerir sirven como fuente de "alimento" para las bacterias que habitan en el tracto digestivo. Las bacterias fermentan los FODMAP, lo cual puede provocar hinchazón y dolor abdominal, además de exceso de gases, sobre todo en sujetos cuyo tracto gastrointestinal es más sensible. Algunas personas experimentan tanto diarrea como estreñimiento.

Una dieta baja en FODMAP está diseñada para aliviar los síntomas gastrointestinales, debido a que restringe los alimentos con alto contenido de FODMAP. La dieta suele indicarse a individuos con el síndrome del colon irritable o aquellos que sienten que su tracto gastrointestinal puede ser sensible a alguna sustancia en los alimentos que comen.

La dieta funciona al quitar todos los alimentos que contienen FODMAP y volverlos a agregar poco a poco hasta que logres determinar qué carbohidratos están provocando tu dolor, molestias y problemas de heces.

Distintas personas son sensibles a distintos FODMAP, así que es importante conocer cuáles son los culpables. La mayoría de los individuos debe evitar sólo unos cuantos alimentos a largo plazo. Dado que los FODMAP son una buena fuente de prebióticos, querrás comer la mayor cantidad y variedad posible.

Para mayor información sobre la dieta y para aprender qué alimentos contienen FODMAP, consulta la página 231.

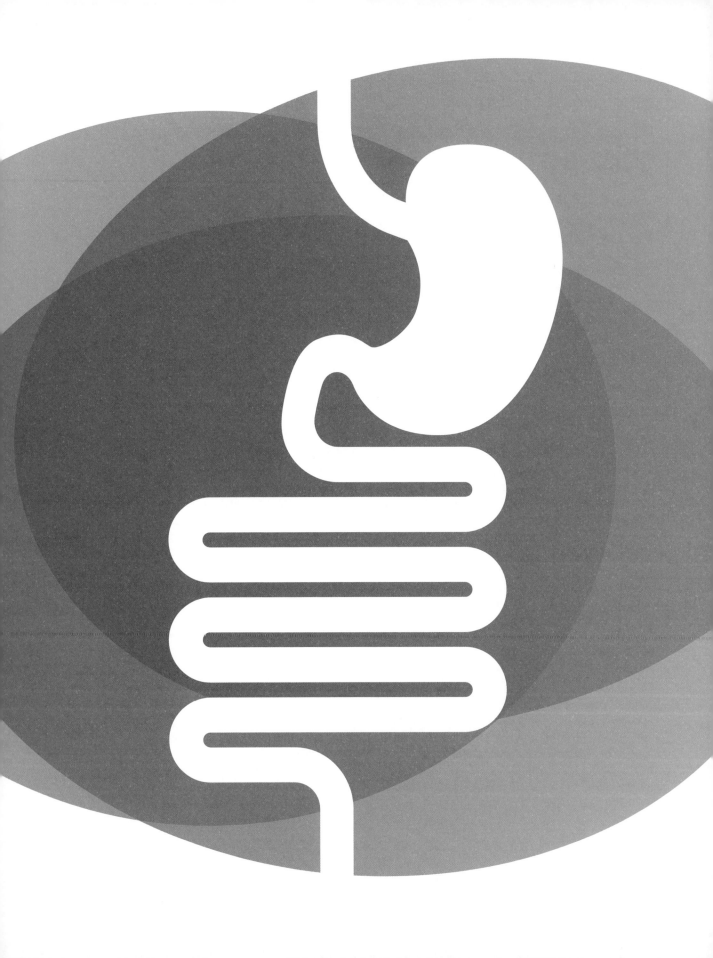

CAPÍTULO 9

Enfermedad celiaca

Notas que los síntomas inician después de comer una galleta salada o una rebanada de pizza. O tal vez no sabes qué fue lo que comiste que te cayó tan mal. Sin embargo, las señales de advertencia están ahí; diarrea, hinchazón y gases que suelen acompañar ciertas comidas. Estos signos y síntomas son típicos de la enfermedad celiaca, una condición que resulta de la incapacidad de digerir el gluten, que es una proteína dietética. Sin embargo, no todas las personas con enfermedad celiaca experimentan estos síntomas; algunas son asintomáticas.

El gluten está en todos los alimentos hechos de trigo, cebada, centeno y algunos tipos de avena. Evitar el gluten es fundamental si tienes enfermedad celiaca. Comer alimentos que contienen gluten daña el recubrimiento interno del intestino delgado e interfiere con su capacidad para absorber ciertos nutrientes de los alimentos. No obstante, evitar el gluten puede ser todo un reto porque esta proteína se encuentra en productos de granos comunes que se preparan y consumen todos los días, como pan, pasta, corteza de pizza, galletas dulces, pasteles y pastelillos. (Los productos elaborados con maíz o harina de arroz no contienen gluten y puedes comerlos sin problema si tienes enfermedad celiaca.)

La enfermedad celiaca —también conocida como celiaquía, esprúe no tropical y enteropatía sensible al gluten— es uno de múltiples trastornos de malabsorción. Luego de un periodo en el que hubo un aumento importante en los casos diagnosticados de enfermedad celiaca, las investigaciones revelan que las tasas se han estabilizado en Estados Unidos a lo largo de los últimos años, con poco más de 1 por ciento de la población afectada.

Curiosamente, en los últimos años ha habido un incremento en las personas que siguen dietas libres de gluten y que no han sido diagnosticadas con enfermedad celiaca. Se desconocen los riesgos o beneficios potenciales a la salud a largo plazo de una dieta libre de gluten entre personas que no tienen enfermedad celiaca o una condición relacionada.

¿POR QUÉ HACE DAÑO EL GLUTEN?

La enfermedad celiaca es un trastorno del sistema inmunológico; es decir, una condición en la que tu propio sistema inmunológico te hace daño. Si tienes enfermedad celiaca y comes alimentos con gluten, tu sistema inmunológico responde al gluten de la misma manera en que lo haría ante un invasor externo como un virus o una bacteria; trata de atacarlo y destruirlo. Esta reacción inflama y daña el recubrimiento interno de tu intestino delgado.

La inflamación hace que las proyecciones diminutas de apariencia pilosa (vellosidades) que se encuentran en tu intestino delgado se encojan e incluso desaparezcan (ver imagen en la página 116).

Por lo general, tu intestino delgado está cubierto de millones de vellosidades, parecidas a una alfombra de felpa, pero en una escala microscópica. Estas vellosidades sirven para recoger nutrientes de los alimentos que comes.

Cuando la enfermedad celiaca daña las vellosidades, la superficie interna de tu intestino delgado empieza a parecerse cada vez menos a una alfombra afelpada y cada vez más a un piso de baldosas. Tu cuerpo no consigue absorber

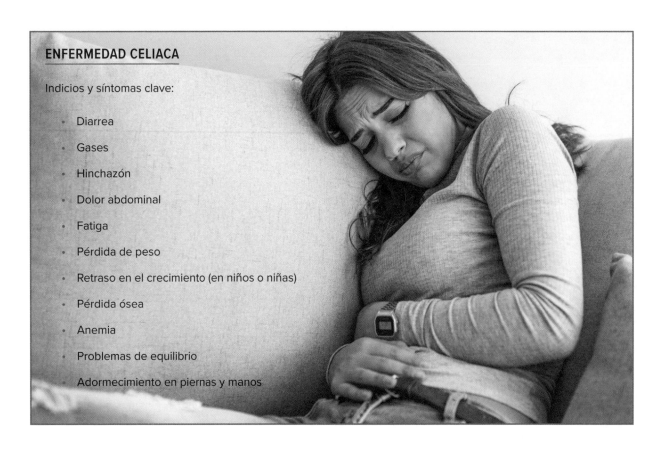

ENFERMEDAD CELIACA

Indicios y síntomas clave:

- Diarrea
- Gases
- Hinchazón
- Dolor abdominal
- Fatiga
- Pérdida de peso
- Retraso en el crecimiento (en niños o niñas)
- Pérdida ósea
- Anemia
- Problemas de equilibrio
- Adormecimiento en piernas y manos

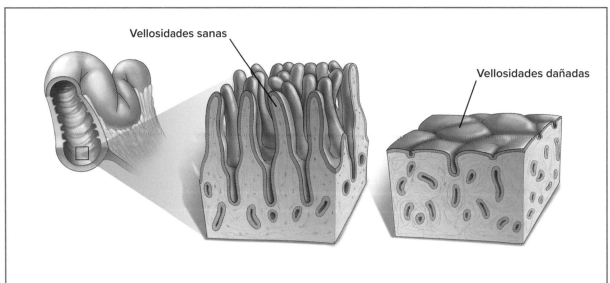

Una superficie interna de un intestino delgado saludable está cubierta con millones de vellosidades (izquierda). La enfermedad celiaca daña estas vellosidades, causando que se encojan y desaparezcan (derecha). Esto afecta la capacidad de tu cuerpo de absorber nutrientes de los alimentos que comes, lo cual resulta en desnutrición y otras enfermedades.

muchos de los nutrientes esenciales necesarios para tener una buena salud. En vez de esto, elimina grasas, proteínas, vitaminas y minerales a través de las heces.

Con el tiempo, este problema de absorción (malabsorción) afecta tu cerebro, nervios, huesos, hígado y otros órganos. Esto a menudo resulta en desnutrición y puede derivar en otras enfermedades. No hay un tratamiento que cure la enfermedad celiaca, pero puedes manejarla a través de la alimentación, permitiendo que el intestino delgado sane para que las vellosidades vuelvan a crecer.

Se desconoce la causa de la enfermedad celiaca, pero puede ser hereditaria. Si alguien en tu familia inmediata padece esta condición, esto eleva tu probabilidad de desarrollarla. La enfermedad celiaca puede ocurrir a cualquier edad, y suele ser más frecuente en personas de origen europeo, en gente con síndrome de Down o Turner, en individuos diagnosticados con colitis microscópica y en personas con otras enfermedades autoinmunes como lupus eritematoso, diabetes tipo 1, enfermedad de Addison, artritis reumatoide o enfermedad tiroidea autoinmune.

SIGNOS Y SÍNTOMAS

La enfermedad celiaca se remonta a miles de años, pero ha sido sólo en los últimos 60 años que los investigadores han empezado a comprender más la condición y cómo tratarla.

No existe una forma típica de la enfermedad. Algunas personas tienen pocos indicios y síntomas, o incluso ninguno, y pueden vivir con enfermedad celiaca por años antes de ser diagnosticadas en la vida adulta. Algunas personas detectan los signos y síntomas por primera vez durante la infancia.

Muchas veces, por razones poco claras, la enfermedad surge después de un evento traumático, como una infección, lesión física, estrés del embarazo, estrés grave o cirugía. Sin embargo, se desconoce por qué estas condiciones desencadenan la aparición de la enfermedad celiaca. Para otras personas, los signos y síntomas varían y pueden incluir fatiga, dolor abdominal, diarrea intermitente, hinchazón, náuseas, pérdida de peso y exceso de gases.

La fatiga puede resultar de una disminución significativa de glóbulos rojos en tu torrente sanguíneo (anemia) o de una incapacidad para absorber las calorías de los alimentos que comes, las cuales proporcionan energía.

Otros indicios de problemas de absorción (malabsorción) son la pérdida de peso y la producción de heces más claras y olorosas.

La enfermedad celiaca además puede presentarse de formas más sutiles, incluyendo cambios de conducta como irritabilidad o depresión, dolor articular, calambres musculares, salpullido en la piel, llagas bucales, trastornos dentales y de los huesos, infertilidad, hormigueo en las piernas y crecimiento retardado en niños y niñas.

La dermatitis herpetiforme es una condición crónica de la piel ocasionada por una reacción al consumo de gluten. La mayoría de las personas con dermatitis herpetiforme tienen enfermedad celiaca. Esta condición se caracteriza por la aparición de bultos o ampollas que provocan comezón extrema en ambos lados del cuerpo, casi siempre en los antebrazos cerca de los codos, así como en las rodillas y los glúteos, y a lo largo del nacimiento del cabello.

La dermatitis herpetiforme afecta entre 5 y 10 por ciento de la gente con enfermedad celiaca y se trata con una alimentación libre de gluten, además de fármacos para controlar el salpullido.

¿CÓMO DIAGNOSTICAR LA ENFERMEDAD CELIACA?

La gente con enfermedad celiaca que come gluten suele tener valores más altos de lo normal circulando en su torrente sanguíneo de ciertas proteínas (anticuerpos) llamadas *anticuerpos transglutaminasa tisular*. Inclusive, su sistema inmunológico produce anticuerpos contra algunas de las proteínas de su propio organismo (autoanticuerpos).

Existen varias pruebas disponibles para diagnosticar la enfermedad celiaca, pero las más confiables y empleadas buscan concentraciones elevadas de diferentes anticuerpos en la sangre, lo cual indica una reacción inmunológica al gluten.

Si tus signos y síntomas y los resultados de tus pruebas sugieren que tienes enfermedad celiaca, el médico extraerá una muestra pequeña de tejido (biopsia) de tu intestino delgado y la examinará bajo el microscopio para detectar vellosidades dañadas. La muestra se obtiene al envolver un tubo delgado y flexible (endoscopio) a lo largo de tu tracto gastrointestinal y hacia tu intestino delgado.

Es necesario confirmar la enfermedad celiaca mediante una prueba de diagnóstico antes de eliminar el gluten de tu alimentación. No debes seguir una dieta libre de gluten sin antes consultarlo con tu médico. Hacerlo puede crear falsos negativos. Es decir, los resultados de los análisis de sangre y las biopsias pueden parecer normales cuando en realidad la enfermedad existe.

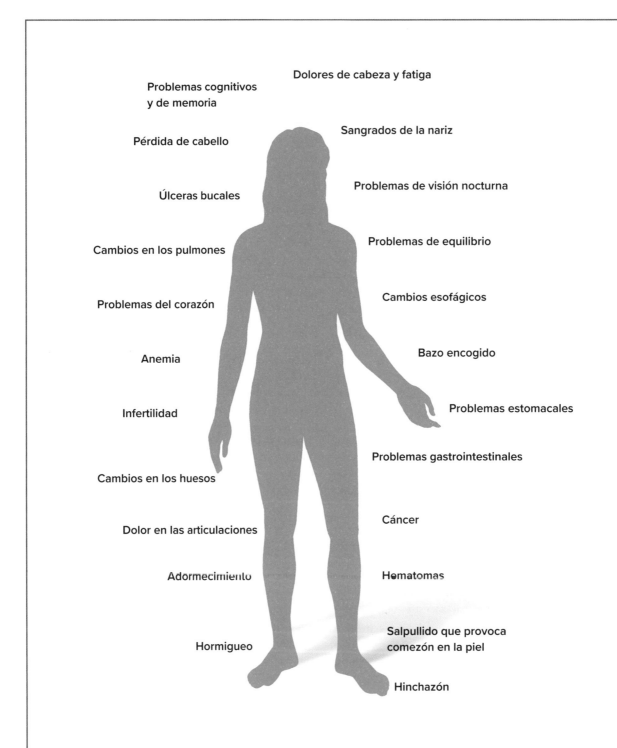

Problemas cognitivos y de memoria

Dolores de cabeza y fatiga

Pérdida de cabello

Sangrados de la nariz

Úlceras bucales

Problemas de visión nocturna

Cambios en los pulmones

Problemas de equilibrio

Problemas del corazón

Cambios esofágicos

Anemia

Bazo encogido

Infertilidad

Problemas estomacales

Problemas gastrointestinales

Cambios en los huesos

Cáncer

Dolor en las articulaciones

Adormecimiento

Hematomas

Hormigueo

Salpullido que provoca comezón en la piel

Hinchazón

Casi todas las partes del cuerpo pueden verse afectadas por la enfermedad celiaca, la cual se presenta de muchas maneras, por lo que es difícil de diagnosticar.

Similar pero diferente

Las pruebas son importantes porque algunas personas que piensan que tienen enfermedad celiaca en realidad no la padecen. Otras condiciones pueden asemejarse a la enfermedad celiaca, pues provocan muchos de los mismos síntomas como gases, hinchazón, molestias abdominales y heces aguadas. Algunas condiciones que por lo general se confunden con la enfermedad celiaca son la intolerancia a la lactosa, la intolerancia al trigo y la sensibilidad no celiaca al gluten (véase el cuadro en la parte inferior).

La intolerancia al trigo es similar a otras intolerancias alimenticias, como intolerancia a la lactosa, en donde las personas son intolerantes al azúcar (lactosa) que se encuentra en los productos lácteos (véase página 110). La intolerancia al trigo ocurre porque el intestino delgado no puede digerir un carbohidrato presente en el trigo (fructano), y éste llega al colon, donde las bacterias lo fermentan, produciendo gases y heces aguadas. Esto es diferente de la enfermedad celiaca, que involucra una reacción al gluten, una proteína que se encuentra en el trigo y algunos otros granos.

Algunas otras condiciones pueden causar problemas o daños al intestino delgado, produciendo signos y síntomas que pueden asemejarse a la enfermedad celiaca. Incluyen esprúe tropical, enfermedad de Whipple, infección por giardia, lesión relacionada con algún medicamento, sobrecrecimiento bacteriano, deficiencia de inmunoglobulina, enfermedad de Crohn, colitis ulcerativa, síndrome del colon irritable y trastornos del páncreas. A menudo, un médico puede reconocer características especiales en los análisis de sangre que distinguen estas condiciones de la enfermedad celiaca. Además, las condiciones no responden a una dieta libre de gluten.

La gente que toma los fármacos conocidos como bloqueantes de los receptores de la angiotensina II para tratar la hipertensión, incluyendo el olmesartano (Benicar), puede experimentar una condición llamada *atrofia vellositaria inducida por medicamentos*, que ocurre cuando el fármaco daña las vellosidades en el intestino delgado. Las vellosidades se vuelven planas y causan síntomas similares a los de la enfermedad celiaca, como diarrea y pérdida de peso, pero no son ocasionados por esta condición.

COMPLICACIONES DE LA ENFERMEDAD CELIACA

Si accidentalmente consumes un producto que tiene gluten, puedes o no experimentar signos y síntomas como dolor abdominal, dolores de cabeza, fatiga y diarrea. Si tu dieta incluye pequeñas cantidades de gluten, esto puede dañar las vellosidades en tu tracto intestinal incluso si no desarrollas síntomas. Es por esto que no debes confiar en tus síntomas para determinar si un alimento contiene gluten.

Con el tiempo, estas pequeñas cantidades de gluten pueden elevar tu riesgo de múltiples complicaciones graves. Si no se diagnostica y trata a tiempo, la enfermedad celiaca puede causar:

SENSIBILIDAD NO CELIACA AL GLUTEN

El término *sensibilidad no celiaca al gluten* describe a personas intolerantes al gluten que experimentan signos y síntomas similares a los de la enfermedad celiaca —como hinchazón, diarrea y neblina mental— en cuestión de horas o días de comer alimentos que contienen gluten. Como se presenta con la enfermedad celiaca, los síntomas de la sensibilidad no celiaca al gluten desaparecen cuando se quita el gluten de la dieta. Sin embargo, en las pruebas diagnósticas estos individuos no tienen los mismos anticuerpos sanguíneos y daño intestinal que se observa en la enfermedad celiaca. Tampoco salen positivos en la prueba de alergia al trigo, que consiste en una reacción alérgica al trigo y los síntomas suelen ser parecidos a los de la enfermedad celiaca.

Algunos estudios han sugerido que la sensibilidad no celiaca al gluten puede ser igual o incluso más común que la enfermedad celiaca.

A pesar del nombre, las investigaciones no han logrado demostrar de manera definitiva que el gluten es el que lo ocasiona. Se requieren más investigaciones para determinar otras causas posibles y si una dieta estricta libre de gluten es la mejor forma de tratar la condición.

ALIMENTOS QUE CONTIENEN GLUTEN

Los alimentos elaborados a partir de granos como trigo, cebada y centeno contienen gluten. Evita consumir los alimentos que aparecen a continuación a menos que estén hechos con maíz o arroz o estén etiquetados como libres de gluten.

- Pan
- Cereal
- Galletas saladas
- Pasta
- Corteza de pizza
- Galletas dulces
- Pasteles y pays
- *Gravy*
- Salsas

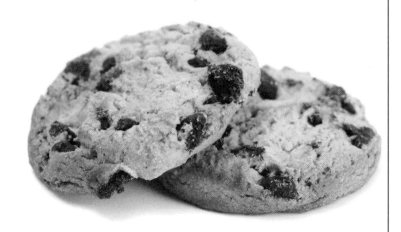

- **Desnutrición.** El daño a tu intestino delgado implica que éste no puede absorber suficientes nutrientes, lo cual deriva en deficiencias vitamínicas, anemia y pérdida de peso. En niños y niñas, esto puede provocar un crecimiento lento y baja estatura.
- **Condiciones de los huesos.** La malabsorción de calcio y vitamina D suele derivar en un ablandamiento del hueso (osteomalacia o raquitismo) en niños y niñas, y en una pérdida de la densidad ósea (osteoporosis) en adultos.
- **Infertilidad y aborto espontáneo.** La malabsorción puede contribuir a los problemas reproductivos.
- **Intolerancia a la lactosa.** El daño a tu intestino delgado puede causar dolor abdominal, hinchazón y diarrea después de comer productos lácteos que contienen lactosa, aunque no contengan gluten (ver página 110).
- **Cáncer.** La gente con enfermedad celiaca que no lleva una dieta libre de gluten tiene un mayor riesgo de desarrollar varias formas de cáncer, incluyendo linfoma intestinal y cáncer del intestino delgado.
- **Problemas neurológicos.** Algunas personas con enfermedad celiaca pueden desarrollar problemas neurológicos como convulsiones; daño a los nervios que conducen a las manos y los pies (neuropatía periférica);

o ataxia, una condición que ocasiona problemas de equilibrio, convulsiones y deterioro cognitivo.

En niños y niñas, la enfermedad celiaca puede derivar incluso en falta de crecimiento, retraso de la pubertad, pérdida de peso, irritabilidad, defectos en el esmalte dental, anemia, artritis y epilepsia.

UNA NUEVA FORMA DE COMER

La enfermedad celiaca es una condición crónica, y no existen fármacos o procedimientos quirúrgicos que puedan curarla. El tratamiento se enfoca en componer el intestino delgado y aliviar los signos y síntomas, al tiempo que mantienes una alimentación variada, balanceada y nutritiva.

Manejar la enfermedad y prevenir sus complicaciones requiere que cambies el tipo de alimentos que comes. Es esencial que evites el gluten. Esto significa eliminar todos los alimentos o ingredientes alimenticios elaborados a partir de granos como trigo, cebada y centeno, así como vigilar que el gluten no entre en tu organismo por vías insospechadas, como dulces, aderezos para ensalada y carnes frías procesadas. Un nutricionista certificado puede ayudarte a revisar las etiquetas alimenticias en detalle y decirte qué buscar.

INGREDIENTES ALIMENTICIOS QUE CONTIENEN GLUTEN

El gluten puede estar presente en alimentos inesperados. Evita todos los productos alimenticios que mencionen cualquiera de estos ingredientes en su etiqueta.

- Trigo (harina de trigo, harina blanca, salvado de trigo, germen de trigo, harina de varios cereales, almidón de trigo, harina Graham, sémola, trigo duro)

- Cebada

- Malta, un derivado de la cebada

- Centeno

- Búlgaros

- Kasha

- Trigo oriental

- Matzá

- Avena, a menos que diga que es libre de gluten

- Espelta

- Triticale

Durante años, ha existido un debate respecto a si los individuos con enfermedad celiaca pueden comer avena o productos elaborados con ésta (como harina, salvado y hojuelas de avena). Con base en las investigaciones, una declaración de la Sociedad Norteamericana para el Estudio de la Enfermedad Celiaca afirma que las personas con enfermedad celiaca pueden consumir sin riesgo hojuelas no contaminadas de trigo, cebada o centeno y que éstas proporcionan múltiples beneficios nutricionales.

Sin embargo, hay un problema: aunque las hojuelas no contienen gluten de manera natural y las reacciones a este alimento son raras, las hojuelas que venden en los supermercados pueden ser transportadas o procesadas en contenedores o instalaciones que contienen trigo, cebada y centeno. Esto puede contaminar las hojuelas y desencadenar una respuesta inflamatoria. Además, existe un pequeño porcentaje de la gente con enfermedad celiaca que reacciona incluso a las hojuelas puras.

Si quieres introducir hojuelas en tu dieta, asegúrate de consultar con tu médico o dietista antes de añadirlas en tus comidas. Busca hojuelas certificadas como puras o libres de gluten e incorpóralas poco a poco. Cada cierto tiempo aparecen en el mercado nuevos productos que contienen hojuelas. Evita estos productos hasta que puedas verificar su seguridad de una fuente confiable, como un nutricionista certificado.

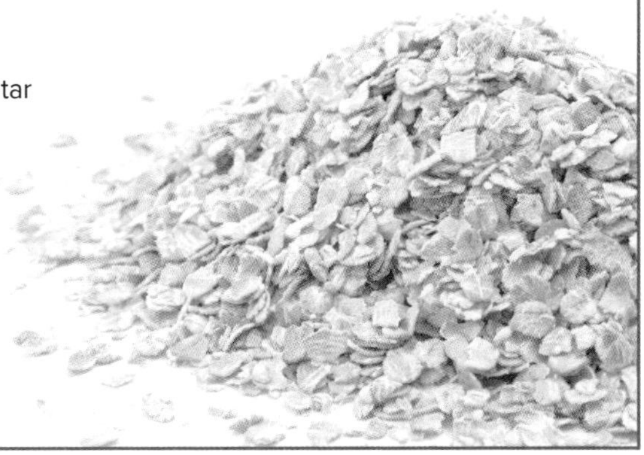

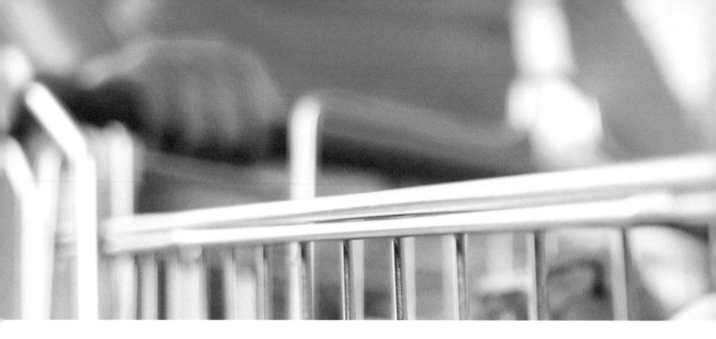

Cuando recién te diagnostican con enfermedad celiaca y comienzas a hacer cambios en tu alimentación, quizá debas tomar suplementos de vitaminas y minerales recomendados por tu médico o nutricionista para ayudarte a corregir deficiencias nutricionales. Algunas deficiencias comunes incluyen calcio, vitamina D, vitamina B12, hierro, folato y zinc. Conforme se acortan tus síntomas y mejora tu capacidad para absorber nutrientes, también es posible que disminuya tu necesidad de tomar suplementos. Si tienes osteoporosis, tal vez debas seguir tomando suplementos de calcio y vitamina D a largo plazo.

Luego de un par de semanas de eliminar el gluten de tu dieta, lo más probable es que la inflamación en tu intestino empiece a normalizarse. Sin embargo, puede tomar varios meses o incluso 2 o 3 años para que tu intestino sane por completo.

FUENTES INESPERADAS DE GLUTEN

Puedes ingerir gluten de fuentes inesperadas. Un ejemplo de esto sucede con la contaminación cruzada, cuando los alimentos libres de gluten entran en contacto con alimentos que contienen gluten. Esto puede ocurrir si compartes un cuchillo para untar mantequilla que tiene migajas de pan, usas el mismo tostador que otras personas, o comes alimentos fritos que se cocinan en el mismo aceite empleado para la comida empanizada.

Algunos productos comunes pueden contener gluten, incluyendo:

- Ciertos fármacos con o sin receta, que pueden tener gluten como agente aglutinante u otro ingrediente inactivo
- Suplementos vitamínicos
- Lápiz labial
- Ostias de comunión
- Pasta dental

Lo mejor que puedes hacer es contactar a los fabricantes para saber si contienen gluten. Deja que un farmacéutico revise las cajas de cada medicamento que tomas.

Acostumbrarte a tu nueva alimentación suele ser difícil. Puede tomarte varios meses descifrar qué alimentos puedes o no comer. Es posible que se te antojen algunos que ya no tienes permitido ingerir. Pero no te desanimes ni te rindas. Con el tiempo, la mayoría de las personas aprenden y se acostumbran a una dieta libre de gluten, hasta que se vuelve una parte normal de su vida cotidiana.

Una dieta libre de gluten

Cuando te enteras de que debes seguir una dieta libre de gluten durante el resto de tu vida, puedes sentir que tus elecciones alimenticias se han restringido demasiado y que comer dejará de ser divertido. Pero no te desanimes, porque es un hecho que hay una gran variedad de alimentos nutritivos y sabrosos que no contienen gluten. Con tiempo y paciencia, además de un poco de creatividad y ganas de explorar opciones nuevas, puedes encontrar muchos alimentos comunes que disfrutar.

La base de tu dieta tendrá que estar compuesta por verduras y frutas frescas, que no contienen gluten, y carne natural sin empanizar. Comer se vuelve más complicado cuando compras alimentos empaquetados en el supermercado, u ordenas un platillo en un restaurante, o asistes a eventos sociales y fiestas.

Una dieta libre de gluten puede incluir alimentos como:

- Carne, pollo y pescado natural
- Frutas
- Verduras
- Pasta hecha con maíz, arroz u otros granos libres de gluten
- Leguminosas
- Quinoa
- Arroz, incluyendo cereal y tostadas de arroz
- Papas y harina de papa
- La mayoría de los productos lácteos
- Tapioca
- Amaranto
- Trigo sarraceno
- Mijo

Existen muchas harinas y mezclas para hornear libres de gluten que puedes elegir para hacer tu propio pan, pasteles y otros alimentos. Sin embargo, considera que los granos naturalmente libres de gluten pueden estar contaminados con granos que sí contienen gluten. Esto puede pasar de manera accidental durante la cosecha, el transporte o el procesamiento del grano. Revisa que la etiqueta diga que la harina es libre de gluten o que el fabricante confirme que es así.

Si no te agrada cocinar, puedes comprar productos listos para comer sin gluten. Un nutricionista certificado puede ayudarte a encontrarlos. Por lo general, puedes hallarlos en supermercados grandes o cooperativas de comida, o puedes pedirlos por internet.

Algunos grupos de apoyo para la enfermedad celiaca también han publicado listas de artículos producidos de forma comercial o empaquetados que no contienen gluten, para ayudarte con tus compras.

Leer las etiquetas alimenticias

Las etiquetas alimenticias son herramientas importantes para que las personas que viven con enfermedad celiaca

ENFERMEDAD CELIACA E INTOLERANCIA A LA LACTOSA

Cuando tu intestino delgado sufre daños a causa del gluten, los alimentos que no contienen gluten también pueden provocar dolor abdominal, hinchazón y diarrea. Por ejemplo, algunas personas con enfermedad celiaca no pueden digerir el azúcar (lactosa) que está presente en los productos lácteos (una condición conocida como intolerancia a la lactosa). Además de evitar el gluten, estas personas deben limitar su consumo de productos que contienen lactosa.

Una vez que tu intestino delgado se haya recuperado, quizá puedas tolerar lácteos otra vez, o pequeñas dosis. Los productos lácteos contienen distintas cantidades de lactosa. Muchas personas pueden tolerarla en una cantidad más baja de lactosa, como la que está presente en un queso añejo. Pero, a veces, la intolerancia a la lactosa continúa pese al manejo exitoso de la enfermedad celiaca.

Si éste es tu caso, tendrás que limitar o evitar la mayor parte de los productos lácteos durante el resto de tu vida.

Un nutricionista puede ayudarte a elaborar un plan alimenticio bajo en lactosa y libre de gluten. Si ya no puedes comer productos lácteos, es necesario que encuentres otras fuentes de calcio.

---

puedan elegir alimentos seguros. Antes de comprar cualquier producto, siempre asegúrate de leer la etiqueta. Algunos alimentos que parecen aceptables, como el arroz o los cereales de maíz, suelen contener pequeñas cantidades de gluten. Si después de leer la etiqueta no tienes claro si el alimento contiene gluten, no te lo comas.

Asimismo, ten presente que los fabricantes pueden cambiar los ingredientes de un producto en cualquier momento sin anunciarlo. Un alimento que solía ser libre de gluten podría no serlo ahora. A menos que leas la etiqueta cada vez que compras, no sabrás con certeza si contiene o no gluten. Si no está claro si el producto contiene gluten, contacta al fabricante.

Comer en casa y cenar fuera

Preparar tus propias comidas es la mejor forma de asegurarte de que tu dieta sea libre de gluten, y no tienes que ser chef para preparar comidas deliciosas.

Si estás iniciando tu vida libre de gluten, asegúrate de eliminar los restos de gluten en tu cocina: cualquier sitio donde pueda haber migajas, como armarios, alacenas, estantes, cajones de utensilios, bloques de cuchillos o el refrigerador, microondas u horno. Usa una esponja o un trapo para limpiar tu cocina a profundidad.

Necesitarás reemplazar los electrodomésticos y utensilios difíciles de limpiar, como tostador, tablas para picar, coladores, tamizadores de harina, utensilios de madera y cualquier artículo de cocina que tenga rasguños o esté hecho de un material poroso. Si no sabes si un artículo o electrodoméstico contiene residuos de gluten, lo mejor es reemplazarlo.

También es recomendable tener una reserva de alimentos libres de gluten a tu disposición. Realiza un inventario cuidadoso de los alimentos seguros para comer, como arroz, frijoles, frutas y verduras frescas, y carnes, y asegúrate de tener estos artículos a la mano.

Si los individuos que viven contigo planean consumir alimentos con gluten, deberás encontrar una manera de separar tu comida de la suya. Coloca etiquetas en todos tus alimentos para evitar confusiones. Considera mantener tus alimentos en el estante de arriba y la comida de quienes viven contigo que contiene gluten en el estante de abajo, donde la probabilidad de contaminación es mínima. Lo importante es encontrar un sistema que funcione para tu hogar.

Si te abruma la idea de cocinar y preparar alimentos nuevos, empieza poco a poco. Por ejemplo, puedes iniciar con los alimentos libres de gluten que ya sabes preparar, como pechuga de pollo y ensalada, luego continúa con comidas que necesitan sustituciones sencillas para volverlas libres de gluten, como macarrones con queso libres de gluten.

Cuando te sientas más cómodo o cómoda cocinando alimentos libres de gluten, puedes empezar a experimentar con recetas más elaboradas. Existen muchos libros de cocina para preparar platillos libres de gluten y además puedes encontrar recetas en línea.

Por supuesto, no siempre querrás comer en casa. Considera estas recomendaciones para garantizar que tu experiencia al comer fuera sea segura:

- Elige un restaurante especializado en los tipos de alimentos que comes. Puedes llamar al restaurante con antelación para discutir las opciones en su menú.
- Visita los mismos restaurantes para familiarizarte con sus menús y para que el personal conozca tus necesidades. Hazles saber que tienes enfermedad celiaca y que no te queda más opción que ingerir alimentos libres de gluten.
- Si tienes una *app* en tu teléfono que lista los platillos libres de gluten de un restaurante, de todos modos confirma con quienes te sirven que la comida esté preparada sin gluten.
- Pide recomendaciones de restaurantes que sirven comida sin gluten a los miembros de tu grupo de apoyo.
- Adopta las mismas prácticas que sigues en casa. Elige alimentos preparados de forma sencilla o comida fresca, y evita los productos empanizados o rebozados. Otros alimentos que pueden contener gluten son sopas, salsas, comida frita en el mismo aceite que los alimentos rebozados (como papas a la francesa) y platillos combinados.

Un estudio reciente sugiere que el gluten está presente en más de 30 por ciento de la comida etiquetada como libre de gluten en los restaurantes. Así que, no tengas pena de preguntar cómo preparan los alimentos en un restaurante, qué ingredientes tiene un platillo en particular, y si la cocina está equipada para cumplir con tus necesidades. Mucha gente hace muchas preguntas y solicitudes específicas —incluso si no tienen una condición médica—, así que lo más probable es que el personal del restaurante esté acostumbrado.

Si te resulta más sencillo, puedes imprimir unas tarjetas para comer sin gluten fuera de casa que contengan una descripción precisa de los alimentos y métodos de preparación que están o no están permitidos en una dieta libre de gluten. Puedes descargar varias versiones de estas tarjetas en internet sin costo.

CUANDO LA ALIMENTACIÓN NO BASTA

La mayoría de las personas con enfermedad celiaca que sigue una alimentación libre de gluten comienza a sentirse mejor después de unas cuantas semanas y recuperan su salud después de varios meses. Un porcentaje reducido de estos individuos no mejoran con una dieta libre de gluten. Esto se conoce como enfermedad celiaca no respondedora.

A menudo, la enfermedad celiaca no respondedora se debe a una contaminación de la dieta con gluten. Dicho de otro modo, aunque piensas que no lo estás haciendo, sigues consumiendo gluten. Esto subraya la importancia de trabajar de manera cercana con un médico y un nutricionista para asegurar que estás eliminando todo el gluten de tu dieta.

Si continúas experimentando signos y síntomas a pesar de seguir una dieta libre de gluten durante seis meses hasta un año, el médico puede recomendarte que te realices más pruebas y buscar otras explicaciones para tus síntomas.

Si no te hiciste todos los exámenes, quizá no tengas enfermedad celiaca y tus síntomas estén relacionados con otra enfermedad o trastorno.

Otras condiciones pueden causar indicios y síntomas parecidos a los de la enfermedad celiaca. Éstos son mal funcionamiento del páncreas, síndrome del colon irritable y una intolerancia a la lactosa o la fructosa. Una cantidad excesiva de bacterias en el intestino delgado (sobrecrecimiento bacteriano del intestino delgado) o una inflamación del intestino grueso (colitis microscópica) también pueden producir síntomas similares.

En raras ocasiones, el daño intestinal provocado por la enfermedad celiaca persiste y deriva en problemas sustanciales de malabsorción, aunque sigas una dieta estricta libre de gluten. Esta combinación se conoce como enfermedad celiaca refractaria.

El tratamiento a menudo incluye fármacos como esteroides para controlar la inflamación intestinal y otras condiciones que resultan de la malabsorción.

Debido a que la enfermedad celiaca es una condición crónica, es importante consultar a tu médico con regularidad para monitorear tu salud.

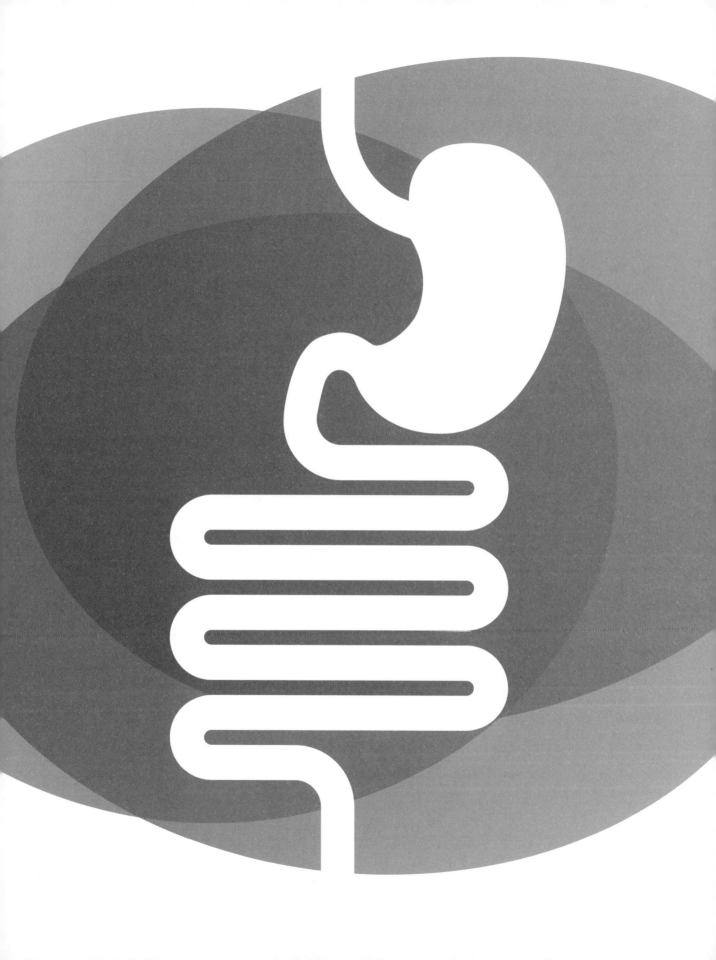

CAPÍTULO 10

ERGE y otras enfermedades esofágicas

Estás a punto de irte a la cama luego de disfrutar una cena divertida con tus amigos, cuando de repente sientes una quemazón en el centro del pecho.

Casi todas las personas han sentido acidez, esa sensación caliente que quema en el pecho, y a veces en la garganta, causada por el ácido estomacal que se regresa al esófago. Puede ser porque comiste demasiado durante la cena. O tal vez no dejaste que tu cuerpo digiriera una colación nocturna antes de irte a dormir.

La acidez es común, y tener un episodio ocasional no suele ser motivo de preocupación. Sin embargo, muchas personas luchan contra la acidez con regularidad. Más de 60 millones de estadunidenses presentan acidez al menos una vez al mes, y algunas personas tienen acidez todos los días.

La acidez frecuente o constante puede ser un problema grave y merece atención médica. Con mayor regularidad, suele ser un síntoma de la enfermedad por reflujo gastroesofágico (ERGE).

¿QUÉ ES LA ERGE?

Después de masticar y tragar, una masa suave y redonda de comida (bolo) viaja por tu esófago hacia la válvula muscular conocida como esfínter esofágico inferior (EEI) que separa tu esófago de tu estómago. Esta válvula se abre para permitir que los alimentos entren al estómago y luego vuelve a cerrarse con firmeza.

Algunas veces, los músculos en el esfínter esofágico inferior pueden debilitarse. Cuando esto sucede, la válvula no sella el esófago inferior del estómago como debería, y el ácido estomacal se regresa al esófago a través de esta abertura. Cuando el flujo de ácido estomacal se regresa al esófago, esto se conoce como reflujo. Éste puede provocar acidez frecuente tanto en la mañana como en la noche. El ácido estomacal también puede regurgitarse hasta tu esófago superior y dejarte un sabor agrio en la boca. En raras ocasiones, el reflujo puede provocar síntomas adicionales como tos.

Cuando el reflujo se presenta con frecuencia, el problema se denomina enfermedad por reflujo gastroesofágico (ERGE). La ERGE es un problema común cuyas consecuencias son muy graves si no se trata.

El reflujo constante de ácido estomacal puede irritar el recubrimiento del esófago y provocar inflamación (esofagitis). Con el tiempo, la inflamación puede erosionar el recubrimiento del esófago y causar que se forme una herida abierta (úlcera esofágica) que puede sangrar y causar dolor. El daño al recubrimiento esofágico también puede derivar en la formación de tejido cicatricial, que estrecha el esófago y dificulta la deglución. Los cambios de color y composición del recubrimiento esofágico como consecuencia del reflujo (una condición llamada esófago de Barrett) se vinculan con un mayor riesgo de cáncer esofágico. Cualquier persona puede tener ERGE, incluso niños y niñas, y bebés. Muchos bebés nacen con una válvula esfinteriana inmadura, que es la razón por la que a menudo escupen leche o comida. Al cumplir un año de edad, la válvula está más desarrollada y el reflujo de ácido estomacal al esófago se vuelve menos frecuente. Entre adultos, suele ocurrir lo contrario. Los signos y síntomas pueden volverse más graves con la edad.

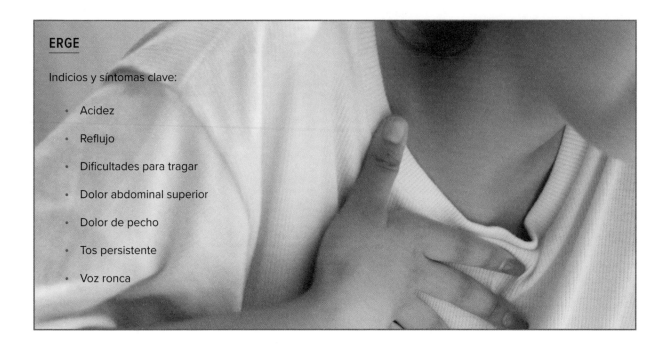

SIGNOS Y SÍNTOMAS VARIADOS

El reflujo y la acidez son dos problemas que comparten casi todas las personas con ERGE. También la enfermedad puede venir acompañada de una variedad de otros indicios y síntomas:

Dificultades para tragar

Los problemas de deglución pueden indicar un estrechamiento (estenosis) o una inflamación del esófago que limita su capacidad para impulsar los alimentos hacia el estómago. En casos más graves, las personas pueden sentir que se ahogan o como si tuvieran comida atorada detrás del esternón.

Dolor de pecho

El dolor suele empeorar después de una comida abundante o durante la noche. Debido a que la ERGE y la cardiopatía pueden coexistir, lo mejor es ir al médico si sientes cualquier dolor de pecho para descartar su vínculo con una condición cardiaca.

Sangrado

La inflamación y la erosión del recubrimiento del esófago o la formación de una úlcera esofágica pueden ocasionar sangrado. La sangre puede ser de color rojo brillante o más oscura (incluso negro) y aparecer en el vómito o mezclada con las heces.

Problemas de la garganta

Aunque es poco probable, el reflujo y la inflamación del tejido esofágico pueden producir síntomas como ronquera o la necesidad de aclarar la garganta todo el tiempo.

Tos y sibilancias

Algunas personas presentan tos crónica con la ERGE. Los jugos gástricos que se regresan a la garganta suelen estar compuestos de ácido, jugos gástricos, bilis del hígado o todos los anteriores. Cualquiera de estos jugos puede irritar tu garganta, lo cual resulta en una tos crónica.

¿QUÉ TE PONE EN RIESGO?

No siempre es fácil determinar con precisión la causa de la ERGE. Algunas personas con la enfermedad carecen de los factores de riesgo comunes que suelen indicar la condición. Los factores de riesgo relacionados con la ERGE incluyen los siguientes:

Sobrepeso

Muchas, pero no todas, las personas con ERGE tienen sobrepeso. El exceso de peso es un problema porque ejerce mayor presión en el estómago y el diafragma (el músculo largo que separa tu pecho de tu abdomen). Esta presión extra puede provocar que se abra el esfínter esofágico inferior. Ingerir

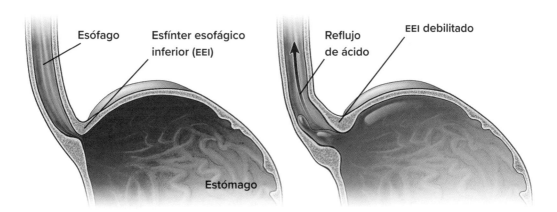

Esófago

Esfínter esofágico
inferior (EEI)

Estómago

Reflujo
de ácido

EEI debilitado

Por lo regular, el esfínter esofágico inferior (EEI) permanece cerrado, lo cual evita que el ácido estomacal se regrese al esófago (imagen de la izquierda). Si el esfínter se debilita o relaja, el ácido puede regresar (reflujo) al esófago, lo que provoca acidez e inflamación en los tejidos (imagen de la derecha).

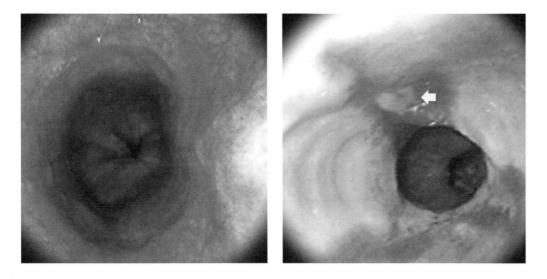

En la imagen de la izquierda, se muestra un esfínter esofágico inferior normal cuando está cerrado.

En la imagen de la derecha, se observa que los músculos debilitados en el esfínter ya no pueden cerrar el esófago, lo cual permite que los jugos gástricos se regresen de manera continua. La inflamación y las úlceras lineares (flecha) se extienden hacia arriba por las paredes del esófago.

comidas abundantes o que contienen mucha grasa puede tener efectos similares.

Hernia hiatal

La hernia hiatal es una condición que ocurre cuando parte del estómago invade la parte inferior de tu pecho y diafragma. Como resultado, el diafragma ya no puede sostener el esfínter esofágico inferior, lo cual ocasiona que se debilite la válvula y que el ácido estomacal se regrese hacia el esófago (para más información, consulta la página 131).

Ciertos alimentos

Algunos alimentos como el chocolate, la comida grasosa y los productos que contienen menta suelen contribuir o agravar la ERGE. Las sustancias químicas presentes en estos ingredientes pueden ocasionar que el esfínter esofágico inferior se relaje y se abra. Los productos con cafeína pueden elevar la producción de ácido estomacal, lo cual puede agravar la ERGE.

Fumar y beber alcohol en exceso

Fumar puede incrementar la producción de ácido estomacal, lo cual agrava el reflujo. El alcohol reduce la presión en el esfínter esofágico inferior; esto permite que se relaje y abra. El alcohol además puede irritar el recubrimiento del esófago. Abusar del tabaco y el alcohol al mismo tiempo puede crear problemas mucho peores.

Antecedentes familiares

Los investigadores de la Clínica Mayo creen que un vínculo genético puede predisponer a algunas personas a la ERGE. Si tu madre, padre o hermanos tienen o tuvieron la enfermedad, esto aumenta tus probabilidades de desarrollarla.

CONDICIONES RELACIONADAS

Otras condiciones o enfermedades pueden agravar o provocar síntomas de ERGE. Sin embargo, a diferencia de los factores de riesgo ya mencionados, en general estas condiciones no se consideran causantes de la ERGE.

Embarazo

La ERGE es más común durante el embarazo debido al incremento en la producción de la hormona progesterona, que relaja muchos músculos en el cuerpo, incluyendo el esfínter esofágico inferior.

La ERGE también puede desarrollarse durante el embarazo debido a un aumento en la presión sobre el estómago conforme crece el feto y se expande el útero.

Asma

A menudo, el asma y el reflujo ocurren juntos. No se sabe muy bien por qué o si uno causa el otro. Pero se tiene información acerca de cómo el reflujo, que provoca acidez, puede empeorar el asma y el asma puede empeorar el reflujo, sobre todo el reflujo grave vinculado con la ERGE.

Trastornos del tejido conjuntivo

Las enfermedades que provocan engrosamiento e inflamación en los tejidos musculares, como esclerodermia, pueden evitar que los músculos digestivos se relajen y contraigan de manera normal, lo cual causa reflujo.

Síndrome de Zollinger-Ellison

Una complicación del trastorno poco frecuente es que tu estómago produzca elevadas cantidades de ácido estomacal, lo cual aumenta tu riesgo de reflujo y ERGE.

¿QUÉ ES UNA HERNIA HIATAL?

Si la parte superior del estómago invade la cavidad torácica inferior, esto forma un saco que se conoce como hernia hiatal. Antes se creía que ésta era la causa más común de la enfermedad por reflujo gastroesofágico (ERGE), pero los médicos ahora tienen una visión distinta. Al parecer sólo las hernias de tamaño moderado a grande tienen esta función.

La cavidad torácica y el abdomen están separados por un músculo grande, en forma de cúpula, conocido como diafragma. Una abertura pequeña (hiato) en el diafragma permite que el esófago desemboque en el estómago.

La hernia hiatal se forma cuando la parte superior del estómago sube por el hiato hacia la cavidad que se encuentra encima del diafragma.

Si la hernia hiatal es pequeña, es poco probable que cause problemas. De hecho, la mayoría de las hernias hiatales no produce ningún signo o síntoma. Las hernias de tamaño moderado o grande suelen contribuir a la acidez en una de dos formas. Por lo general, tu diafragma está alineado con tu esfínter esofágico inferior, sosteniéndolo y ejerciendo presión sobre el esfínter para mantenerlo cerrado.

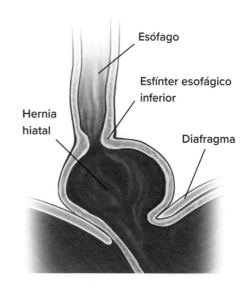

Una hernia hiatal hace que la parte superior del estómago sobresalga por encima del diafragma.

La hernia hiatal desplaza el esfínter hacia la cavidad torácica, con lo que reduce su presión sobre la válvula y permite que se abra. Una hernia hiatal también puede causar acidez si se convierte en un reservorio de ácido estomacal, el cual puede subir y viajar hacia el esófago.

Puede existir dolor, dificultades para tragar o una obstrucción si la porción del estómago que invade la cavidad torácica se enreda. En raras ocasiones, puede haber una restricción del flujo sanguíneo hacia el estómago.

Las hernias hiatales de gran volumen que provocan este tipo de situaciones suelen tratarse con cirugía para corregir el problema y restablecer la presión en el esfínter para mantenerlo cerrado.

ALIMENTOS QUE DEBES VIGILAR

Limita o deja de consumir alimentos que provocan los síntomas de la ERGE o que agravan tus síntomas. Algunos alimentos que pueden causar o empeorar este padecimiento se listan más adelante. No necesitas dejar de comer o disminuir el consumo de todos estos alimentos, sino sólo el de aquellos que parecen ser problemáticos para ti.

- Alimentos grasosos, incluyendo salsas cremosas, mantequilla, margarina y manteca
- Carne grasosa, incluyendo hamburguesas, tocino y salchichas altas en grasas
- Chocolate, sobre todo con leche alta en grasa
- Hierbabuena y menta
- Jitomate y productos a base de jitomate
- Frutas y jugos cítricos
- Bebidas que contienen cafeína
- Bebidas carbonatadas, sobre todo refresco con cafeína
- Comida frita, como papas a la francesa y aros de cebolla
- Productos lácteos altos en grasa, incluyendo leche entera
- Crema de cacahuate y nueces altas en grasas
- Salsas picantes y chiles
- Ajo
- Cebolla
- Manzana
- Pepino y pepinillos
- Comida picante

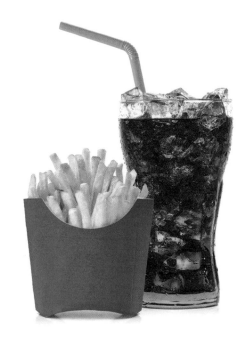

COMPLICACIONES DE LA ERGE

Si no se trata, el reflujo persistente puede derivar en una o más de estas complicaciones comunes.

Esofagitis

La esofagitis es una inflamación del recubrimiento del esófago, el tubo muscular que lleva la comida desde tu boca hasta tu estómago. De no tratarse, puede volverse dolorosa y derivar en dificultades para tragar, cicatrización del esófago y desarrollo de úlceras.

El tratamiento para la esofagitis depende de su causa subyacente y la gravedad del daño a los tejidos. Los fármacos suelen ser la primera línea de tratamiento. En algunas situaciones, se puede recurrir a procedimientos mínimamente invasivos o cirugía.

Estrechamiento del esófago

Algunas personas con ERGE pueden desarrollar un estrechamiento en el esófago (estenosis). La exposición a los ácidos estomacales daña las células que recubren la superficie interna del esófago inferior, lo cual deriva en la formación de tejido cicatricial; éste adelgaza la abertura a través de la que deben pasar los alimentos para llegar al estómago, lo cual obstruye el paso de la comida e interfiere con la deglución.

El tratamiento para el estrechamiento del esófago a menudo consiste en un procedimiento que estira y amplía el pasaje esofágico, así como medicamentos para suprimir el ácido y evitar que el pasaje se vuelva a estrechar.

Úlcera esofágica

Se puede formar una herida abierta en el lugar donde el ácido estomacal erosiona de modo grave los tejidos en las

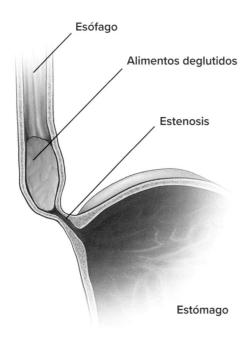

Esófago

Alimentos deglutidos

Estenosis

Estómago

La estenosis del esófago con frecuencia evita que los alimentos deglutidos lleguen al estómago.

paredes del esófago. La úlcera puede ser dolorosa, sangrar y dificultar la deglución. Tomar fármacos y hacer cambios en el estilo de vida para controlar el reflujo suelen ser necesarios para darle tiempo al tejido dañado de sanar y ayudar a curar la úlcera.

Esófago de Barrett

El esófago de Barrett es una probable complicación de la ERGE. En esta condición, el tejido normal que recubre el esófago cambia para parecerse al tejido del intestino delgado. Los cambios en el color y la composición del tejido indican el desarrollo del esófago de Barrett.

En vez de conservar su color rosa, el tejido se vuelve color salmón. Al analizar el tejido bajo el microscopio, en vez de células planas y similares a baldosas (parecidas a las células de la piel), el tejido presenta células altas que se asemejan a la superficie de una alfombra peluda (similar a las células que cubren la superficie interna del intestino delgado). Este cambio celular se conoce como metaplasia: el reemplazo anormal de un tipo de célula por otro tipo de célula.

La metaplasia surge como consecuencia de una exposición repetida y prolongada al ácido estomacal, y el cambio

en el tejido se relaciona con un riesgo más alto de desarrollar cáncer esofágico. Se estima que alrededor de 0.5 y 2 por ciento de la población estadunidense tiene esófago de Barrett, pero hay muchos casos no detectados.

Si tienes esófago de Barrett, tus probabilidades de desarrollar cáncer esofágico son más elevadas que las de la población en general. Sin embargo, la mayoría de las personas con esófago de Barrett no desarrollan cáncer. El riesgo de cáncer esofágico en alguien con ERGE permanece bajo.

La endoscopia es el procedimiento más común para identificar el esófago de Barrett (ver capítulo 5). Un tubo delgado y flexible que contiene una cámara miniatura (endoscopio) permite al médico observar el esófago de modo directo en busca de daño a sus tejidos. Si existen cambios en los tejidos y tu médico sospecha que tienes esófago de Barrett, él o ella puede extraer pequeños pedazos de tejido (biopsias) del esófago inferior y mandarlas a un laboratorio para su análisis. Además de confirmar el desarrollo del esófago de Barrett, las biopsias pueden detectar si existen cambios celulares precancerosos (displasia).

El grado de cambio precanceroso en el esófago de Barrett va de ningún cambio, cambios pequeños, pero notorios (displasia de grado bajo), cambios significativos (displasia de grado alto) a, por último, cáncer invasivo. A mayor cambio, más probabilidad de que el cáncer esté presente o se desarrolle en un futuro.

El tratamiento para el esófago de Barrett suele involucrar medidas para controlar la ERGE mediante cambios en la alimentación y el estilo de vida, además del uso de fármacos para controlar el reflujo. El médico puede recomendarte que te realices una endoscopia de manera periódica para monitorear los cambios en el tejido.

Si presentas displasia de grado alto, un posible precursor del cáncer esofágico, el tratamiento suele incluir un procedimiento para quemar el tejido dañado con una corriente eléctrica de frecuencia alta (ablación por radiofrecuencia).

¿Quién debe ser monitoreado? El Colegio Americano de Gastroenterología recomienda llevar a cabo pruebas periódicas para detectar el esófago de Barrett en hombres que tienen síntomas de ERGE al menos una vez por semana, que no responden al tratamiento con inhibidores de la bomba de protones y que presentan al menos dos factores de riesgo adicionales, como:

- Más de 50 años
- De raza blanca
- Exceso de grasa abdominal

- Fumador o exfumador
- Antecedentes familiares de esófago de Barrett o cáncer de esófago

CONSULTA CON TU MÉDICO

Si sufres de acidez al menos dos veces por semana durante varias semanas, o tus síntomas parecen empeorar, debes visitar al médico para hablarle sobre tus síntomas.

En la consulta inicial, el médico puede preguntarte sobre tu estado de salud en general y sobre los signos y síntomas que estás padeciendo.

Algunos ejemplos de preguntas pueden ser: ¿cuándo empezaron tus indicios y síntomas? ¿Qué tan seguido ocurren? ¿Están empeorando? ¿Hay factores, como las actividades que realizas o los alimentos que comes, que parecen mejorar o agravar tus signos y síntomas?

El médico también puede preguntarte sobre tu estilo de vida. ¿Fumas? ¿Cuáles son tus hábitos alimenticios? ¿Has subido de peso de modo reciente? ¿Cuánto alcohol bebes?

Si tienes los signos y síntomas típicos de la ERGE —acidez y reflujo—, pero no tienes otros problemas, lo más probable es que no necesites hacerte pruebas de diagnóstico. Sin embargo, si la acidez es grave o tienes indicios y síntomas adicionales como pérdida de peso inesperada o dificultades para tragar (disfagia), es probable que necesites hacerte algunas pruebas antes de que el médico haga un diagnóstico.

Para diagnosticar ERGE e identificar cualquier complicación, el médico puede recomendarte que te hagas una o más de las siguientes pruebas. Puedes leer más sobre estas pruebas en el capítulo 5.

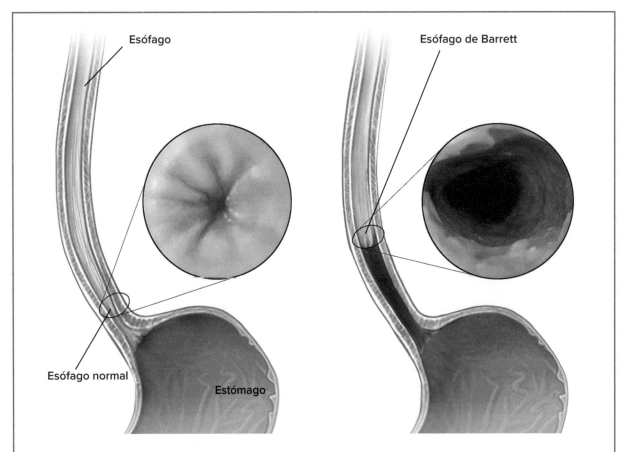

Esófago

Esófago de Barrett

Esófago normal

Estómago

La imagen de la izquierda muestra el color y la composición del tejido en un esófago normal. Con el esófago de Barrett, en la imagen de la derecha, ha habido un cambio en el tamaño, la forma y la composición de las células que cubren el esófago, quizás ocasionado por una exposición prolongada al reflujo estomacal.

Endoscopia superior

La endoscopia es una prueba común para diagnosticar ERGE porque el procedimiento permite al médico examinar de forma directa el recubrimiento de tu esófago y estómago. Durante la examinación, el médico también puede tomar muestras de tejido (biopsias) para un análisis de laboratorio.

Radiografía gastrointestinal superior

Puede detectar anormalidades u obstrucciones en la parte superior del tracto gastrointestinal. Antes de la prueba, debes ingerir una solución de bario que cubre tu tracto digestivo, lo cual hace que tu esófago y estómago se vuelvan más visibles en la radiografía.

Prueba de pH esofágico

Esta prueba se usa para medir la cantidad de tiempo —día y noche—, que el ácido estomacal se encuentra en tu esófago. La prueba consiste en colocar un catéter a través del conducto nasal (catéter transnasal) que mide el reflujo durante un periodo de 24 horas. Un análisis a profundidad de los resultados de esta prueba puede ayudar a determinar la frecuencia y duración del reflujo.

Prueba Bravo

La prueba Bravo es un sistema de monitoreo del pH sin catéter. Para esta prueba, una cápsula de pH miniatura, como del tamaño de una pequeña cápsula de gel, se introduce en la pared del esófago. La cápsula mide el nivel de pH en el esófago y transmite la información de forma inalámbrica a un receptor portátil que ajustas a tu cintura. Además, debes llevar un diario para registrar las veces que experimentas síntomas de reflujo. El estudio dura alrededor de 48 horas.

Manometría esofágica

Ésta mide las contracciones musculares rítmicas en tu esófago al tragar. También mide la coordinación y fuerza ejercidas por los músculos del esófago.

EL TRATAMIENTO EMPIEZA POR EL AUTOCUIDADO

Sin importar la gravedad de tus signos y síntomas, el primer paso para tratar la ERGE es evaluar tus conductas y estilo de vida. Para controlar indicios y síntomas leves, quizá sólo necesites hacer pequeños cambios en tu rutina diaria para tratar la enfermedad. Para los signos y síntomas más graves, realizar cambios más profundos en tu estilo de vida y tomar medicamentos pueden ayudarte a controlar tu condición.

- *Deja de fumar.* Fumar disminuye la capacidad del esfínter esofágico inferior de funcionar de manera adecuada. Además, incrementa la producción de reflujo y puede secar la saliva, que ayuda a proteger tu esófago del ácido estomacal.
- *Baja de peso.* Es más probable que la acidez y el reflujo se presenten cuando existe más presión en tu estómago debido al exceso de peso.
- *Realiza comidas más pequeñas.* Las porciones más pequeñas reducen la presión sobre el esfínter esofágico inferior. El exceso de presión puede forzar la válvula y abrirla, lo que permite el paso del reflujo.
- *Date tiempo de digerir.* Espera al menos tres horas antes de recostarte para dormir o tomar una siesta. Para entonces, la mayor parte de la comida en tu estómago se habrá vaciado hacia el intestino delgado. No hagas ejercicio de inmediato después de una comida. Espera entre 2 y 3 horas antes de realizar cualquier actividad física extenuante.
- *Evita la ropa ajustada.* Usar ropa apretada o que no te queda bien puede ejercer más presión sobre tu estómago.
- *Limita los alimentos grasosos.* Los alimentos grasosos relajan el esfínter esofágico, con lo cual permiten que el ácido estomacal se regrese al esófago. La grasa también hace que el estómago se vacíe más lento, lo que da más tiempo para que el ácido se regurgite al esófago.
- *Evita los alimentos que te causen problemas.* Alimentos como la cebolla, la comida picante, el chocolate, la menta y las bebidas con cafeína tienden a elevar el ácido estomacal. El chocolate y la menta pueden relajar el esfínter esofágico inferior. Los alimentos ácidos, como frutas y jugos de cítricos y productos a base de jitomate, pueden irritar un esófago inflamado y empeorar los síntomas en algunas personas.
- *Limita o evita el alcohol.* El alcohol relaja el esfínter esofágico inferior y puede irritar el recubrimiento del esófago, empeorando los síntomas.
- *Levanta la cabecera de tu cama.* Levantar la cabecera de tu cama entre 8 y 15 centímetros crea una pendiente gradual que va desde tu cabeza hasta tus pies y ayuda a evitar que el ácido estomacal regrese al esófago mientras duermes. La mejor forma de hacer esto es colocar bloques de madera u otros materiales resistentes debajo de las patas del lado de la cabecera de la cama. Emplear almohadas más grandes (o una mayor cantidad de ellas) para elevar tu cabeza puede empeorar el reflujo o provocar dolor de cuello.

- *Tómate un tiempo para relajarte.* El estrés puede hacer que la digestión sea más lenta y empeorar los síntomas de la ERGE. Algunas técnicas de relajación, como la meditación, la imaginación guiada o la relajación muscular progresiva, pueden mejorar la ERGE al reducir el estrés.

MEDICAMENTOS PARA TRATAR LA ERGE

Tal vez ya has probado varias cosas para reducir tus síntomas. Has dejado de comer alimentos grasosos, estás haciendo comidas menos abundantes e incluso has bajado un poco de peso. Sin embargo, el reflujo sigue causando molestias o ha disminuido muy poco. Cuando los cambios en el estilo de vida no son efectivos, el siguiente paso puede ser recurrir a los fármacos.

Antiácidos

Los antiácidos de venta libre (sin receta) son los de mayor efectividad para tratar la acidez ocasional o leve, ya que neutralizan el ácido estomacal para un rápido alivio. Cada producto tiene diferentes agentes neutralizadores. Por ejemplo, las pastillas masticables como Tums y Rolaids contienen carbonato de calcio. Mylanta y Maalox vienen en forma líquida (suspensión) o en tabletas y contienen magnesio. La suspensión suele funcionar más rápido que las tabletas, pero algunas personas la consideran menos conveniente.

Los antiácidos pueden aliviar los signos y síntomas, pero no curan la causa del reflujo ni la inflamación del esófago. Los productos suelen ser seguros, pero, si se toman con frecuencia, pueden ocasionar ciertos efectos secundarios, como diarrea (sobre todo los antiácidos que contienen magnesio), estreñimiento (los antiácidos que contienen aluminio) o insuficiencia cardiaca congestiva (los que contienen sodio).

Algunos antiácidos también pueden interactuar con otros medicamentos, incluyendo fármacos para tratar la enfermedad renal o cardiaca. El uso prolongado de productos que contienen magnesio puede causar una acumulación de magnesio, lo cual puede agravar o resultar en enfermedad renal, sobre todo si tienes diabetes. El exceso de calcio puede producir piedras en el riñón. Si tomas antiácidos con regularidad, comenta con tu médico sobre estas complicaciones.

Bloqueadores de ácido

También conocidos como bloqueadores de histamina (H2), estos fármacos están disponibles con y sin receta. En lugar de neutralizar el ácido estomacal, disminuyen la cantidad de ácido producido en tu estómago.

Los bloqueadores de ácido difieren de los antiácidos en el hecho de que no funcionan tan rápido. Sin embargo, pueden prevenir el reflujo y la acidez, y no sólo aliviarlos. Además, tienen una acción más prolongada, lo cual quiere decir que alivian la acidez por hasta 12 horas, en vez de cuatro horas o menos, como ocurre con los antiácidos.

Los bloqueadores de ácido incluyen los medicamentos cimetidina (Tagamet HB), famotidina (Pepcid), nizatidina (Axid AR) y ranitidina (Zantac). Las versiones con receta de éstos contienen concentraciones más altas del medicamento que las variedades de venta libre.

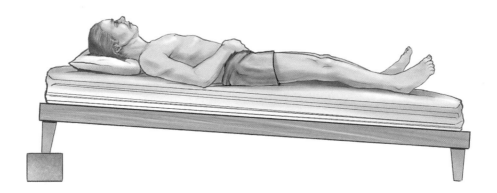

Elevar la cabecera de tu cama entre 8 y 15 centímetros ayuda a prevenir el reflujo.

MEDICAMENTOS Y SUPLEMENTOS QUE DEBES VIGILAR

Ciertos fármacos y suplementos alimenticios pueden irritar el recubrimiento de tu esófago, lo cual provoca dolor por acidez (esofagitis inducida por medicamentos), mientras que otros pueden incrementar la gravedad de la enfermedad por reflujo gastroesofágico.

Los medicamentos y suplementos alimenticios que pueden irritar tu esófago y causar acidez son:

- Antibióticos, como la tetraciclina
- Bifosfonatos tomados por vía oral, como el alendronato (Fosamax), ibandronato (Boniva) y risedronato (Actonel)
- Suplementos de hierro
- Quinidina
- Analgésicos, como ibuprofeno (Advil, Motrin IB, otros) y aspirina
- Suplementos de potasio

Los medicamentos y suplementos alimenticios que pueden incrementar el reflujo y empeorar la ERGE incluyen:

- Anticolinérgicos, como la oxibutinina (Ditropan XL), recetados para tratar la vejiga hiperactiva y el síndrome del colon irritable
- Antidepresivos tricíclicos (amitriptilina, doxepina, otros)
- Bloqueadores de los canales de calcio y nitratos usados para tratar la hipertensión y la cardiopatía
- Narcóticos (opioides), como la codeína, y aquellos que contienen hidrocodona y acetaminofeno
- Progesterona
- Quinidina
- Sedantes o tranquilizantes, incluyendo benzodiazepinas como el diazepam (Valium) y temazepam (Restoril)
- Teofilina (Elixophyllin, Theochron)

Si tomas cualquiera de estos fármacos, asegúrate de ingerirlos con suficiente agua y evita recostarte durante al menos 30 minutos después de tomarlos. Comenta con tu médico si piensas que los medicamentos que tomas pueden estar contribuyendo a tus síntomas de reflujo.

Se recomienda tomar los bloqueadores de ácidos antes de cualquier comida que pueda producirte acidez. Puedes ingerirlos después de que empiecen los síntomas, pero pueden tardar alrededor de 30 minutos en funcionar.

Los bloqueadores de ácido ayudan a curar la inflamación (esofagitis) y las úlceras, debido a que reducen la exposición de los tejidos esofágicos al ácido estomacal. El médico puede recomendarte que tomes un bloqueador de ácido durante varios meses, o más, si esto ayuda a mantener tus síntomas a raya.

Estos fármacos suelen ser seguros, pero en raras ocasiones pueden causar efectos secundarios, incluyendo diarrea, estreñimiento, boca seca, mareo y somnolencia. Algunos bloqueadores de ácido, sobre todo la cimetidina, pueden ocasionar interacciones peligrosas con otros medicamentos. Pregúntale a tu médico o farmacéutico sobre las posibles interacciones medicamentosas de estos fármacos.

Inhibidores de la bomba de protones
Los inhibidores de la bomba de protones (IBP) son el tratamiento más eficaz para la ERGE. El dexlansoprazol (Dexilant), esomeprazol (Nexium), lansoprazol (Prevacid), omeprazol (Prilosec, Zegerid), pantoprazol (Protonix) y rabeprazol (Aciphex) están disponibles con receta. El omeprazol (Prilosec

OTC, Zegerid OTC), lansoprazol (Prevacid 24HR) y esomeprazol (Nexium 24HR) están disponibles sin receta.

Estos fármacos bloquean la producción de ácido gástrico y dan tiempo para que el tejido esofágico dañado sane. Los inhibidores de la bomba de protones son convenientes porque por lo general sólo tienes que tomarlos una o dos veces al día. Sin embargo, los fármacos pueden ser más caros que otros medicamentos para la ERGE.

Los inhibidores de la bomba de protones suelen ser seguros y se toleran bien para un tratamiento prolongado de la ERGE. En los ensayos clínicos, se ha encontrado que los inhibidores de la bomba de protones son seguros por hasta al menos 10 años. Si tu ERGE es grave, el médico puede recomendarte el uso indeterminado de inhibidores de la bomba de protones para mantener tus síntomas bajo control.

Aunque en general estos medicamentos se toleran bien, también pueden causar algunos efectos secundarios, incluidos dolor de estómago o abdominal, diarrea, estreñimiento, dolor de cabeza o mareo. Las investigaciones sugieren que el uso prolongado de inhibidores de la bomba de protones puede relacionarse con un mayor riesgo de infección por *Clostridium difficile (C. diff.)*, osteoporosis, neumonía, deficiencias vitamínicas y enfermedad renal. Sin embargo, aún no se ha establecido una relación causa-efecto entre los inhibidores de la bomba de protones y estos posibles efectos secundarios, y las vinculaciones son relativamente débiles.

La recomendación actual en la Clínica Mayo es que los inhibidores de la bomba de protones deben emplearse cuando sea necesario y en dosis bajas para tratar los síntomas de la ERGE, y no deben utilizarse más tiempo de lo requerido. También se pueden recetar suplementos de calcio y vitamina D, pero no todos lo recomiendan.

Es importante que tomes un inhibidor de la bomba de protones entre 15 y 30 minutos antes de comer, ya que tu estómago produce ácido en cuanto recibe comida. Los medicamentos deben estar en tu sistema antes de que se produzca este ácido. Los fármacos son menos efectivos si se toman cuando estás ayunando.

CIRUGÍA PARA TRATAR LA ERGE

Debido a la efectividad de los medicamentos, la cirugía para tratar la ERGE es poco común. Sin embargo, se puede considerar una cirugía si no toleras los fármacos, si éstos no funcionan o si no puedes costearlos a largo plazo. El médico también puede recomendar la cirugía si tienes cualquiera de las siguientes complicaciones:

- Hernia hiatal grande (ver "¿Qué es una hernia hiatal?" en la página 131)
- Esofagitis grave, sobre todo si hay sangrado
- En raras ocasiones, problemas pulmonares graves, como una bronquitis o neumonía, debido al reflujo

FUNDUPLICATURA

La cirugía más común para tratar la ERGE es un procedimiento llamado *funduplicatura*. En éste, el cirujano envuelve la parte superior del estómago (fundus) alrededor del esfínter esofágico inferior (EEI) para apretar el músculo del esfínter y prevenir el reflujo.

La funduplicatura suele ser un procedimiento (laparoscópico) poco invasivo. Se hacen entre 3 o 4 incisiones en el abdomen a través de las cuales el cirujano puede insertar pequeños instrumentos, incluyendo un endoscopio equipado con una cámara miniatura para ver el procedimiento. A fin de que el cirujano tenga más espacio para trabajar, debe inflar el abdomen del paciente con dióxido de carbono.

A veces, para llevar a cabo la funduplicatura, el cirujano necesita alargar el esófago. Esto es porque el reflujo prolongado puede acortar dicho órgano. El proceso de alargar el esófago también evita que se vuelva a formar una hernia hiatal después de la cirugía debido a la tensión que puede ejercer el esófago acortado.

Dispositivo de Linx

En este procedimiento, se envuelve un aro con pequeñas cuentas magnéticas alrededor del esfínter esofágico inferior. La atracción magnética entre las cuentas es lo bastante fuerte como para mantener cerrado el músculo con el fin de prevenir el reflujo, pero lo suficientemente débil como para permitir el paso de comida. El dispositivo de Linx se implanta mediante una cirugía mínimamente invasiva (laparoscópica).

Procedimientos endoscópicos

Los tratamientos que se mencionan a continuación se llevan a cabo sin ninguna incisión. En vez de esto, las herramientas quirúrgicas se envuelven a lo largo del esófago hasta el esfínter esofágico inferior. Estos procedimientos son más recientes, por lo que aún no se tienen datos a largo plazo que evalúen su efectividad.

Funduplicatura transoral sin incisión (TIF, por sus siglas en inglés). Durante este procedimiento, se dobla una porción

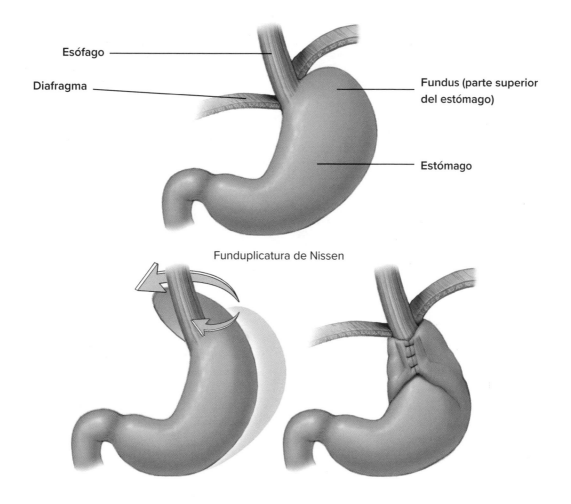

Esófago

Diafragma

Fundus (parte superior del estómago)

Estómago

Funduplicatura de Nissen

A. Fundus envuelto alrededor de la parte posterior del esófago

B. Envoltura asegurada con suturas para anclar el esófago inferior debajo del diafragma

del estómago y se envuelve alrededor del esfínter esofágico inferior, y luego se ajusta con seguros de polipropileno. Al igual que con la cirugía poco invasiva, se usa el estómago para reforzar el músculo del esfínter.

Funduplicatura endoscópica con sistema MUSE. Usa cinco grapas quirúrgicas de titanio para ajustar el estómago a la pared del esófago, lo que ayuda a reforzar el músculo esofágico.

Las complicaciones derivadas de cualquiera de los procedimientos quirúrgicos para tratar la ERGE son dificultades para tragar, hinchazón, diarrea y una sensación de llenura después de comer una cantidad moderada de alimentos, conocida como saciedad temprana.

CÁNCER DE ESÓFAGO

El cáncer de esófago afecta a más de 17 000 estadunidenses al año, y es más común entre hombres que mujeres. Los investigadores no saben con certeza qué es lo que causa el cáncer esofágico, pero tu riesgo se eleva si abusas del tabaco o el alcohol. El esófago de Barrett, una complicación de la enfermedad por reflujo gastroesofágico (ERGE), es otro factor de riesgo (ver página 133).

Por desgracia, los pequeños tumores que se desarrollan en tu esófago en las etapas tempranas de la enfermedad no suelen producir signos y síntomas. A menudo, la primera indicación de un tumor puede ser una dificultad para tragar, cuando el tumor ha crecido al grado de llenar cerca de

CÁNCER DE ESÓFAGO

Signos y síntomas clave:

- Dificultades para tragar

- Sangre en el vómito o en las heces

- Pérdida de peso

- Dolor de pecho

la mitad de la abertura del esófago. A medida que se desarrolla el cáncer, pueden presentarse otros indicios y síntomas. Puedes experimentar pérdida de peso, dolor de pecho y sangre en el vómito o en las heces.

Hay dos tipos de cáncer esofágico, con base en las células involucradas:

- *Carcinoma de células escamosas.* Este cáncer se forma en células planas y escamosas que cubren todo tu esófago. Abusar del tabaco y el alcohol puede elevar tu riesgo de este tipo de cáncer.
- *Adenocarcinoma.* Este cáncer se desarrolla en el tejido glandular que se encuentra en tu esófago inferior. La gente con enfermedad por reflujo gastroesofágico grave y esófago de Barrett tiene mayor riesgo de desarrollar este tipo de cáncer.

Diagnóstico

Si estás experimentando signos y síntomas, el médico puede revisar tu esófago para detectar la presencia de tumores o tejido sospechoso. Esto suele hacerse mediante un procedimiento llamado *endoscopia*, en el que se inserta un tubo delgado y flexible que contiene una cámara miniatura (endoscopio) por tu garganta. El endoscopio puede tomar incluso una muestra de tejido (biopsia) para que sea examinada en un laboratorio.

Si se identifica algún cáncer, el siguiente paso es determinar qué tan avanzado está. Para esto, pueden realizarte otras pruebas diagnósticas como análisis de sangre, tomografía computarizada (TC) o ultrasonido endoscópico. Todas estas pruebas se describen en detalle en el capítulo 5.

No se recomienda ninguna prueba para detectar la presencia de cáncer de esófago en individuos con bajo riesgo de padecer la enfermedad. Sin embargo, se puede recomendar la realización de endoscopias periódicas para algunas personas con esófago de Barrett.

Tratamiento

Se recomiendan distintos tipos de tratamientos dependiendo del tipo de células involucradas, la gravedad y la ubicación del cáncer, además de tus preferencias personales.

Cirugía. La cirugía es el tratamiento más común para el cáncer esofágico. Si el cáncer es pequeño y está confinado a las capas internas del esófago, el médico puede recomendar que se extirpe el cáncer, junto con un margen de tejido sano que lo rodee, por vía endoscópica. En este tipo de cirugía se introduce un endoscopio por la boca y la garganta hacia el esófago, y el cáncer se extirpa con unas herramientas sujetas al endoscopio.

En la mayoría de los casos, se extirpa una porción grande del esófago durante la cirugía. Además, puede extirparse una parte del estómago superior, así como algunos nódulos linfáticos cercanos. Luego, el cirujano jala el estómago hacia arriba hasta alcanzar la parte restante del esófago. En raras ocasiones, el cirujano puede crear un nuevo conducto desde la garganta hasta el estómago empleando tejido del intestino, a menudo una parte del colon.

La cirugía puede hacerse como un procedimiento abierto que involucra una incisión grande o vía laparoscópica, usando herramientas quirúrgicas especiales que se insertan a través de varias incisiones pequeñas en la piel. El tipo de cirugía que tengas, ya sea abierta o laparoscópica, dependerá de tu situación individual y de la forma en particular de tu cirujano para manejar la enfermedad.

Radiación. La terapia de radiación suele combinarse con quimioterapia para tratar el cáncer de esófago. Por lo general, se realiza antes de la cirugía, y a veces después de la misma. La radioterapia además puede usarse para aliviar las complicaciones del cáncer esofágico avanzado, como cuando un tumor crece a tal grado que obstruye el paso de la comida hacia el estómago.

Quimioterapia. La quimioterapia emplea fármacos para destruir las células cancerígenas. Para tratar el cáncer de esófago suele recomendarse antes de la cirugía, junto con la radiación. Algunas veces, la quimioterapia, con o sin radiación, es el tratamiento principal para el cáncer de esófago avanzado.

Tratamientos futuros. Las terapias focalizadas que utilizan medicamentos u otras sustancias para identificar y atacar células cancerosas específicas están siendo evaluadas como posibles tratamientos para el cáncer de esófago. La terapia de anticuerpos monoclonales es un tipo de terapia focalizada bajo investigación. Con esta terapia, se crean algunas proteínas específicas del sistema inmunológico (anticuerpos) en un laboratorio y se inyectan en el cuerpo. Una vez dentro del organismo, su objetivo es identificar y atacar sustancias que fomentan el crecimiento de las células cancerosas.

Terapia nutricional. El médico puede recomendarte un tubo de alimentación si estás teniendo problemas para tragar o si vas a someterte a una cirugía. Un tubo de alimentación permite que los nutrientes lleguen de manera directa a tu estómago o intestino delgado, con lo cual tu esófago tiene tiempo para sanar después del tratamiento contra el cáncer.

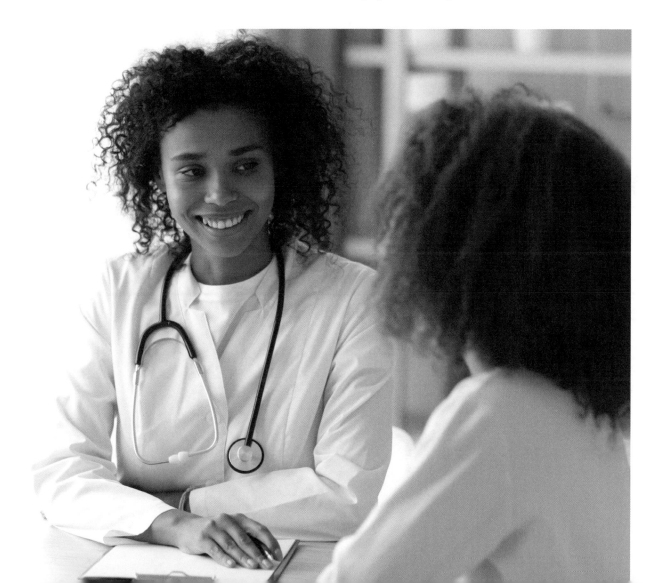

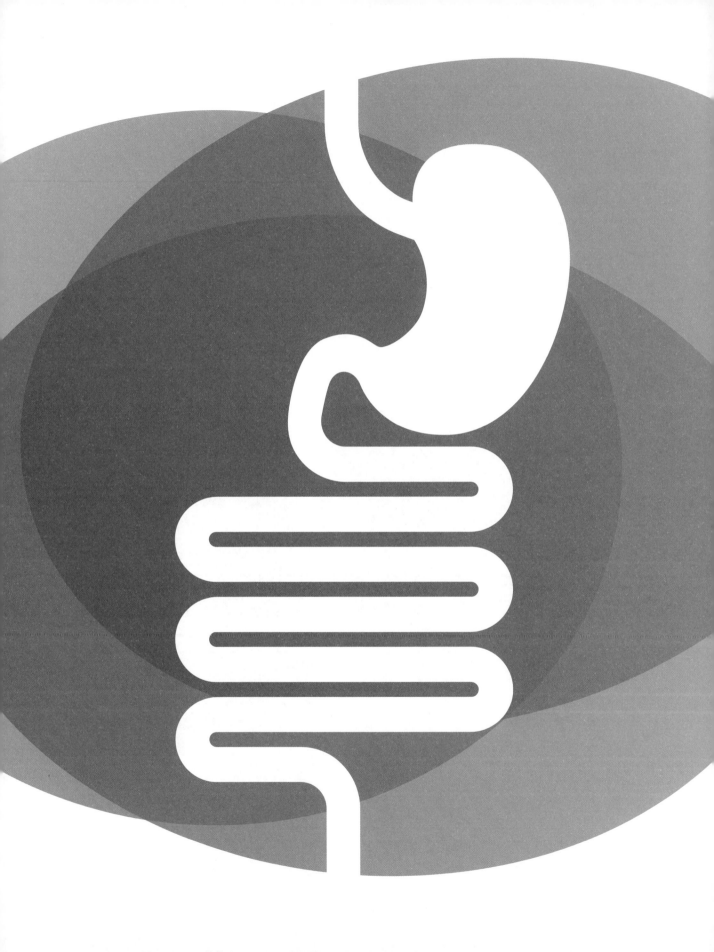

CAPÍTULO 11

Úlceras y dolor estomacal

¿Es verdad eso que dicen de que el exceso de estrés y de comida picante provoca úlceras? Hace no mucho, la creencia generalizada era que las úlceras gástricas eran resultado directo de nuestro estilo de vida y que el ardor en el pecho era consecuencia de un trabajo extenuante y del abuso de ciertos alimentos.

Pero muchas cosas han cambiado, y los médicos ahora saben que la mayor parte de las úlceras son causadas por infecciones bacterianas y ciertos medicamentos. Asimismo, el consumo de tabaco y alcohol eleva el riesgo de tener úlceras cuando van de la mano con otros factores de riesgo. Gracias a esto, el tratamiento de las úlceras es muy distinto a como solía ser.

Ahora bien, eso no significa que el manejo del estrés y el consumo de una dieta saludable no sean importantes para el tratamiento de las úlceras. De hecho, si tienes una úlcera gástrica, la ansiedad, la ingesta de alimentos picantes o muy ácidos, y el consumo de alcohol y tabaco pueden empeorar los síntomas y retrasar la recuperación.

UNA HERIDA ABIERTA

En medicina, el término *úlcera* se usa para referirse a una especie de herida abierta. Hay varios tipos de úlcera. Las que se producen por presión (úlcera de decúbito o escara) se presentan en la espalda o las nalgas cuando uno pasa demasiado tiempo acostado en la misma posición. Por otro lado, las úlceras vasculares que aparecen en los tobillos suelen desarrollarse cuando existe una obstrucción del flujo sanguíneo.

El tipo de úlcera más común (y que solemos relacionar más con el concepto de *úlcera*) es la péptica. Se trata de heridas abiertas en la parte superior del tracto digestivo (es decir, el estómago y el intestino delgado) que se forman si el ácido erosiona el recubrimiento del tracto digestivo o si la capa protectora de mucosa sobre dicho recubrimiento se desbarata y los tejidos expuestos se vuelven susceptibles a daños. Según los Centros de Control y Prevención de Enfermedades de Estados Unidos (CDC), alrededor de 25 millones de estadunidenses tendrán una úlcera en alguna etapa de su vida.

Las úlceras pépticas ubicadas en el estómago se conocen como úlceras gástricas. Si la úlcera se encuentra en el intestino delgado, su denominación depende de la parte del intestino en la que aparezca. La más común es la úlcera duodenal, la cual se desarrolla en la parte superior del intestino delgado (el duodeno). Si no se tratan, pueden provocar sangrado interno y abrir un agujero en la pared estomacal o intestinal, lo que genera un riesgo de infección o inflamación grave en la cavidad abdominal (peritonitis). Las úlceras pépticas también ocasionan cicatrización que puede obstruir el paso de alimentos por el tracto digestivo.

Dolor ulceroso

Muchas personas con úlceras pépticas no presentan síntomas; no obstante, el síntoma más regular entre quienes tienen molestias es el dolor persistente en el abdomen superior, entre el ombligo y el esternón. Este dolor es causado por el ácido estomacal que irrita la herida abierta, y puede durar apenas unos cuantos minutos o hasta horas.

ÚLCERA

Signos y síntomas clave:

- Dolor persistente en el estómago o la parte superior del abdomen

- Sensación de saciedad, distensión o eructos

- Sangre en el vómito

- Sangre en las heces

- Náuseas

- Agruras

- Dolor en la espalda media

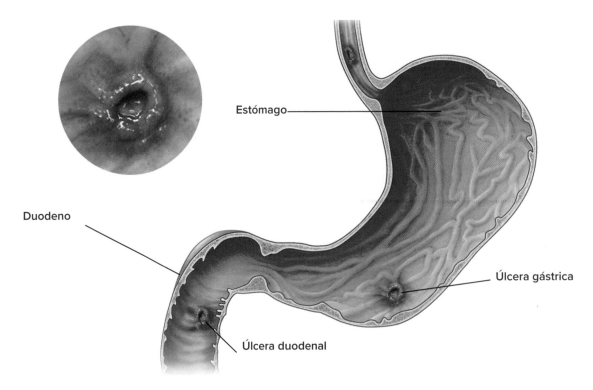

Estómago

Duodeno

Úlcera gástrica

Úlcera duodenal

Las úlceras pépticas son heridas abiertas en el recubrimiento del estómago o el intestino delgado. Si está localizada en el estómago, se le denomina úlcera gástrica. Las úlceras pépticas que aparecen en el intestino delgado suelen ubicarse en la parte superior (el duodeno), por lo que se les llama úlceras duodenales.

El dolor ulceroso suele empeorar cuando se tiene el estómago vacío, razón por la cual suele manifestarse en las noches. Dado que la comida ayuda a aplacar el ácido estomacal, realizar varias comidas frecuentes suele aliviar el dolor de forma temporal. De hecho, algunas personas con úlceras suben de peso porque el dolor las impulsa a comer con más frecuencia.

Algunos otros signos y síntomas de úlcera péptica son vómito rojo brillante o con sangre negra que se asemeja al café molido. Además, podrías notar que tus heces contienen sangre oscura. Y, a veces, las úlceras causan dolor en la espalda media.

BACTERIAS: LAS SOSPECHOSAS COMUNES

En 1983 se hizo un descubrimiento importantísimo que ha permitido entender y tratar mejor las úlceras pépticas. En ese año, dos investigadores australianos observaron bacterias en forma de espiral en las biopsias de personas con úlceras (véase la imagen a continuación) e inflamación estomacal persistente (gastritis).

La bacteria descubierta por estos investigadores recibió el nombre de *Helicobacter pylori*, y se observó que suele vivir en la capa mucosa que cubre y protege los tejidos que recubren el estómago y el intestino delgado.

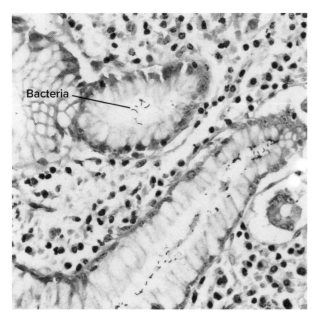
Bacteria

La muestra obtenida por biopsia revela la presencia de *H. pylori* en la capa mucosa que recubre el tejido estomacal.

Por regla general, la *H. pylori* no causa problemas, pero a veces eleva la producción de ácido gástrico y desgasta los tejidos digestivos hasta producir una úlcera. De hecho, la mayor parte de las úlceras son consecuencia de una infección por *H. pylori*.

Aunque no está claro cómo se propagan estas bacterias, al parecer se transmiten entre personas a través del contacto directo con saliva o materia fecal. Se considera que algunas vías de transmisión comunes son los niños que comparten cama, el mal manejo de los alimentos y las malas prácticas de limpieza.

Puesto que los científicos han encontrado *H. pylori* en muestras de agua, sospechan que la infección también se transmite al beber agua contaminada.

El estómago y el ácido que contiene son un ambiente hostil para muchas bacterias, pero *H. pylori* está bien adaptada para sobrevivir en él, pues esta bacteria produce una enzima que crea una zona de protección resistente a ácido estomacal y un microentorno alcalino que permite que *H. pylori* sobreviva.

Factores de riesgo
El riesgo de desarrollar una úlcera péptica por *H. pylori* incrementa si la persona afectada:

- Nació en un país en vías de desarrollo
- Su estatus socioeconómico de vida es bajo
- Vive con una familia grande o en condiciones de hacinamiento
- Ha estado expuesto al vómito de una persona infectada

Es probable que la genética también influya en el desarrollo de una úlcera, pues los estudios han demostrado que el riesgo de desarrollar una úlcera péptica es mayor cuando se tiene un familiar que ya la ha padecido.

La buena noticia es que la incidencia de infecciones nuevas por *H. pylori* parece estar disminuyendo en Estados Unidos. De hecho, los niños estadunidenses que crecieron entre los años veinte y los cuarenta eran mucho más propensos a infectarse de *H. pylori* que los niños de hoy.

Entre los factores que pueden haber influido en la disminución de infecciones por *H. pylori* están las mejorías en el estatus socioeconómico e higiene y sanidad públicas.

Otro factor es el uso generalizado de antibióticos en niños; el tratamiento de infecciones de oído y otras afecciones pediátricas comunes puede haber servido como prevención y tratamiento de *H. pylori* en sus primeros años de vida.

Otras causas

Aunque *H. pylori* es la principal causa de úlceras pépticas, no es la única.

La aspirina y los antiinflamatorios no esteroideos también pueden irritar o inflamar el recubrimiento del estómago y del intestino delgado. De hecho, alrededor de 10 por ciento de las úlceras pépticas son causadas por el consumo regular de aspirina o de antiinflamatorios no esteroideos como el ibuprofeno (Advil, Motrin IB y otros) y el naproxeno sódico (Aleve).

Estos fármacos inhiben la producción de una enzima que produce prostaglandinas (sustancias similares a las hormonas que protegen el recubrimiento estomacal). Sin esta protección, el ácido estomacal erosiona el recubrimiento y provoca sangrados y úlceras. De hecho, entre personas que ya están infectadas con *H. pylori*, el riesgo de úlcera aumenta con el consumo frecuente de antiinflamatorios no esteroideos.

Los adultos mayores que toman analgésicos con frecuencia o que toman otros medicamentos junto con aspirina y antiinflamatorios no esteroideos —como esteroides, anticoagulantes, inhibidores selectivos de la recaptación de serotonina, alendronato (Fosamax) y risedronato (Actonel)— son más propensos a desarrollar úlceras pépticas.

Tu nivel de riesgo también puede ser mayor si fumas o bebes alcohol con frecuencia. El tabaco y el alcohol por sí solos no provocan úlceras, pero contribuyen a su desarrollo cuando se combinan con otros factores, como la presencia de *H. pylori* o el consumo de analgésicos de venta libre. La nicotina, que es el principal ingrediente activo del tabaco, eleva el volumen y la concentración de ácido gástrico en el estómago, mientras que el alcohol irrita y erosiona el recubrimiento mucoso del estómago y los intestinos, lo que a su vez causa inflamación y sangrado.

¿CÓMO SE DIAGNOSTICAN LAS ÚLCERAS?

Para diagnosticar una úlcera, quizá el médico obtenga tu historia clínica y te realice un examen físico. Después de eso, podría solicitarte análisis clínicos como:

Estudios de laboratorio

Tal vez tu médico te recomiende realizarte ciertos estudios para determinar si hay presencia de *H. pylori*, ya sea con una prueba de aliento o un coprocultivo (es decir, un análisis de tus heces), pues ambos estudios revelan con mucha precisión la presencia de *H. pylori* en el cuerpo. De hecho, por lo común no se usan análisis sanguíneos, ya que éstos no permiten distinguir con precisión entre una infección activa o una infección previa.

Para la prueba de aliento, te pedirán que bebas o tragues algo que contiene carbón radiactivo, el cual se descompone

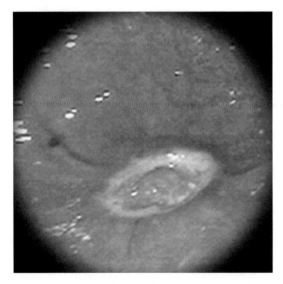 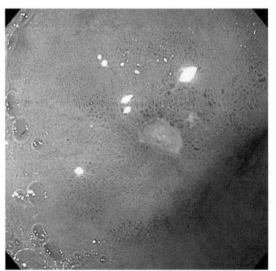

La imagen endoscópica de la izquierda muestra una úlcera gástrica grande. Alrededor de la herida abierta se observa un anillo blanco que está hecho de tejido necrosado y detrito. La imagen endoscópica de la derecha muestra una úlcera duodenal. El enrojecimiento que la rodea es indicativo de inflamación del recubrimiento intestinal.

LOS PELIGROS DE UNA ÚLCERA NO DIAGNOSTICADA

Es importante identificar y tratar las úlceras pépticas, incluso si no presentas síntomas. De lo contrario, pueden causar problemas como:

- *Sangrado interno.* Si el sangrado es leve, puede derivar en una anemia. Si el sangrado es grave, podrías requerir hospitalización o hasta una transfusión sanguínea. El sangrado grave también suele provocar vómito o heces sanguinolentos o ennegrecidos.
- *Infección.* Las úlceras pépticas pueden abrir un agujero (o perforar) la pared del estómago o del intestino delgado, lo que agranda el riesgo de infecciones en la cavidad abdominal.
- *Obstrucción.* Las úlceras pépticas pueden bloquear el paso de alimentos por el tracto digestivo y hacer que te sientas saciado con rapidez, que vomites o que pierdas peso a causa de la distensión provocada por la inflamación o la cicatrización internas.

en el estómago cuando la bacteria *H. pylori* está presente. Después, te pedirán que soples dentro de una bolsa que luego se sella. Si tienes una infección por *H. pylori*, la muestra de aliento contendrá el carbón radiactivo en forma de dióxido de carbono (en el capítulo 5 encontrarás más información sobre esta prueba).

Si te van a realizar una prueba de *H. pylori*, infórmale a tu médico de antemano si estás tomando antiácidos, antibióticos o fármacos a base de bismuto, ya que puede ser necesario que dejes de tomarlos antes de que se lleve a cabo la prueba, pues algunos medicamentos producen falsos negativos (es decir, que parece que no tienes una infección por *H. pylori* cuando en realidad sí la tienes).

Si tienes una úlcera provocada por *H. pylori* es posible que el médico te pida que te realices una prueba de seguimiento como cuatro semanas después de haber comenzado el tratamiento para determinar si has superado la infección. En estos casos también se suele hacer una prueba de aliento o un coprocultivo.

Endoscopia

Quizá tu médico quiera examinar tu sistema digestivo superior por medio de un dispositivo pequeño llamado *endoscopio*. Durante este procedimiento (llamado *endoscopia*), el médico pasa por la garganta, esófago, estómago e intestino delgado un tubo hueco, equipado con una lámpara y una lente. Con ayuda del endoscopio, el especialista puede buscar úlceras u otras anormalidades.

Si el médico detecta una úlcera, podría tomar una pequeña muestra del tejido (una biopsia) para examinarla en el laboratorio. Además de identificar la presencia de *H. pylo-*

ri, permite descartar otras causas de dicha anormalidad, como podría ser un tipo de cáncer.

Es probable que el médico solicite una endoscopia cuando se trata de pacientes mayores o con indicios de sangrado, pérdida de peso reciente o dificultades para comer o deglutir. Si en la endoscopia se observa una úlcera, se debe realizar un estudio de seguimiento después del tratamiento con fármacos para confirmar que haya sanado por completo.

Serie esófago-gastroduodenal

Esta prueba, conocida como estudio de tránsito esófago-gastroduodenal, comprende una serie de radiografías del sistema digestivo superior. Durante el procedimiento, te hacen sentarte o ponerte de pie frente a una máquina de rayos X y beber bario, una sustancia arenosa que recubre el tracto digestivo y hace más visibles las úlceras. Después de eso se toman las radiografías para obtener las imágenes del esófago, estómago e intestino delgado.

TRATAMIENTO CON MEDICAMENTOS

Si bien los antiácidos y bloqueadores de ácido de venta libre ayudan a controlar el dolor persistente de las úlceras, este alivio no es permanente. De hecho, es importante que no intentes tratar una úlcera péptica sin ayuda de tu médico.

El médico te ayudará no sólo a encontrar alivio del dolor, sino también una cura definitiva para la úlcera. Puesto que la mayor parte de las úlceras son causadas por *H. pylori*, los doctores suelen emplear un tratamiento dual que consiste en:

- Erradicar la población de *H. pylori*
- Reducir la cantidad de ácido en el tracto digestivo para aliviar el dolor y promover la curación

Para lograr ambas cosas, suele ser necesaria una combinación de los siguientes tipos de medicamentos:

Antibióticos

Para eliminar la bacteria *H. pylori* se suele usar una combinación de antibióticos; los más comunes suelen ser amoxicilina (Amoxil), claritromicina (Biaxin XL), metronidazol (Flagyl), tinidazol (Tindamax), tetraciclina y levofloxacina (Levaquin). No obstante, los medicamentos que se usaban en un principio han ido cambiando a medida que esta bacteria se ha vuelto resistente a ellos.

Es probable que requieras antibióticos durante dos semanas, así como fármacos adicionales que reduzcan el ácido estomacal, como un inhibidor de la bomba de protones y subsalicilato de bismuto (Pepto-Bismol). Es posible que algunos de estos medicamentos te los receten por periodos más prolongados.

De hecho, algunas farmacéuticas producen mezclas de antibióticos y supresores de ácido o agentes citoprotectores desarrollados de manera específica para el tratamiento de infección por *H. pylori*.

Inhibidores de la bomba de protones

Los inhibidores de la bomba de protones reducen la cantidad de ácido estomacal al bloquear la acción de las diminutas bombas que trabajan al interior de las células secretoras de ácido. Entre los inhibidores de la bomba de protones existen algunos que requieren receta médica y otros que son de venta libre, como el dexlansoprazol (Dexilant), esomeprazol (Nexium), lansoprazol (Prevacid), omeprazol (Prilosec), pantoprazol (Protonix) y rabeprazol (AcipHex).

En términos generales, los inhibidores de la bomba de protones son seguros, y el cuerpo los tolera bien. En los ensayos clínicos se ha observado desde hace una década que es seguro emplearlos. No obstante, pueden tener algunos efectos secundarios, como dolor estomacal o abdominal, diarrea, estreñimiento, dolor de cabeza o mareos.

En el caso de los adultos mayores, las investigaciones sugieren que su uso a largo plazo se relaciona con un mayor riesgo de infección por *Clostridium difficile* (*C. diff.*), neumonía, deficiencia de vitamina B12 y enfermedades renales. Por ende, es indispensable evaluar de forma periódica a los adultos mayores que toman inhibidores de la bomba de protones para identificar cualquier efecto secundario a tiempo.

La recomendación actual de la Clínica Mayo es que sólo se usen inhibidores de la bomba de protones cuando sea necesario y en las menores dosis posibles. No se deben administrar durante más tiempo del requerido.

Bloqueadores H2

Los bloqueadores H2 (también conocidos como antagonistas de los receptores H2) reducen la cantidad de ácido que se libera al tracto digestivo, lo cual ayuda a aliviar el dolor y a promover la curación. Algunos requieren receta médica y otros son de venta libre; entre este tipo de medicamentos están la cimetidina (Tagamet HB), la famotidina (Pepcid), la nizatidina (Axid AR) y la ranitidina (Zantac).

Antiácidos

El médico podría recetarte antiácidos (como Maalox, Rolaids, Tums, entre otros) como parte del régimen de tratamiento para neutralizar el ácido estomacal y brindar alivio del dolor. Entre los efectos secundarios de estos fármacos están el estreñimiento y la diarrea, dependiendo de sus ingredientes activos.

Agentes citoprotectores

Los agentes citoprotectores ayudan al tejido que recubre el estómago y el intestino delgado. Entre ellos hay medicamentos que requieren receta médica, como el sucralfato (Carafate) y el misoprostol (Cytotec). No obstante, el sucralfato puede causar estreñimiento, mientras que el misoprostol puede provocar diarrea y sangrado. De hecho, el misoprostol no deben emplearlo mujeres embarazadas o que estén planeando embarazarse, pues puede provocar abortos espontáneos. Otro agente citoprotector es el subsalicilato de bismuto (Pepto-Bismol).

FORMAS DE AUTOCUIDADO QUE FAVORECEN LA CURACIÓN

Antes de que se descubriera *H. pylori*, a la gente con úlceras se le solían recetar dietas restrictivas y reducción del estrés cotidiano. No obstante, ahora sabemos que la comida y el estrés no son los causantes de las úlceras. Aun así, mientras nos recuperamos de una úlcera, es recomendable cuidar nuestra alimentación y manejar las preocupaciones y la ansiedad de la mejor forma posible. Esto es así porque el estrés ralentiza la digestión, lo que provoca que la comida y los jugos digestivos se queden durante mayor tiempo en el estómago y los intestinos.

Las siguientes estrategias pueden ayudarte a aliviar el dolor:

- *Comer de forma saludable*. Lleva una dieta rica en frutas, verduras y cereales integrales. Los alimentos con elevado contenido de vitaminas (en especial A y C) ayudan a favorecer la curación. Evita o limita el consumo de alimentos picantes o muy ácidos hasta que la úlcera haya sanado, ya que éstos empeoran el dolor.
- *Cambia de medicamentos para aliviar el dolor*. Si consumes antiinflamatorios no esteroideos con regularidad, pregúntale a tu médico si es buena idea cambiarlos por acetaminofeno (Stivarga, Tylenol).
- *Controla los niveles de estrés*. El estrés puede empeorar los signos y síntomas de las úlceras pépticas. Se sugiere identificar las fuentes de estrés y hacer lo posible por atacarlas de raíz. A veces el estrés es inevitable, pero es posible aprender a lidiar con él a través del ejercicio físico, de técnicas de relajación, de la socialización o de la práctica de llevar un diario.
- *No fumes*. Fumar afecta la capa protectora del estómago y lo hace más susceptible a desarrollar úlceras. Además, el tabaco eleva la producción de ácido estomacal.
- *Limita o evita el consumo de alcohol*. El consumo excesivo de alcohol irrita y erosiona el recubrimiento mucoso del estómago y los intestinos, lo que ocasiona inflamación y sangrado.
- *Duerme lo suficiente*. Dormir favorece la salud del sistema inmunológico, además de que el descanso nocturno ayuda a contrarrestar el estrés.

DISPEPSIA FUNCIONAL

Con frecuencia, la gente va al médico porque cree tener síntomas o signos de úlcera, pero las pruebas diagnósticas sólo indican resultados normales y no revelan ningún problema digestivo. En vez de una úlcera, estas personas pueden tener lo que se conoce como "dispepsia funcional", "dispepsia no ulcerosa" o "dolor estomacal no ulceroso".

Los síntomas de este padecimiento se asemejan a los de las úlceras, pues la dispepsia funcional suele causar dolor o incomodidad en el abdomen superior, cerca de las costillas, que suele ir acompañado de distensión, eructos y náuseas. Otros signos y síntomas incluyen gases o la sensación de saciedad después de comer apenas un poco.

La dispepsia funcional es común y puede durar mucho tiempo. A veces los síntomas e indicios desaparecen por temporadas y luego reaparecen. Las mujeres y las personas mayores suelen tener más riesgo de desarrollarla, aunque otros factores que incrementan este riesgo son el uso frecuente de aspirinas y antiinflamatorios no esteroideos como el ibuprofeno (Advil, Motrin IB y otros) y el naproxeno sódico (Aleve), así como el consumo de tabaco, la ansiedad y la depresión.

Al igual que con las úlceras, el dolor es recurrente, pero no constante, y lo alivia el consumo de alimentos y el empleo de antiácidos. Habitualmente, es posible controlar la dispepsia funcional a través de la alimentación y cambios en el estilo de vida, pero en ocasiones es útil combinarlos con medicamentos para controlar los síntomas.

Muchas hipótesis, poca evidencia

No está del todo claro qué causa la dispepsia funcional, pero se han esbozado varias hipótesis:

Afección estomacal. Podría ser que tu estómago no funcione de manera correcta ni se vacíe de forma normal por razones desconocidas. La dispepsia funcional se ha vinculado con trastornos de motilidad como el vaciamiento gástrico lento o rápido. En ocasiones, esto ocurre después de ciertas infecciones virales.

Reacción excesiva a estímulos normales. Las señales nerviosas entre el cerebro y el estómago pueden fallar y ocasionar una reacción exagerada a los cambios normales que se presentan durante la digestión, como la forma en que se estira y expande el estómago al irse llenando de comida. Este tipo de reacción excesiva se conoce como hipersensibilidad visceral.

Sensibilidad a alimentos. El estómago o los intestinos pueden ser hipersensibles a ciertos alimentos o ingredientes. Comúnmente, aunque no siempre, entre éstos están algunas especias, los cítricos y las verduras que contienen cantidades de moderadas a altas de ácido. Además, hay personas que sienten que sus síntomas empeoran al beber café.

Sensibilidad al ácido. Los tejidos que recubren el estómago y el duodeno pueden ser demasiado sensibles a los valores normales de ácido e irritarse con facilidad. O puede ocurrir que las células secretoras de ácido estomacal produzcan cantidades mayores a las normales y que este excedente irrite los tejidos digestivos.

ÚLCERAS QUE NO SANAN

La mayoría de las úlceras que se tratan con medicamentos se curan en el transcurso de doce semanas, aunque algunas sanan más rápido. Por desgracia, existen unas cuantas que simplemente no sanan, y se les conoce como "úlceras refractarias".

Hay muchas razones por las cuales una úlcera podría no sanar. Por ejemplo, no tomar el tratamiento según las instrucciones del médico, o que se tenga un tipo de *H. pylori* resistente a los antibióticos. Algunos otros factores que interfieren en el proceso de curación son el consumo regular de alcohol, tabaco, aspirina, ibuprofeno (Advil, Motrin IB y otros) o naproxeno sódico (Aleve). En ocasiones, este problema es accidental, ya que la gente no sabe que alguno de los fármacos que ingiere contiene aspirina o un antiinflamatorio no esteroideo.

En casos poco usuales, las úlceras refractarias son resultado de la sobreproducción extrema de ácido estomacal, una infección distinta a la provocada por *H. pylori* o el desarrollo de otra afección digestiva, como puede ser la enfermedad de Crohn o algún tipo de cáncer. De hecho, algunas personas desarrollan úlceras sin motivo.

El tratamiento de úlceras refractarias suele incluir la eliminación de ciertos factores que interfieren con la curación y la prescripción de distintos antibióticos o de dosis más elevadas de medicamentos para curar úlceras. A veces se pueden agregar nuevos fármacos a la combinación inicial. No es común tratarlas con cirugía, la cual suele reservarse para complicaciones graves como un sangrado agudo o una perforación estomacal o intestinal.

Presencia de Helicobacter pylori. Aunque no se haya formado una úlcera, algunos síntomas pueden ser indicio de irritación de los tejidos estomacales causados por la bacteria *H. pylori*.

Microbioma intestinal alterado. Los cambios de población bacteriana en el intestino pueden causar dispepsia funcional. Algo tan simple como una gastroenteritis puede alterar el equilibrio bacteriano en los intestinos y fomentar la reproducción descontrolada de bacterias "poco saludables" mientras se suprime el crecimiento de las bacterias benéficas. En el capítulo 2 encontrarás más información al respecto.

Reacción a medicamentos y suplementos. Se sabe que analgésicos como la aspirina y el ibuprofeno (Advil, Motrin IB y otros) provocan úlceras y gastritis. Es posible que estos medicamentos irriten el sistema digestivo sin dañar el estómago o los intestinos. Otros fármacos y suplementos que podrían tener este mismo efecto son algunos antibióticos, esteroides, minerales y remedios herbales.

Estrés y ansiedad. El dolor y la incomodidad estomacales pueden ser un indicio de la respuesta del cuerpo al estrés, la ansiedad o la depresión.

¿Cómo diagnosticar la dispepsia funcional?
El médico podría diagnosticarte dispepsia funcional, aunque tus análisis clínicos sean negativos (es decir, que no dan señales de enfermedad), si has tenido uno o más de los siguientes síntomas de forma regular durante al menos tres meses:

- Saciedad inusual e incomodidad después de comer
- Saciarse muy rápido al comer (es decir, antes de lo habitual)
- Dolor en la parte superior del abdomen
- Ardor en la parte superior del abdomen

PRIMER PASO: CAMBIOS AL ESTILO DE VIDA

La dispepsia funcional suele tratarse observando y cambiando las rutinas cotidianas. Esto podría incluir evitar alimentos

CÁNCER DE ESTÓMAGO

Signos y síntomas clave:

- Indigestión o agruras graves y persistentes
- Pérdida de peso
- Dolor estomacal
- Saciarse después de comer una cantidad moderada
- Distensión después de comer
- Fatiga
- Sangre en el vómito o las heces
- Náuseas y vómito

que parecen empeorar los síntomas, controlar el estrés y cambiar o limitar ciertos fármacos y suplementos. Algunas personas han visto que sus síntomas disminuyen al hacer comidas más pequeñas y frecuentes, así como al consumir alimentos bajos en grasas.

Hay evidencias de que los productos con aceite de yerbabuena o de comino pueden mejorar los síntomas en algunos casos, aunque aún hacen falta estudios que determinen el potencial y la seguridad de estas sustancias.

Medicamentos

Si estas prácticas no te ayudan, tu doctor podría sugerir que tomes algún medicamento. Muchos de los fármacos que se usan para tratar úlceras se recomiendan también para el tratamiento de la dispepsia funcional, por ejemplo:

- Medicamentos para aliviar las flatulencias como Mylanta y Gas-X
- Bloqueadores de ácidos como cimetidina (Tagamet HB), famotidina (Pepcid AC), nizatidina (Axid AR) y ranitidina (Zantac 75)
- Inhibidores de la bomba de protones como lansoprazol (Prevacid 24HR), omeprazol (Prilosec OTC) y esomeprazol (Nexium 24HR)
- Medicamentos que aceleran el vaciamiento del estómago
- Dosis bajas de antidepresivos para controlar el dolor intestinal

- Antibióticos para eliminar *H. pylori*, en caso de que los análisis de laboratorio revelen su presencia

Terapia conductual

Ir a terapia también ayuda a aliviar signos y síntomas que no disminuyen con los medicamentos, ya que un terapeuta puede enseñarte técnicas de relajación que atenúen los síntomas, disminuyan el estrés y la ansiedad, y ayuden a prevenir la recurrencia de la dispepsia funcional.

CÁNCER DE ESTÓMAGO

El cáncer de estómago suele comenzar en las células productoras de mucosa que recubren el estómago; a este tipo de cáncer se le conoce como adenocarcinoma.

En las últimas décadas han bajado los índices de cáncer en la parte principal del estómago. Una razón es que existe una fuerte correlación entre una dieta alta en alimentos ahumados o preservados en sal y el cáncer de estómago. Conforme la refrigeración como mecanismo de preservación de alimentos se ha generalizado en el mundo entero, los índices de este tipo de cáncer de estómago se han reducido. Otra posible causa es el aumento en el uso de antibióticos para tratar las infecciones por *H. pylori*, pues esta bacteria se vincula al desarrollo de cáncer de estómago.

No obstante, ahora es más frecuente el cáncer de la unión gastroesofágica, que es donde se encuentran la parte

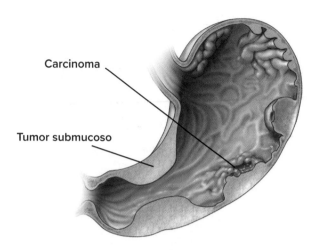

Carcinoma

Tumor submucoso

Esta ilustración enseña un cáncer del tejido blando del estómago (carcinoma). La inflamación cancerosa en capas profundas de la pared estomacal (tumor submucoso) puede reducir el espacio al interior del estómago.

superior del estómago con la parte inferior del esófago. Este tipo de cáncer se relaciona con la enfermedad por reflujo gástrico, la obesidad y, en menor medida, el tabaquismo. La enfermedad por reflujo gástrico es un trastorno digestivo común, causado por el ascenso recurrente de ácido estomacal por el esófago (véase el capítulo 10).

DIAGNÓSTICO Y TRATAMIENTO

La endoscopia superior y los estudios de imagen se emplean con frecuencia para diagnosticar el cáncer de estómago (en el capítulo 5 encontrarás más información sobre estos procedimientos).

Si se observa la presencia de cáncer, es posible que se requieran estudios adicionales para determinar el grado de avance (la fase) del cáncer. Esto es importante para desarrollar un plan de tratamiento, el cual dependerá de la fase en la que se encuentra el cáncer, tu estado de salud en general y tus preferencias personales.

Cirugía

El cáncer de la unión gastroesofágica que no se ha extendido a otras partes del cuerpo suele tratarse con cirugía para eliminar la parte del esófago o del estómago donde se localiza el tumor. El objetivo de la cirugía es quitar todas las células cancerosas y cierto margen de tejido saludable, de ser posible. Por lo regular también se extirpan los ganglios linfáticos cercanos.

En el caso del cáncer de estómago, el objetivo de la cirugía también es eliminar todo el cáncer y cierto margen de tejido saludable. Entre las opciones se encuentran:

- *Eliminar tumores en fase temprana.* Los cánceres muy pequeños que se limitan al recubrimiento interno del estómago se pueden extirpar con un procedimiento llamado *resección endoscópica de mucosa.* Para eso, se inserta por la garganta un tubo ligero con una cámara y luz que llega hasta el estómago. Una vez ahí, el médico usa herramientas especiales para extirpar el cáncer y cierto margen del tejido saludable del recubrimiento estomacal.
- *Extirpar una porción del estómago (gastrectomía subtotal).* Durante una gastrectomía subtotal, el cirujano extirpa sólo la porción del estómago afectada por el cáncer.
- *Eliminar el estómago en su totalidad (gastrectomía total).* En este caso se extirpa todo el estómago y parte de los tejidos circundantes. Después, el esófago se conecta de forma directa al intestino delgado para permitir que los alimentos pasen por el sistema digestivo.
- *Cirugía para aliviar síntomas (cirugía paliativa).* Cuando el cáncer de estómago está en una fase avanzada, retirar parte de éste puede ayudar a aliviar los síntomas de un tumor creciente. Aunque en este caso la cirugía no ayuda a curar el cáncer, sí favorece la comodidad de la persona afectada.

Si te extirpan un fragmento del estómago o el estómago completo como parte de tu tratamiento, podrías experimentar algunos problemas digestivos como dolor abdominal, diarrea y desnutrición.

Radiación

En el caso del cáncer de la unión gastroesofágica y del cáncer de estómago se puede usar radiación antes de la cirugía (también llamada *radiación neoadyuvante*) para reducir el tamaño del tumor y que sea más fácil extirparlo. La radiación también se realiza a veces después de una cirugía (*radiación adyuvante*) con la finalidad de matar cualquier célula cancerígena que pueda quedar por ahí.

En ocasiones, la radiación se aplica en combinación con quimioterapia, habitualmente antes de la cirugía.

Dependiendo del lugar de la radiación, ésta puede provocar diarrea, indigestión, náuseas y vómito, así como dolor y dificultad para tragar. Para evitar las dificultades para tragar, es posible que, mientras el esófago sana, tengan que colocarte un tubo de alimentación directa al estómago a través de una pequeña incisión en el abdomen.

Quimioterapia

Al igual que la radioterapia, se puede administrar antes de una cirugía (quimioterapia neoadyuvante) para reducir el tamaño del tumor y que sea más fácil extirparlo, o después de la cirugía (quimioterapia adyuvante) para eliminar cualquier célula cancerígena que pueda quedar en el cuerpo. Los efectos secundarios de la quimioterapia dependen del fármaco suministrado.

Medicamentos dirigidos

El tratamiento con fármacos dirigidos sirve para atacar anormalidades al interior de las células cancerígenas o para indicarle al sistema inmunológico que mate las células cancerígenas (inmunoterapia). Los medicamentos dirigidos que se usan para tratar el cáncer estomacal incluyen trastuzumab (Herceptin), ramucirumab (Cyramza), imatinib (Gleevec), sunitinib (Sutent) y regorafenib (Stivarga).

En la actualidad, se están estudiando varios medicamentos dirigidos para el tratamiento del cáncer de la unión gastroesofágica, pero hasta el momento sólo se han aprobado dos: ramucirumab y trastuzumab.

Los fármacos dirigidos suelen combinarse con quimioterapia. Para saber si estos tratamientos pueden ayudarte, es necesario hacer un estudio de tus células cancerígenas.

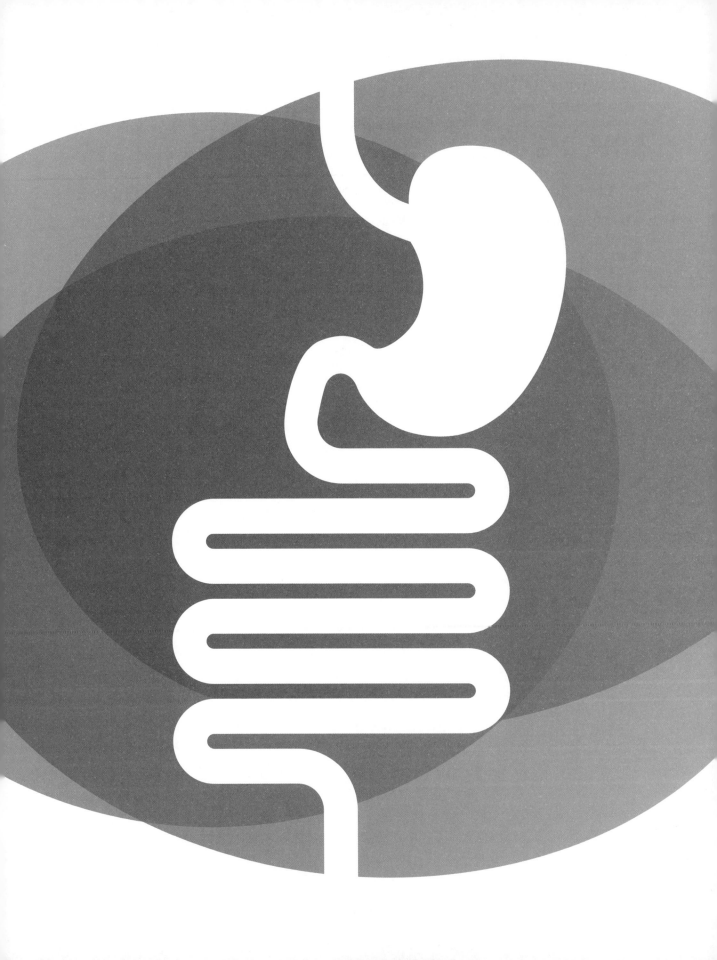

CAPÍTULO 12

Enfermedad de Crohn y colitis ulcerosa

La enfermedad intestinal inflamatoria es un concepto general que abarca varias afecciones crónicas en las que el sistema inmunológico del cuerpo es hiperactivo y daña partes del sistema digestivo. Las dos formas más comunes de ésta son la enfermedad de Crohn y la colitis ulcerosa.

La gente con enfermedad de Crohn o colitis ulcerosa puede experimentar dolor abdominal, diarrea, sangrado rectal, lesiones alrededor del ano, pérdida de peso y disminución de la energía. Además, los síntomas pueden extenderse a órganos que no pertenecen al tracto digestivo, incluidos la piel, los ojos, las articulaciones, el hígado, la vejiga y la vagina. Los síntomas pueden ser leves o graves, y pueden empeorar o disminuir sin intervención médica.

Sin embargo, existe una buena noticia: aunque sean afecciones que no se pueden curar, es posible manejarlas bastante bien. Existen terapias que permiten controlar los síntomas y hasta provocar una remisión duradera (es decir, un periodo en el que la enfermedad no está activa).

SIMILARES, PERO DISTINTAS

La enfermedad de Crohn y la colitis ulcerosa tienen muchos signos y síntomas en común. De hecho, se comportan de forma tan parecida que a veces se les confunde entre sí.

Ambas afecciones inflaman el recubrimiento interno del tracto digestivo y siguen un curso bastante predecible, como ataques intensos y duraderos, seguidos de periodos extensos de remisión. Y ambas pueden requerir un régimen complejo de tratamiento farmacológico que, en muchos casos, incluye casi los mismos fármacos.

A pesar de las similitudes, se presentan varias diferencias clave entre ambas enfermedades:

- **Enfermedad de Crohn.** La enfermedad de Crohn puede ocurrir en cualquier parte del tracto digestivo, desde la boca hasta el ano, aunque lo más común es que se presente en el intestino delgado. También puede desarrollarse en más de un lugar al mismo tiempo, por regla general en parches, y la inflamación puede asentarse en las capas más profundas del tejido de las zonas afectadas.
- **Colitis ulcerosa.** La colitis ulcerosa se limita al colon y al recto. La inflamación suele iniciar en el recto y luego extenderse por el colon en largos tramos continuos. Es distinta de la enfermedad de Crohn en cuanto a que sólo se inflama el recubrimiento delgado de la superficie interna del intestino, mientras que los tejidos más profundos no se ven afectados.

Aunque la enfermedad de Crohn y la colitis ulcerosa pueden presentarse a cualquier edad, es más común que se diagnostiquen entre los 15 y los 35 años de edad. Inclusive tienden a desarrollarse después de los 50 años, y ambos géneros son igualmente susceptibles. No obstante, los hombres son más propensos que las mujeres a que se les diagnostique colitis ulcerosa en la madurez.

La enfermedad intestinal inflamatoria afecta a individuos de todas las razas y orígenes étnicos. Las investigaciones

ENFERMEDAD INTESTINAL INFLAMATORIA

Indicios y síntomas clave:

- Diarrea
- Dolor abdominal y espasmos
- Sangre en las heces
- Fatiga
- Disminución del apetito
- Pérdida de peso
- Fiebre
- Dolor o supuración cerca del ano o alrededor de él

con personas de distintas etnias que han emigrado a Estados Unidos sugieren que las influencias ambientales son un factor de riesgo mucho más determinante que la raza y el origen étnico. Asimismo, la enfermedad intestinal inflamatoria suele ser más común en zonas urbanas y más prevalente en climas septentrionales.

En conjunto, la enfermedad de Crohn y la colitis ulcerosa afectan alrededor de 1.6 millones de personas en Estados Unidos, incluyendo a casi 80 000 niños. De hecho, cada año se diagnostican alrededor de 70 000 nuevos casos de enfermedad intestinal inflamatoria.

EN BUSCA DE UNA CAUSA

Seguimos sin saber cuál es la causa exacta de la enfermedad intestinal inflamatoria; sin embargo, los científicos creen que hay cuatro factores que desempeñan una función central en su desarrollo. De hecho, entre la mayoría de los individuos que desarrollan enfermedad intestinal inflamatoria es probable que esté implicada una combinación de factores.

Componente genético
Las investigaciones han revelado que entre 5 y 20 por ciento de las personas con enfermedad de Crohn o colitis ulcerosa tienen un familiar inmediato (padre, hermano o hijo) que también padece la enfermedad. Los hijos de padres con enfermedad intestinal inflamatoria corren un mayor riesgo

de desarrollarla que la población en general, y más si ambos padres la tienen.

Además, se han identificado más de 200 genes y mutaciones genéticas vinculadas a la enfermedad intestinal inflamatoria. Las mutaciones de un gen en particular —conocido como el gen NOD2 (CARD15)— son frecuentes en personas con enfermedad de Crohn. Y hasta 20 por ciento de las personas con enfermedad intestinal inflamatoria tienen una mutación de este gen. No obstante, una mutación en este gen no garantiza que se desarrollará la enfermedad, ya que para eso es necesario que entren otros factores en juego.

Detonante ambiental
Tanto la enfermedad de Crohn como la colitis ulcerosa son más prevalentes en países desarrollados y en zonas urbanas. Por lo cual, algunos expertos especulan que factores ambientales, como la alimentación, influyen en su desarrollo. No obstante, aún no se ha identificado ningún alimento que incremente el riesgo. Se sabe que fumar es un factor de riesgo para la enfermedad de Crohn, pero no para la colitis ulcerosa. De hecho, los fumadores tienen dos veces más probabilidades de desarrollar enfermedad de Crohn que las personas que no fuman.

Otra hipótesis es que la gente que vive en entornos más limpios puede ser víctima del exceso de higiene y las medidas de salud pública. Por ende, se vuelven más vulnerables a infecciones posteriores. Asimismo, se especula que ciertos medicamentos —como los antibióticos, la aspirina,

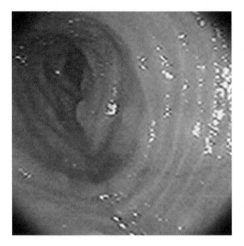 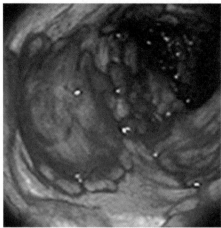

La imagen endoscópica de la izquierda es el interior sano de un intestino delgado, con coloración homogénea y pliegues circulares y bien espaciados.

La imagen de la izquierda presenta un intestino delgado con el patrón de inflamación característico de la enfermedad de Crohn. En los márgenes de la mucosa se forman nódulos bultosos.

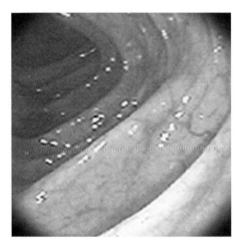 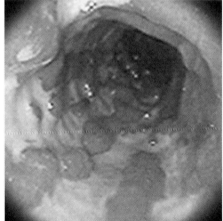

La imagen endoscópica de la izquierda muestra los pliegues y la coloración del tejido típicos del colon transverso.

En la imagen de la derecha se observa una colitis ulcerosa que se extiende en franjas continuas a lo largo del colon. La inflamación sólo se desarrolla en el recubrimiento delgado de la superficie interna.

¿TIENES CROHN LEVE, MODERADO O GRAVE?

Enfermedad de Crohn leve

- Cuatro o menos defecaciones diarias
- Dolor abdominal mínimo o nulo
- Peso saludable
- Temperatura corporal, pulso y conteo de glóbulos rojos en rangos normales
- Pocas o nulas complicaciones

Enfermedad de Crohn moderada

- 4 a 6 defecaciones diarreicas diarias
- Dolor abdominal moderado
- Complicaciones adicionales

Enfermedad de Crohn grave

- Seis o más defecaciones diarreicas diarias
- Dolor abdominal intenso
- Peso por debajo de lo normal
- Fiebre, aceleración del pulso, conteo de glóbulos rojos bajo, conteo de glóbulos blancos elevado
- Complicaciones adicionales

el ibuprofeno (Advil, Motrin IB y otros) y el naproxeno sódico (Aleve)— influyen en el desarrollo de la enfermedad intestinal infecciosa.

A diferencia de lo que se pensaba antes, los científicos ya no consideran que el estrés y otros problemas de salud mental sean los culpables, aunque sí creen que son capaces de agravar los síntomas.

Respuesta del sistema inmunológico

Una hipótesis sostiene que la enfermedad de Crohn y la colitis ulcerosa se relacionan con infecciones causadas por virus o bacterias desconocidos. Por lo general, la inflamación ocurre cuando el sistema inmunológico del cuerpo trata de combatir las amenazas externas. Y el hecho de que los fármacos que se usan para suprimir el sistema inmunológico sean sustancialmente efectivos para controlar los signos y síntomas de la enfermedad intestinal inflamatoria parece respaldar esta teoría.

Otra posibilidad es que el sistema inmunológico se confunda y crea que las bacterias benéficas que suelen habitar el tracto intestinal son una amenaza que debe atacar.

Bacterias intestinales

El sistema digestivo humano alberga una gama abundante y compleja de microorganismos que en conjunto conocemos como flora o microbioma intestinal. Estos organismos, entre los cuales existen varios tipos de bacterias, intervienen en muchas funciones del organismo, incluyendo la digestión y la respuesta del sistema inmunológico (véase capítulo 2).

En los últimos años, gracias a los avances tecnológicos, los científicos han descubierto que algunas personas con enfermedad intestinal inflamatoria presentan una flora intestinal distinta (o alterada) que no se observa en individuos sanos. Por ende, especulan que el microbioma bacteriano alterado influye en el desarrollo de la enfermedad intestinal inflamatoria.

SIGNOS Y SÍNTOMAS

Tanto la enfermedad de Crohn como la colitis ulcerosa ocasionan diversos síntomas e indicios que pueden aparecer de forma repentina o irse desarrollando de forma gradual.

Enfermedad de Crohn

En el caso de la enfermedad de Crohn de leve a grave se pueden presentar una o más de las siguientes complicaciones:

Diarrea. Los intestinos reaccionan a la inflamación del mismo modo que a las infecciones. Las células intestinales secretan cantidades extras de sal y agua, lo que rebasa la capacidad del tracto intestinal para absorber los fluidos. Al mismo tiempo, los músculos de las paredes intestinales se contraen con más frecuencia y provocan la diarrea.

Espasmos. La inflamación persistente en el tracto intestinal puede causar la formación de cicatrices, lo cual contribuye a la hinchazón y el engrosamiento de las paredes intestinales. Los canales intestinales se pueden estrechar e impedir el paso de los desechos alimenticios, lo que a su vez provoca espasmos dolorosos. En casos inusuales, también se presenta vómito.

Sangrado. Cuando los desechos alimenticios pasan por el tracto intestinal, pueden tocar o rozar el tejido inflamado y provocar que sangre. El tejido inflamado puede sangrar por sí solo. La sangre que se expulsa junto con las heces puede ser de color rojo brillante y verse en la taza del baño, o ser oscura y estar mezclada con las heces.

Pérdida de peso y fatiga. La inflamación en el intestino delgado dificulta la absorción de suficientes nutrientes como para mantener un peso saludable y valores de energía normales. Por eso la gente con enfermedad de Crohn grave suele perder peso. Asimismo, la pérdida de sangre excesiva también produce fatiga. De hecho, la malabsorción de nutrientes podría explicar por qué los niños con enfermedad de Crohn suelen experimentar retrasos en el crecimiento.

Úlceras. La inflamación crónica puede generar lesiones (úlceras) en el tracto intestinal. Existe gente que desarrolla una serie de úlceras desvinculadas a lo largo del tracto digestivo, incluyendo la boca, el esófago o el ano. Por lo regular, las úlceras relacionadas con la enfermedad de Crohn se desarrollan en el íleon terminal (la última parte del intestino delgado), el colon y el recto.

Fístulas. Las úlceras pueden perforar la pared intestinal y producir una fístula, que es una conexión tubular anormal entre órganos o hacia la superficie de la piel. Por lo común, las fístulas conectan un asa del intestino delgado con otra. Cuando se desarrolla una fístula entre el intestino delgado y el colon, las partículas de comida toman ese atajo y llegan al colon antes de que se terminen de absorber los nutrientes.

En ocasiones, la fístula puede convertirse en una cápsula de infección, conocida como absceso. Para tratar los abscesos puede ser necesario el uso de fármacos o incluso una cirugía.

Otras complicaciones. No todas las complicaciones de la enfermedad de Crohn ocurren en el tracto gastrointestinal, sino que además ésta puede provocar problemas como:

- Inflamación, hinchazón, rigidez y dolor en las articulaciones
- Dermatitis o lesiones en la piel
- Papilomas cutáneos en el ano que se asemejan a las hemorroides
- Inflamación de los ojos
- Piedras en los riñones
- Piedras en la vesícula

No se sabe qué causa estas complicaciones, pero algunos científicos creen que están vinculadas a las respuestas del sistema inmunológico en otras partes del cuerpo distintas al sistema digestivo.

Cuando se trata la enfermedad, algunos de estos signos y síntomas adicionales desaparecen también.

Cáncer colorrectal. Cuando la enfermedad de Crohn daña el colon y la colitis ulcerosa se vuelve prolongada y afecta más que sólo el recto, se incrementa el riesgo de desarrollar cáncer colorrectal.

Durante los primeros 8 a 10 años después del diagnóstico, el riesgo de desarrollar cáncer colorrectal no es mayor que el de personas sin enfermedad intestinal inflamatoria. Sin embargo, después de una década, el riesgo de cáncer aumenta entre personas con colitis ulcerosa extensa o enfermedad de Crohn.

Entre personas con colitis ulcerosa distal (que involucra el recto y el colon sigmoide, y quizá incluso el colon descendente, pero no más), el riesgo de cáncer se eleva después de llevar 15 años con la enfermedad.

Un análisis de estudios publicados observó que hasta 18 por ciento de las personas con enfermedad intestinal inflamatoria pueden desarrollar cáncer colorrectal tras tres décadas de padecer la enfermedad. Otros factores que incrementan el riesgo de padecer cáncer colorrectal son el grado de afectación al colon, la gravedad de la enfermedad y recibir el diagnóstico a una edad temprana.

Colitis ulcerosa

Al igual que la enfermedad de Crohn, la colitis ulcerosa puede causar diarrea, sangrado, espasmos y dolor abdominal, así como complicaciones como dermatitis, artritis e inflamación ocular. No obstante, la colitis ulcerosa se vincula más con enfermedad hepática que con piedras en los riñones o la vesícula y con papiloma cutáneo. En el caso de la colitis ulcerosa, las heces suelen ir mezcladas con sangre, así como con moco o pus.

Una complicación grave de la colitis ulcerosa que experimentan algunas personas es el megacolon tóxico. El colon inflamado se distiende y se queda inmóvil, lo que le impide expulsar las heces y el gas. Algunos síntomas e indicios de esto son dolor abdominal e inflamación, fiebre y debilidad. Inclusive puedes sentirte aturdido o desorientado. Si no se trata, el colon puede desgarrarse, y las bacterias del colon pueden infectar la cavidad abdominal; esto se conoce como peritonitis y puede ser mortal. El colon desgarrado requiere una cirugía urgente.

Como ya se mencionó, la colitis ulcerosa de larga duración, en la que se ve afectado más que sólo el recto, incrementa el riesgo de desarrollar cáncer colorrectal. Después de llevar de 8 a 10 años con la enfermedad, se recomienda realizar colonoscopias regulares.

¿CÓMO SE DIAGNOSTICA LA ENFERMEDAD INTESTINAL INFLAMATORIA?

No hay un único estudio que les sirva a los médicos para diagnosticar la enfermedad de Crohn o la colitis ulcerosa de forma inequívoca. Tal y como ocurre con muchas otras afecciones digestivas, los signos y síntomas de estas afecciones coinciden con los de otras enfermedades. De hecho, la enfermedad intestinal inflamatoria suele diagnosticarse después de varios estudios que permiten descartar otras posibles causas.

Entre los análisis diagnósticos que ayudan a confirmar el diagnóstico de enfermedad de Crohn o de colitis ulcerosa están los siguientes (en el capítulo 5 encontrarás mayor información sobre éstos):

Análisis sanguíneos

Los análisis de sangre reconocen la presencia de ciertas proteínas (biomarcadores) que son útiles para detectar la inflamación. Entre las pruebas de biomarcadores están el de proteína C reactiva y el de tasa de sedimentación eritrocítica. Ambas muestran la presencia de inflamación en el cuerpo, aunque ninguna de las dos permite saber en qué parte del cuerpo se encuentra.

Coprocultivo

En ocasiones pueden pedirte una prueba de tus heces para detectar la presencia de organismos infecciosos que se relacionan con la diarrea crónica. De hecho, es normal que te pidan este tipo de estudio si has viajado al extranjero recientemente. La prueba de calprotectina fecal es útil para evaluar el grado de actividad inflamatoria.

Colonoscopia

Este estudio endoscópico es muy sensible para diagnosticar colitis ulcerosa o enfermedad de Crohn en el colon y la última parte del intestino delgado (íleon terminal). Si existen zonas inflamadas intercaladas con zonas donde el tejido es normal, quizá se trate de enfermedad de Crohn. Si hay regiones continuas de inflamación, lo más probable es que se trate de colitis ulcerosa. Para conocer mejor este procedimiento, consulta la página 64.

Durante este estudio, el médico también suele tomar muestras del tejido (biopsias) que luego se examinan bajo un microscopio. En el caso de personas con enfermedad de Crohn, a veces se ven granulomas en las muestras, aunque no es lo más común. Los granulomas son pequeños conjuntos de células inflamatorias que intentan rodear y destruir las bacterias y otros organismos desconocidos. En el caso de la colitis ulcerosa, en cambio, no se observan granulomas.

Cápsula endoscópica

Este estudio se emplea a veces para diagnosticar la enfermedad de Crohn que afecta el intestino delgado. Para realizarla, te piden que tragues una cápsula que contiene una cámara y una batería. Las imágenes que toma la cámara se transmiten a un receptor que se usa en un cinturón externo. Más tarde, la cápsula es expulsada del cuerpo a través de las heces.

Tomografía computarizada (TC)

Este estudio sirve para observar los intestinos en su totalidad, pero además los tejidos aledaños. La enterotomografía (entero-TC) es un tipo de tomografía computarizada especial que brinda mejores imágenes del intestino delgado. Para la realización de esta prueba se administra un agente por vía oral y un líquido de contraste por vía intravenosa que permiten ver mejor los intestinos. De hecho, en la mayoría de los centros médicos, la enterotomografía ha reemplazado a los rayos X con bario.

¿TIENES COLITIS ULCEROSA LEVE, MODERADA O GRAVE?

Colitis ulcerosa leve
- Cuatro o menos defecaciones diarreicas al día
- Presencia ocasional de sangre en las heces
- Temperatura, pulso y conteo de glóbulos rojos en concentraciones normales
- Pocas o nulas complicaciones

Colitis ulcerosa moderada

- Entre 4 y 6 defecaciones diarreicas al día
- Presencia bastante frecuente de sangre en las heces
- Complicaciones adicionales

Colitis ulcerosa grave

- Seis o más defecaciones diarreicas al día
- Presencia frecuente de sangre en las heces
- Sensibilidad en el abdomen
- Fiebre, pulso acelerado, conteo bajo de glóbulos rojos y conteo elevado de glóbulos blancos
- Complicaciones adicionales

Resonancia magnética

Las imágenes obtenidas por resonancia magnética son muy útiles para evaluar fístulas alrededor de la zona anal o para visualizar el intestino delgado. La enterografía por resonancia magnética es un estudio especializado, similar a la enterotomografía, el cual brinda una imagen detallada de los intestinos delgado y grueso.

En más o menos 10 por ciento de las personas con colitis crónica es difícil determinar si lo que tienen es enfermedad de Crohn en el colon o colitis ulcerosa.

En esos casos, a veces el diagnóstico que se comunica es de colitis indeterminada.

MEDICAMENTOS

No hay fármacos que curen la enfermedad intestinal inflamatoria, pero sin duda existen algunos capaces de reducir de forma eficaz los síntomas de la mayoría de las personas y de mejorar su calidad de vida. El principal objetivo de los tratamientos con medicamentos es reducir la inflamación del tracto intestinal, pues eso es lo que detona la mayor parte de los problemas.

Los médicos recetan varios tipos de fármacos que ayudan a controlar la inflamación de formas distintas. Algunos de éstos pueden sentarles bien a ciertas personas y a otras no. Por ende, es importante que le dediques tiempo a descubrir qué es lo mejor para ti.

Medicamentos para la enfermedad de Crohn

Hay dos puntos de partida generales para el tratamiento farmacológico de la enfermedad de Crohn: la terapia escalonada y la terapia vertical. En el caso de la primera, se empieza con fármacos menos potentes y que tienen menos efectos secundarios, como corticosteroides y aminosalicilatos. Si estos medicamentos no son suficientes, se recetan entonces fármacos más potentes. La segunda, que es la predilecta, comienza con fármacos más potentes, como terapias biológicas o inmunomoduladores, desde las primeras fases de la enfermedad.

La terapia escalonada suele usarse con más frecuencia en individuos con enfermedad de Crohn leve, mientras que la terapia vertical se utiliza más en personas con versiones moderadas y graves de la enfermedad.

Los medicamentos que más se suelen recetar para el manejo de la enfermedad de Crohn pertenecen a cinco categorías básicas (véase la siguiente tabla).

MEDICAMENTOS PARA TRATAR LA ENFERMEDAD DE CROHN

Clase de medicamento	Nombre genérico	Indicaciones	Vía de administración
Corticosteroides	· Budesonida (Entocort EC) · Prednisolona · Prednisona	Para tratar Crohn leve a moderado y para controlar los episodios de la enfermedad. La budesónida es un esteroide no sistémico de nueva generación. Estos fármacos no deben usarse por largas temporadas.	Oral, rectal o infusión intravenosa
Aminosalicilatos (5-ASA)	· Balsalazida (Colazal, Giazo) · Mesalamina (Delzicol, Rowasa, otros) · Olsalazina (Dipentum)	No han sido aprobadas por la FDA para el tratamiento de la enfermedad de Crohn, pero en ocasiones se prescriben para tratar versiones de leves a moderadas de esta enfermedad en el colon.	Oral o rectal
Terapias biológicas	· Adalimumab (Humira) · Certolizumab pegol (Cimzia) · Infliximab (Remicade) · Ustekinumab (Stelara) · Vedolizumab (Entyvio)	Se usan para tratar versiones de moderadas a graves de la enfermedad de Crohn. También son eficaces para mantener el estado de remisión y para reducir gradualmente los corticosteroides. A veces se combinan con un inmunomodulador.	Infusión intravenosa o inyección
Inmunomoduladores	· Azatioprina (Azasan, Imuran) · Mercaptopurina (Purinethol, Purixan) · Metotrexato (Rasuvo, Trexall, otros)	Se usan para tratar versiones de moderadas a graves de la enfermedad y para individuos cuyos síntomas empeoran cuando se descontinúa el uso de corticosteroides. Antes de tomarlos se puede requerir hacer pruebas.	Oral o inyección
Antibióticos	· Ciprofloxacino (Cipro) · Metronidazol (Flagyl)	Se usan para tratar infecciones causadas por la enfermedad de Crohn, como los abscesos.	Oral o infusión intravenosa

MEDICAMENTOS PARA TRATAR LA COLITIS ULCEROSA

Clase de medicamento	Nombre genérico	Indicaciones	Vía de administración
Aminosalicilatos (5-ASA)	· Balsalazida (Colazal, Giazo) · Mesalamina (Delzicol, Rowasa, otros) · Olsalazina (Dipentum) · Sulfasalazina (Azulfidine)	Se usan para el tratamiento de colitis ulcerosa de leve a moderada. También se emplean para favorecer la remisión de la enfermedad.	Oral o rectal
Corticosteroides	· Budesonida (Uceris) · Prednisolona · Prednisona	Para tratar la colitis ulcerosa de leve a moderada y para controlar los episodios de la enfermedad. Estos medicamentos no deben emplearse por largas temporadas.	Oral, rectal o infusión intravenosa
Terapias biológicas	· Adalimumab (Humira) · Golimumab (Simponi) · Infliximab (Remicade) · Vedolizumab (Entyvio)	Se usan para tratar versiones de moderadas a graves de la colitis ulcerosa. También son eficaces para mantener el estado de remisión y para reducir gradualmente los corticosteroides. Se pueden combinar con inmunomoduladores.	Infusión intravenosa o inyección
Moléculas sintéticas pequeñas	· Tofacitinib (Xeljanz)	Se usan para tratar versiones de moderadas a graves de la enfermedad. No se combinan con terapias biológicas ni con inmunomoduladores.	Oral
Inmunomoduladores	· Azatioprina (Azasan, Imuran) · Ciclosporina (Neoral, Sandimmune, Gengraf) · Mercaptopurina (Purinethol, Purixan)	Se usan para tratar versiones de la enfermedad que no responden de forma adecuada a los aminosalicilatos y a los corticosteroides, o para reducir la dependencia de los corticosteroides. La ciclosporina no debe usarse por periodos prolongados.	Oral o inyección

Fuente: Crohn's & Colitis Foundation y MayoClinic.org

Medicamentos para la colitis ulcerosa

Tal como ocurre con la enfermedad de Crohn, algunos de los fármacos que se usan para tratar la colitis ulcerosa existen desde hace muchos años. Otros, como las terapias biológicas, son más recientes. Los medicamentos que más suelen recetarse para el tratamiento de la colitis ulcerosa pertenecen a cinco categorías básicas (véase la tabla de la página 163).

Otros medicamentos

Además de los medicamentos que se recetan para controlar la inflamación causada por la enfermedad de Crohn o por la colitis ulcerosa, el médico podrá recetarte otros que permitan aliviar otros síntomas problemáticos. Dependiendo de la gravedad de dichos síntomas, tu doctor podría recomendarte uno o más de los siguientes:

Analgésicos. Si tienes dolor leve, el médico podría recetarte acetaminofeno (Tylenol, otros). Evita consumir aspirina, ibuprofeno (Advil, Motrin IB y otros) o naproxeno sódico (Aleve), ya que éstos podrían agravar los síntomas en lugar de aliviarlos. En el caso de dolor de moderado a grave, puede ser necesario el uso de analgésicos controlados. No obstante, se deben evitar los opioides.

Suplementos de hierro. La pérdida de sangre causada por el sangrado intestinal puede ocasionar anemia por deficiencia de hierro. Los suplementos de hierro ayudan a que tus valores de hierro en la sangre vuelvan a estar normales y curar este tipo de anemia. Además de suplementos de hierro suministrados por vía oral, también se pueden suministrar formulaciones intravenosas.

Inyecciones de vitamina B12. La vitamina se absorbe en el íleon terminal, que es una sección del intestino delgado que suele verse afectada por la enfermedad de Crohn. Si esta enfermedad impide la absorción, quizá necesites inyecciones de vitamina B12; la cual ayuda a prevenir la anemia,

---

¿QUÉ HAY DE LOS PROBIÓTICOS?

Los probióticos son bacterias vivas que se asemejan a las bacterias benéficas que viven en tus intestinos. Las bacterias benéficas contribuyen a impedir la sobrepoblación de bacterias dañinas. Sin embargo, si se rompe el equilibrio entre bacterias buenas y malas, las bacterias dañinas se reproducen sin control y provocan síntomas como diarrea y espasmos dolorosos.

Se cree que los probióticos ayudan a restablecer el equilibrio bacteriano en el intestino. Es posible adquirirlos como suplementos alimenticios, pero además están presentes por naturaleza en alimentos como el yogur, el miso y el tempeh.

Hoy día, no hay evidencia contundente que demuestre que los probióticos curan la enfermedad intestinal inflamatoria o que sirven para tratar sus síntomas. Sin embargo, hay quienes consideran que sí les ayudan. No obstante, se requieren más investigaciones para determinar qué función desempeñan, si acaso, en el manejo de los síntomas de enfermedad intestinal inflamatoria.

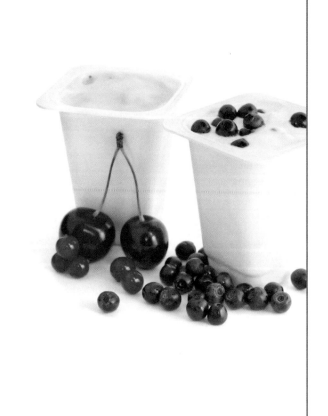

promueve el crecimiento y desarrollo normales, y es esencial para un buen funcionamiento del sistema nervioso.

Suplementos de calcio y vitamina D. La enfermedad de Crohn y los esteroideos que se usan para tratarla incrementan el riesgo de osteoporosis. Por ende, para mantener la masa ósea, es posible que te receten un suplemento de calcio con vitamina D añadida.

VIVIR CON ENFERMEDAD INTESTINAL INFLAMATORIA

Si tienes enfermedad intestinal inflamatoria, quizás hayas visto que hay periodos extensos de remisión en los que la enfermedad no causa tantos problemas. Normalmente, los indicios y síntomas regresan y vuelven a generar la incomodidad e inquietud propias de esta enfermedad. Además de los fármacos que te recete el médico, te compartimos a continuación algunos pasos a seguir para manejar los signos y síntomas y prolongar los periodos entre brotes.

Vigila tu alimentación

No existe evidencia contundente de que ciertos tipos de alimentos contribuyan a la enfermedad intestinal inflamatoria. Sin embargo, sí hay algunos alimentos y bebidas que al parecer agravan los signos y síntomas, en especial durante un brote de la enfermedad.

Es importante entender que lo que le funciona a una persona quizá no le funcione a otra. Hay personas con enfermedad intestinal inflamatoria que necesitan llevar una dieta restrictiva por el resto de su vida, mientras que otras sólo tienen que cambiar su alimentación por periodos y algunas no necesitan cambiarla en absoluto.

Si sospechas que algún alimento empeora tus síntomas, prueba distintos alimentos y bebidas, y observa si eliminar alguno o agregar otro te hace sentir mejor. Hazlo de forma cuidadosa y lleva un diario de alimentos que te ayude a identificar los alimentos problemáticos. Éstos son algunos pasos que pueden ayudarte:

Limita el consumo de lácteos. Algunas personas con enfermedad de Crohn o colitis ulcerosa experimentan una reducción de la diarrea, el dolor y los gases cuando disminuyen su consumo de lácteos. Quizá sea porque son intolerantes a la lactosa (véase página 110), lo que significa que no pueden digerir la lactosa de los lácteos porque su organismo no produce suficientes cantidades de la enzima que permite descomponer esta sustancia para que el cuerpo la absorba. Si has visto que los lácteos empeoran tus signos y síntomas, comenta con un nutricionista especializado que te ayude a diseñar una dieta saludable y baja en productos lácteos.

Cuidado con la fibra. Los alimentos altos en fibra —como frutas, verduras y cereales— son la base de una dieta saludable. Sin embargo, en algunas personas con enfermedad intestinal inflamatoria, la fibra tiene un efecto laxante que empeora la diarrea. Además, la fibra puede aumentar los gases y los espasmos. Por ende, a algunas personas con enfermedad de Crohn se les recomienda que limiten su consumo de fibra.

Haz la prueba consumiendo alimentos altos en fibra para determinar si eres capaz de tolerar algunos mejor que otros. En términos generales, algunos de los alimentos que suelen ser problemáticos son los de la familia de la col, como brócoli y coliflor, así como las nueces, las semillas y las palomitas de maíz. También es posible que algunas frutas y verduras caigan más pesadas cuando se consumen crudas que si se consumen cocidas.

Si sigues teniendo problemas con la fibra, tal vez sea necesario que evites algunas verduras, frutas o cereales. Con ayuda de un nutricionista podrás reemplazar los nutrientes que solías obtener de estos alimentos.

Reducir las grasas. Es probable que la gente con enfermedad de Crohn grave tenga que reducir el consumo de grasas porque el intestino delgado ya no puede absorberlas. En vez de eso, la grasa pasa por el tracto digestivo y causa diarrea o la empeora. Por lo regular, disminuir el consumo de grasas no representa un problema. No obstante, si eso te dificulta mantener un peso saludable, habla con tu médico sobre la posibilidad de elevar tu consumo de calorías sin aumentar el de grasas.

Beber muchos líquidos. Las bebidas compensan la pérdida de fluidos provocada por la diarrea. Bebe al menos ocho vasos de 250 ml de agua al día y evita las bebidas con alcohol, ya que te harán orinar con más frecuencia y te harán perder más líquidos.

Otras recomendaciones alimenticias. He aquí algunas otras estrategias alimenticias que ayudan a aliviar los síntomas:

- Hacer comidas más pequeñas y frecuentes
- Consumir alimentos más blandos y con menos especias que sean más fáciles de tolerar
- Reducir la ingesta de alimentos fritos o grasosos, pues pueden causar diarrea y gas
- Evitar las bebidas carbonatadas si tienes problemas de exceso de gas
- Restringir la cafeína si padeces diarrea intensa, pues tiene un efecto laxante

Considera tomar un multivitamínico

Puesto que la enfermedad intestinal inflamatoria interfiere con la absorción normal de nutrientes y puede obligar a las personas que la padecen a llevar una dieta restringida, tu médico podría recetarte un multivitamínico que contenga vitaminas y minerales esenciales. Es importante que no tomes ningún suplemento sin supervisión médica, ya que podrían contener ingredientes que interactúen con los fármacos que tomas o que alteren tu capacidad de absorber nutrientes.

Considera tomar cúrcuma si tienes colitis ulcerosa

La curcumina es un componente de la especia cúrcuma, que es típica de la comida india. Por fortuna, es posible adquirir cápsulas de cúrcuma sin receta médica. Según las investigaciones, las cápsulas que contienen 95 por ciento de curcumina en dosis de 3 gramos diarios pueden ser benéficas si se combinan con tratamientos farmacológicos estándar, como los aminosalicilatos. Pregúntale a tu médico si te conviene ingerir un suplemento con curcumina.

Disminuye los niveles de estrés

El estrés por sí solo no causa enfermedad intestinal inflamatoria, pero puede agravar los signos y síntomas y detonar un brote. Mucha gente con enfermedad intestinal inflamatoria asegura que presenta más problemas digestivos durante periodos de estrés de moderado a intenso.

El estrés altera la digestión normal, el estómago se vacía más despacio y las células secretoras de ácido liberan más jugos gástricos. El estrés también acelera o ralentiza el paso de los alimentos por los intestinos, aunque seguimos sin saber bien por qué. Ciertos tipos de estrés son inevitables. Pero es posible sobrellevarlo con ejercicio, descanso adecuado y terapias de relajación como hacer respiraciones profundas, escuchar música o meditar.

Deja de fumar

Fumar empeora los síntomas de la enfermedad de Crohn. De hecho, quienes la padecen son más propensos a tener recaídas, a necesitar medicamentos y a requerir más cirugías.

Busca apoyo

Más allá de las manifestaciones físicas, la enfermedad de Crohn y la colitis ulcerosa causan profundos problemas emocionales. La diarrea crónica puede provocar accidentes vergonzosos, incluso algunas personas se sienten tan humilladas socialmente que prefieren aislarse y no salir de casa. Si acaso lo hacen, se sienten ansiosas y temerosas todo el tiempo. Si la enfermedad intestinal inflamatoria no se trata, estos factores —aislamiento, humillación, ansiedad— afectan de forma sustancial la calidad de vida de las personas y pueden incluso ocasionar depresión.

Para muchas personas con enfermedad intestinal inflamatoria, el simple hecho de aprender más sobre su enfermedad les brinda cierto apoyo emocional. Si no lo has hecho aún, solicita una cita con tu médico para hablar sobre tus temores y frustraciones, y para que responda las dudas que tengas sobre tu enfermedad. También podrías unirte a un grupo de apoyo; por ejemplo, hay organizaciones como Crohn's & Colitis Foundation que tienen sedes en todo Estados Unidos. Tu doctor u otro profesional pueden ayudarte a encontrar apoyo de este tipo.

A algunas personas les resulta útil hablar con un psicólogo o un psiquiatra sobre sus ansiedades. Busca profesionales que estén familiarizados con la enfermedad intestinal inflamatoria y que entiendan las dificultades emocionales que provoca.

CIRUGÍA

En la mayor parte de los casos de enfermedad intestinal inflamatoria, los medicamentos y los cambios al estilo de vida brindan mejorías sustanciales de los signos y síntomas. Sin embargo, algunas personas llegan a requerir cirugía con el paso del tiempo. El cirujano podrá brindarte información sobre los beneficios y los riesgos que este tipo de procedimiento conlleva, de modo que estés bien consciente de sus posibles consecuencias.

Enfermedad de Crohn

En el caso de personas con enfermedad de Crohn, extirpar la parte del intestino delgado o del colon que está dañada puede brindar alivio durante algunos años; no obstante, la cirugía no cura la enfermedad. Suele haber recurrencias, y regularmente se requieren cirugías adicionales para extirpar otras secciones del intestino afectado.

Durante la cirugía, las porciones dañadas del intestino se eliminan y las secciones sanas se reconectan. El cirujano también podría cerrar las fístulas con cordones quirúrgicos delgados (llamados *sedales* o *setones*), drenar los abscesos y abrir el tejido cicatricial (estenoplastia) que está bloqueando el tránsito intestinal.

Colitis ulcerosa

El caso de la colitis ulcerosa es distinto, pues la cirugía sí tiene el potencial de curar la enfermedad. No obstante, el procedimiento requiere la extirpación completa del colon y el recto, una cirugía que se conoce como proctocolectomía.

Dos opciones. Tradicionalmente, en esta cirugía se hace una apertura (estoma) del tamaño de una moneda en la esquina inferior derecha del abdomen, cerca de la cintura. Una vez que se ha quitado el colon y el recto, la última porción del intestino delgado (íleon) se adhiere a la pared abdominal para crear un estoma. A continuación, con ayuda de un adhesivo especial, se adhiere una bolsa de plástico o de látex (bolsa para colostomía) en la piel alrededor del estoma. Es necesario vaciar esta bolsa varias veces al día y cambiarla 1 o 2 veces por semana.

Este tipo de cirugía convencional suele ser preferida por individuos que no tienen buen control del esfínter anal y por personas que sólo desean someterse a una única cirugía.

Otra opción quirúrgica es la anastomosis ileorrectal, con la cual no es necesario el uso de bolsa para colostomía. Este tratamiento requiere 2 o 3 intervenciones quirúrgicas.

En la primera, el cirujano extirpa el colon y la mucosa rectal. A continuación, con la última parte del intestino delgado (el íleon) crea un reservorio en forma de J, el cual se conecta de manera directa al ano con apoyo de las capas restantes de tejido rectal (véase la siguiente imagen). Los desechos se almacenan en el reservorio y se expulsan de forma

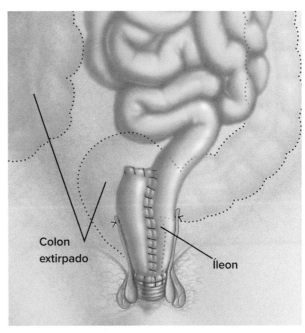

Durante el procedimiento llamado *anastomosis ileorrectal*, el cirujano retira el colon y la mucosa del recto, crea un reservorio en forma de J a partir de la última sección del intestino delgado (íleon) y más tarde reconecta el reservorio cerca del esfínter anal. Dejar intactos el esfínter anal y los músculos rectales permite que el tránsito de las heces sea casi normal.

Colon extirpado

Íleon

normal, aunque las defecaciones se vuelven más frecuentes y las heces más blandas (se tiene un promedio de seis defecaciones al día, con heces formadas o blandas).

Durante la primera fase de la cirugía, se extirpa el colon, se construye el reservorio en forma de J y se hace una ileostomía temporal con un asa del intestino delgado que se adhiere a una apertura de la pared abdominal. En este caso, para recolectar las heces, se usa una bolsa para colostomía. De este modo, se desvían las heces del reservorio ileorrectal hasta que esta nueva formación intestinal haya tenido tiempo suficiente para sanar. El estoma se cierra durante una segunda cirugía, la cual suele llevarse a cabo como tres meses después de la primera.

En algunos casos, incluyendo los de personas con desnutrición o que están tomando una terapia biológica, se pueden necesitar tres cirugías para llevar a cabo la anastomosis ileorrectal. En la primera, se elimina el colon y se hace una ileostomía terminal temporal. Tres meses después, se realiza una segunda cirugía para crear el reservorio en forma de J y se coloca una ileostomía temporal. Durante la tercera

cirugía, alrededor de tres meses después, se cierra la ileostomía temporal.

¿CÓMO PREVENIR LAS COMPLICACIONES?

Si tienes enfermedad intestinal inflamatoria es importante que visites a tu médico con regularidad para que él monitoree los efectos de los fármacos y esté al tanto de posibles complicaciones.

Monitoreo con estudios de laboratorio

Es posible que te realicen análisis sanguíneos frecuentes —incluyendo conteos sanguíneos— para monitorear posibles complicaciones de la enfermedad o efectos secundarios de los medicamentos. Puesto que varias personas con enfermedad intestinal inflamatoria presentan deficiencia de hierro, se miden los valores de hierro en sangre. Estos análisis sanguíneos también permiten identificar deficiencias de otros nutrientes, como vitamina B12 y folato. En algunos

---

¿QUÉ ES EL SÍNDROME DEL INTESTINO CORTO?

El síndrome del intestino corto es un trastorno que afecta a personas a las que les han extirpado de forma quirúrgica grandes cantidades del intestino delgado a causa de una enfermedad como la de Crohn. También afecta a bebés que nacieron con un intestino corto o a niños y adultos con daño del intestino delgado que requieren una cirugía para extirparlo.

El intestino delgado de un adulto mide alrededor de 2.75 a 3.65 metros. Casi toda la digestión de los alimentos y la absorción del agua y los nutrientes ocurre justo ahí, en el intestino delgado. Por ende, perder porciones significativas de este órgano tiene efectos negativos en la salud.

Cuando se acorta el intestino delgado y el cuerpo deja de absorber el agua y los nutrientes de forma adecuada para mantenerse sano, se produce el síndrome del intestino corto. Los efectos de esta afección pueden ser leves o hasta poner en riesgo la vida, dependiendo de la localización y de cuánto se haya reducido el intestino delgado.

El síntoma más común del síndrome de intestino corto es la diarrea crónica, la cual puede provocar desnutrición, deshidratación y pérdida de peso. Otros síntomas son dolor abdominal, distensión, gases, agruras, debilidad y sensibilidades alimenticias.

Para algunas personas, el síndrome de intestino corto es un problema temporal. Con el tiempo, el intestino delgado se ajusta a su nueva longitud. Otras personas, en cambio, requieren algún tipo de tratamiento —por lo común, dietas especiales o suplementos nutrimentales por vía oral o intravenosa— para obtener la nutrición adecuada, manejar los signos y síntomas del trastorno y prevenir complicaciones.

ENFERMEDAD INTESTINAL INFLAMATORIA Y DETECCIÓN DEL CÁNCER COLORRECTAL

Tanto la enfermedad de Crohn como la colitis ulcerosa elevan el riesgo de desarrollar cáncer colorrectal. Si desde hace más de ocho años has tenido enfermedad intestinal inflamatoria extensiva en el colon, tu médico podría sugerir que te realices una colonoscopia una vez al año o cada dos años.

Por fortuna, a pesar de tener un riesgo más grande, es bajo el porcentaje de personas con enfermedad intestinal inflamatoria que a la larga desarrolla este tipo de cáncer.

casos se examinan las heces para monitorear la actividad de la enfermedad.

Vacunas

Las personas con enfermedad intestinal inflamatoria que toman corticosteroides, inmunosupresores o terapias biológicas tienen un mayor riesgo de infecciones. Por ende, es importante que estén al día con todas sus vacunas, incluyendo las vacunas contra la influenza, la neumonía y el herpes zóster.

Estudios de detección de cáncer

Las personas con enfermedad intestinal inflamatoria tienen mayor riesgo de desarrollar algunos tipos de cáncer, incluido el colorrectal. Dependiendo de la extensión y duración de la enfermedad, se puede recomendar hacerse estudios de detección de cáncer con más regularidad.

Estudios de detección de la osteoporosis

Muchas personas con enfermedad de Crohn o colitis ulcerosa tienen un riesgo más alto de experimentar pérdidas óseas. En ciertos casos se recomienda la realización periódica de estudios de detección de la osteoporosis, dependiendo de la edad y estado de salud de la persona, o de si usa corticosteroides.

Valoración de la salud mental

Puesto que muchas personas con enfermedad intestinal inflamatoria presentan ansiedad y depresión, tu médico podría hacerte preguntas sobre tu salud mental.

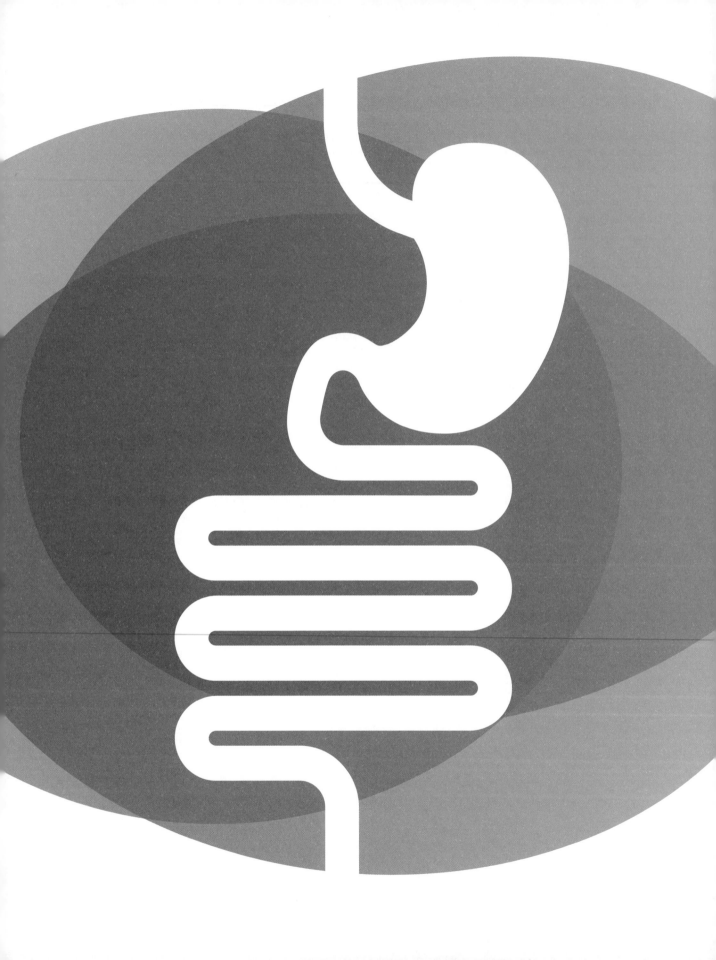

CAPÍTULO 13

Enfermedad diverticular

Conforme envejecen, muchas personas desarrollan unos pequeños sacos protuberantes en el tracto digestivo. Estos saquitos se forman cuando la capa interna del tejido de las paredes intestinales empuja los puntos debilitados de la capa externa de músculo.

A estos saquitos se les conoce como divertículos, una palabra de origen latino que significa "pequeño desvío del camino normal". Los divertículos pueden ser de diferente tamaño y parecer globitos que se inflan hacia fuera (véase la ilustración de la página 173).

Los divertículos pueden formarse en cualquier parte del tracto digestivo, incluyendo la garganta, el esófago, el estómago y el intestino delgado. Sin embargo, lo más común es que se desarrollen en el intestino grueso (colon), en particular en la parte izquierda, en las secciones conocidas como colon descendente y colon sigmoide.

El concepto que se emplea para denominar esta afección es diverticulosis. Por sí solos, los divertículos no suelen causar problemas, pero a veces se inflaman o se infectan, lo que provoca dolor abdominal intenso. A la afección producto de la inflamación o infección que se forma dentro de un divertículo se le conoce como diverticulitis.

DIVERTICULOSIS

La diverticulosis es bastante común y se va volviendo más prevalente con la edad. Más de la mitad de las personas de más de 60 años presentan divertículos en alguna parte del tracto digestivo, generalmente en el colon. Estos saquitos —que suelen ser del tamaño de una canica— no suelen causar problemas, tanto así que mucha gente ni siquiera sabe que los tiene.

Un grupo pequeño de las personas con diverticulosis experimenta espasmos abdominales leves, distensión, gases, diarrea o estreñimiento. No obstante, es más probable que estos síntomas e indicios se relacionen con otras afecciones, como el síndrome del colon irritable, y no con la diverticulosis. El sangrado no suele ser señal de diverticulosis, pero se presenta en algunos individuos (véase página 173).

Problemas de presión

No se sabe por qué algunas personas desarrollan divertículos en el tracto digestivo y otras no. Al parecer, el detonante suele ser una fuerte presión que se ejerce dentro del tracto digestivo, que obliga a las capas internas de tejido a abultarse hacia fuera a través de los puntos debilitados de las capas externas.

El colon se encuentra rodeado por capas de músculo que con regularidad se contraen y se relajan. Esta acción, conocida como peristalsis, ayuda a mover los desechos de comida por el tracto digestivo para que lleguen al recto. Los vasos sanguíneos penetran por los defectos naturales de las capas externas de las paredes del colon para llevar nutrientes esenciales a las capas internas. Estas partes suelen ser estructuralmente más débiles que el resto de la pared del colon y son susceptibles de abultarse hacia fuera.

Por ejemplo, cuando pujas para defecar, aumenta la presión al interior del colon, lo que puede causar que el tejido interno sobresalga a través de los puntos debilitados y se formen divertículos.

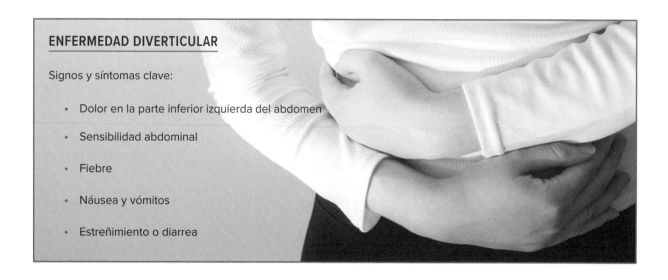

ENFERMEDAD DIVERTICULAR

Signos y síntomas clave:

- Dolor en la parte inferior izquierda del abdomen

- Sensibilidad abdominal

- Fiebre

- Náusea y vómitos

- Estreñimiento o diarrea

Al parecer varios factores intervienen en la formación de los divertículos:

Edad. Las investigaciones parecen mostrar que, conforme envejecemos, la pared muscular externa del colon empieza a engrosarse, lo que provoca que el conducto interno del colon se estreche. Este estrechamiento aumenta el nivel de presión dentro del colon, lo que eleva el riesgo de que se formen divertículos.

El engrosamiento de la pared exterior también ocasiona que el colon se vuelva menos flexible, de modo que no puede mover los desechos de la comida tan rápido como antes. Por ende, los desechos pasan más tiempo en el colon, en donde ejercen presión sobre las capas internas de tejido.

Dieta. La enfermedad diverticular es más frecuente en países industrializados en donde la dieta estándar es alta en carbohidratos refinados y baja en fibra. En países donde la gente sigue dietas altas en fibra —por lo común son lugares menos industrializados—, esta enfermedad es rara. Comer muy poca fibra contribuye a que las heces sean pequeñas y duras o blandas y pastosas, lo que dificulta que pasen por el tracto intestinal. Esto también incrementa la presión dentro del colon. De hecho, donde más se ejerce presión es en el sigmoide, que es donde se suelen encontrar la mayor parte de los divertículos. Las dietas altas en grasas o carnes rojas se vinculan con un mayor riesgo de enfermedad diverticular.

Inactividad física. Los estudios demuestran que el ejercicio físico vigoroso reduce el riesgo de enfermedad diverticular. Por ende, cuanto menos ejercicio hagas, mayor será el riesgo.

Obesidad. Existe al menos un estudio extenso en el que se ha observado que la obesidad se relaciona con un mayor riesgo de enfermedad diverticular y de sangrado diverticular.

Consumo de tabaco. Los fumadores tienen más riesgo de desarrollar enfermedad diverticular que quienes no fuman.

Medicamentos. Algunos fármacos parecen aumentar el riesgo de enfermedad diverticular, incluidos los antiinflamatorios no esteroideos, esteroides y opiáceos.

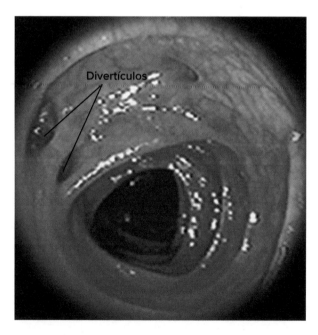

Divertículos

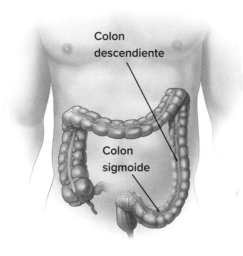

Colon
descendiente

Colon
sigmoide

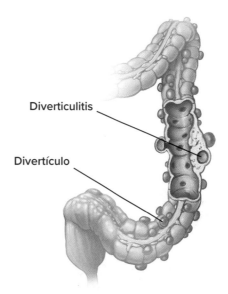

Diverticulitis

Divertículo

Las zonas donde es más común que se formen saquitos protuberantes (divertículos) son las secciones descendente y sigmoide del colon. Si uno de los saquitos se inflama o infecta, se le denomina diverticulitis. En la imagen endoscópica del colon que está en la página anterior se ven con claridad los divertículos en la pared intestinal.

El tratamiento empieza por el autocuidado

Para manejar la enfermedad diverticular, la clave está en reducir la presión al interior del colon. A menudo esto puede lograrse siguiendo una serie de pasos en casa. Es importante establecer hábitos cotidianos que promuevan que tu tracto digestivo esté sano y trabaje sin problemas. A continuación, encontrarás estrategias de autocuidado para manejar la enfermedad diverticular:

Come más fibra. Los alimentos ricos en fibra —como las frutas y verduras frescas, y los alimentos hechos con cereales integrales— suavizan las heces y las ayudan a pasar con más facilidad por el colon. Esto reduce la presión dentro del tracto digestivo y apoyan a prevenir episodios de diverticulitis.

Para saber más sobre cuánta fibra es necesario comer a diario, consulta la página 32. La gente con signos y síntomas leves normalmente observa mejorías después de consumir

---

CUANDO UN DIVERTÍCULO SANGRA

Algunas personas con diverticulosis presentan sangrado rectal indoloro. Es posible que la sangre se vea oscura y esté mezclada con las heces, aunque lo más común es que sea de color rojo brillante y sea muy visible en la taza del baño. El sangrado, que puede aparecer de forma repentina, por lo regular es producido por un vaso sanguíneo debilitado que se revienta.

En la mayoría de los casos, el sangrado es breve y se detiene por sí solo, pero a veces es intenso y precisa atención médica inmediata. Si observas un sangrado sustancial en tus defecaciones, busca atención médica de inmediato.

En el caso de sangrados intensos y persistentes, tal vez requieras estudios para identificar la fuente del sangrado. En ocasiones, la única forma de frenarlo es con cirugía para extirpar el segmento del colon donde se encuentra el divertículo sangrante.

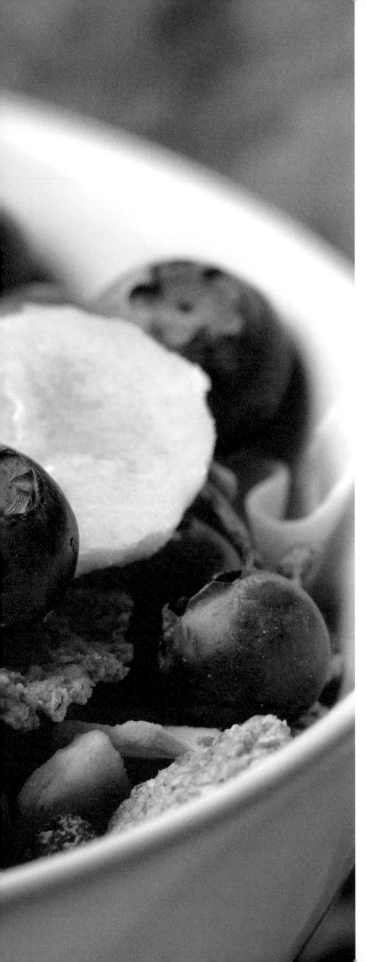

más fibra durante 1 o 2 semanas. No obstante, se debe evitar hacer un incremento sustancial y repentino de la fibra dietética, pues eso puede provocar gases, espasmos, distensión y diarrea. En vez de eso, ve elevando tu ingesta de fibra de forma gradual a lo largo de varias semanas.

Si te resulta difícil consumir a diario la cantidad recomendada de fibra, comenta con tu médico sobre el uso de suplementos de fibra natural. Entre ellos hay productos de venta libre, como el *psyllium* (Metamucil) y la metilcelulosa (Citrucel), los cuales ayudan a prevenir el estreñimiento.

Bebe muchos fluidos. La fibra actúa como una esponja en el colon y absorbe el agua de las heces. Conforme incrementes la cantidad de fibra alimenticia, asegúrate de beber suficientes líquidos para reemplazar los fluidos perdidos y prevenir el estreñimiento. Procura todos los días tomar al menos ocho vasos de 250 ml de agua u otras bebidas no alcohólicas.

Ve al baño cuando tengas ganas. Si sientes la necesidad de defecar, no postergues la ida al baño. Retardar la defecación hace que las heces se endurezcan y que se requiera más fuerza para expulsarlas, lo que eleva la presión al interior del colon.

Ejercítate de forma regular. El ejercicio promueve el tránsito intestinal normal y disminuye la presión al interior del colon. Procura hacer ejercicio entre 30 y 60 minutos casi todos los días de la semana.

DIVERTICULITIS

Cuando se presenta inflamación o infección en un divertículo, se desarrolla la afección conocida como diverticulitis. En la mayor parte de los casos se manifiesta como una inflamación menor, llamada *diverticulitis simple*. No obstante, en otros casos surgen complicaciones como abscesos o fístulas que pueden requerir cirugía.

Una posible causa de diverticulitis es que un trozo de excremento se atore en uno de los divertículos, el cual bloquea el suministro de sangre al divertículo y lo hace susceptible a la invasión de bacterias. Un ligero desgarre (o perforación) también puede convertirse en un divertículo que da lugar a una infección y, en ocasiones, a la acumulación de pus.

Por lo regular, la inflamación o la infección se limitan a la zona que está alrededor del divertículo de modo directo. En casos excepcionales, el divertículo se desgarra y se

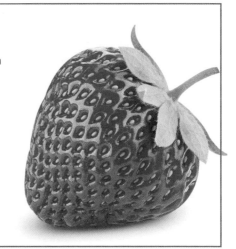

NO TE PREOCUPES POR LAS SEMILLAS Y LAS NUECES

Quizá hayas oído que comer nueces, palomitas de maíz o alimentos con semillas —como frambuesas, fresas o kiwis— es peligroso porque las partículas de comida o las diminutas semillas pueden atorarse en un divertículo y ocasionar inflamación o una infección.

Estudios recientes han descubierto que estos alimentos no se vinculan con un mayor riesgo de diverticulitis. Además, no querrás dejar de comer frutas y verduras saludables que contengan semillas por el simple temor a una infección. Los nutrientes y la fibra que estos alimentos proveen superan por mucho cualquier posibilidad de un mayor riesgo de diverticulitis.

---

produce una perforación grande que hace que los desechos intestinales se filtren a la cavidad abdominal. Esto puede causar inflamación de la membrana delgada que recubre la cavidad abdominal, lo que se conoce como peritonitis. Esta afección suele ser muy dolorosa e ir acompañada de fiebre y escalofríos.

La peritonitis es una urgencia médica que requiere atención inmediata para combatir la infección y tratar el problema de raíz.

La diverticulitis suele causar dolor, fiebre, escalofríos y náuseas. El dolor suele ser abrupto y agudo, aunque hay quienes tienen un dolor leve que va empeorando con el paso de los días.

Los síntomas de diverticulitis se asemejan a los de la apendicitis, salvo porque el dolor suele presentarse en la parte inferior izquierda del abdomen y no del lado derecho. Signos y síntomas menos comunes son vómito, distensión, sangrado rectal, micción frecuente y dificultad o dolor al orinar.

¿CÓMO SE DIAGNOSTICA LA ENFERMEDAD DIVERTICULAR?

Puesto que la presencia de divertículos por sí sola no suele causar signos y síntomas, la mayoría de la gente se entera de que tiene diverticulosis durante la realización de pruebas para diagnosticar otras afecciones intestinales o durante exámenes de rutina para la detección de cáncer colorrectal. Estudios de imagen como colonoscopias, sigmoidoscopias, tomografías computarizadas o rayos X de colon pueden

mostrar la presencia de uno o más divertículos. Para mayor información sobre estos estudios de imagen, consulta el capítulo 5.

La diverticulitis, por su parte, se suele diagnosticar cuando existe un episodio agudo y signos y síntomas como dolor abdominal, fiebre y náusea que te obligan a ir al médico. Es probable que el médico te examine el abdomen en busca de regiones sensibles.

Además, es posible que te hagan análisis de sangre para determinar si hay una infección. Una cantidad elevada de glóbulos blancos y sensibilidad en la parte inferior izquierda del abdomen podrían ser indicios de diverticulitis. Es posible que te hagan otros estudios, como una prueba de enzimas hepáticas, para descartar otras causas de dolor abdominal.

Estudios de imagen, como tomografías computarizadas, permiten detectar la inflamación o la infección y confirmar el diagnóstico. Durante episodios agudos de diverticulitis no se deben realizar estudios como colonoscopias, sigmoidoscopias, enemas con bario y colonografías por tomografía computarizada.

¿CÓMO SE TRATA LA DIVERTICULITIS?

Los episodios agudos de diverticulitis son indicio de que se ha desarrollado inflamación o una infección en algún divertículo. Si tu temperatura corporal está por encima de 37.7 ºC, si tienes espasmos o cólicos abdominales intensos que van empeorando, o si no puedes tolerar los alimentos o los líquidos, busca atención médica.

El tratamiento de un episodio de diverticulitis depende de la gravedad de los signos y síntomas y de si es o no el primer episodio. Si los síntomas e indicios son leves, quizá puedas sobrellevarlos en casa con cambios a la alimentación y tal vez con antibióticos para combatir la infección. En caso de que los síntomas sean más graves, quizá se requiera hospitalización.

La hospitalización es más probable en personas que presentan vómito, fiebre alta, conteo elevado de glóbulos blancos o posible obstrucción intestinal, o en aquellas con riesgo de peritonitis. También es posible que te hospitalicen si eres de la tercera edad, tomas esteroides o tienes alguna otra enfermedad o un sistema inmunológico débil.

Entre los tratamientos no quirúrgicos están:

- *Descanso y dieta restringida.* Descansar durante unos cuantos días contribuye al combate de la infección. Inclusive, llevar una dieta líquida o baja en fibra reduce las contracciones en el colon. En caso de náusea y vómito intensos, quizá sea necesario evitar cualquier alimento y recibir líquidos por vía intravenosa. Una vez que los síntomas mejoren —lo cual suele ocurrir entre 2 y 3 días después—, podrás volver a incorporar algunos alimentos.
- *Antibióticos.* Los antibióticos eliminan las bacterias causantes de la infección. Se pueden administrar por vía oral en casa o por vía intravenosa en un hospital.
- *Analgésicos.* En caso de dolor de moderado a grave, el médico podría sugerir tomar analgésicos de venta libre o que requieran receta médica durante algunos días, hasta que el dolor ceda.

Las prácticas no quirúrgicas suelen ser buenos tratamientos para un primer episodio de diverticulitis. Por desgracia, los episodios siguientes no suelen responder igual de bien a estas medidas sencillas.

Diverticulitis recurrente

Entre 20 y 50 por ciento de las personas presentan ataques recurrentes de diverticulitis, y el riesgo puede ser mayor si el primer episodio de diverticulitis ocurrió en la juventud. Para prevenir un segundo ataque es conveniente consumir más fibra, beber muchos líquidos y ejercitarse lo suficiente.

En el caso de individuos con episodios recurrentes se pueden emplear antibióticos para tratar la enfermedad, o incluso el médico podría recomendar una cirugía para extirpar la parte del colon afectada. La cirugía suele prevenir episodios posteriores de diverticulitis.

El doctor valorará las circunstancias personales de cada persona para determinar la mejor forma de prevenir ataques recurrentes de esta enfermedad.

Cirugía

Podrías necesitar cirugía para tratar la diverticulitis si tienes alguna de las siguientes complicaciones durante un episodio:

- Infección resultante de la rotura de un divertículo (peritonitis) que derrama su contenido en la cavidad abdominal
- Bloqueo del colon o intestino delgado causado por tejido cicatricial
- Acumulación de pus en uno de los divertículos (absceso)
- Formación de una fístula, que es un conducto anormal entre dos órganos

La peritonitis requiere cirugía de urgencia y puede requerir el uso temporal de una bolsa para colostomía en la parte externa del cuerpo para recolectar las heces.

Otros problemas, como el estrechamiento del colon o la formación de fístulas, pueden requerir cirugía una vez que la inflamación ceda, que suele ser entre 6 y 8 semanas más tarde.

Los abscesos se pueden drenar, por lo regular sin cirugía, con ayuda de una aguja guiada por tomografía computarizada que permite extraer la pus. Este procedimiento suele realizarse durante el episodio, y quizá pueda necesitarse cirugía después para prevenir la reincidencia.

También puede ser necesaria una cirugía si has tenido episodios previos de diverticulitis. Para evitar infecciones en el futuro, el médico podría sugerir la extracción de la porción del colon afectada por la enfermedad. En este caso, se pueden hacer dos tipos de cirugía.

Resección intestinal primaria. Este procedimiento es común en individuos que no requieren una cirugía de urgencia. En este caso, el cirujano extirpa la parte enferma del colon y más adelante reconecta los segmentos sanos restantes (anastomosis). Este procedimiento mantiene abierto el paso por el colon y permite que se pueda defecar de forma normal.

La extensión de la inflamación en el colon y otros factores agravantes, como la obesidad, permiten determinar quién es candidato para una cirugía tradicional o para una cirugía mínimamente invasiva (laparoscopia).

En el caso de la cirugía tradicional, el cirujano hace una sola incisión alargada en el abdomen. En la cirugía laparoscópica, se hacen 3 o 4 pequeñas incisiones. La cirugía laparoscópica requiere menos tiempo de recuperación, aunque por lo general no es posible realizársela a personas con obesidad o en las que la inflamación o la infección están muy extendidas.

Resección intestinal con colostomía. Este abordaje puede ser necesario cuando existe tanta inflamación que no es posible reconectar el colon con el recto. En este caso, es indispensable una colostomía que permita expulsar las heces.

En este tipo de cirugía, el cirujano extrae la parte enferma del colon, cierra la parte superior del recto y hace una apertura en la pared abdominal. Luego conecta el colon a esta apertura para crear la colostomía por donde pasan las heces que, a su vez, se depositan en una bolsa adherida a la pared abdominal.

La colostomía puede ser temporal o permanente. Varios meses después —una vez que la inflamación ha cedido—, el médico podría considerar una segunda cirugía para reconectar el colon y el recto. Es importante que converses con tu médico sobre los beneficios y los riesgos de este tipo de cirugía.

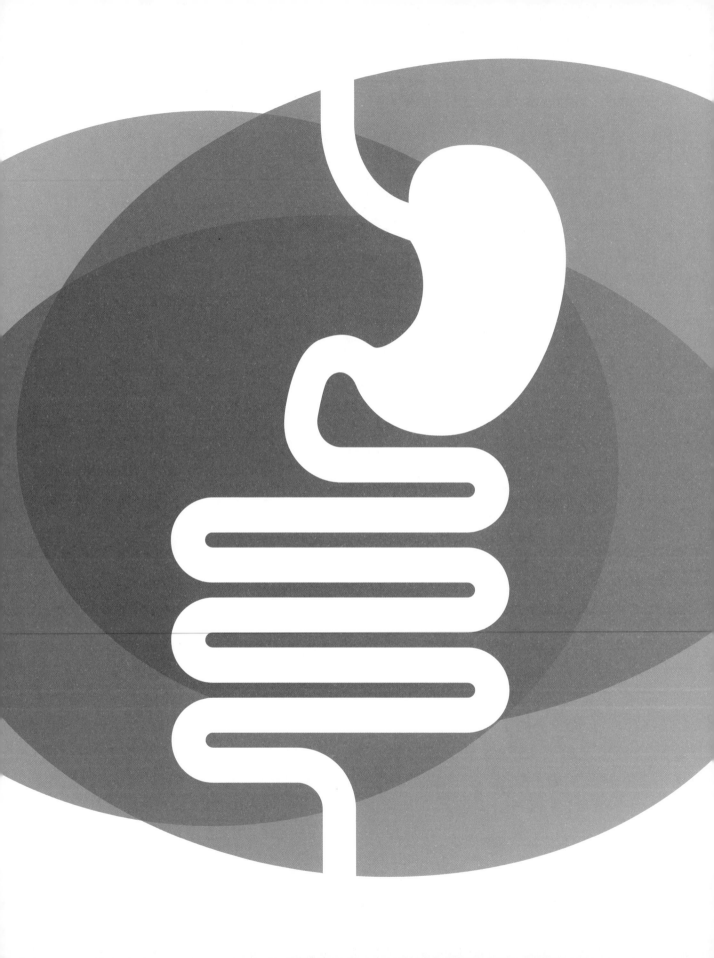

CAPÍTULO 14

Enfermedad de la vesícula biliar

Es hora de irse a dormir, pero no logras conciliar el sueño. Presentas un dolor persistente en la parte superior del abdomen y nada te lo quita: ni los antiácidos ni los analgésicos. Tampoco sirve cambiar de posición. Te pones de pie, te ladeas, te recuestas, pero aun así te sigue doliendo. Luego empiezas a sentir náuseas.

Cuando el dolor se extiende a la parte inferior del pecho y la espalda, decides ir a la sala de urgencias por temor a que sea un infarto. En el hospital te diagnostican que el problema no es tu corazón, sino tu vesícula biliar. Estás teniendo un episodio de piedras en la vesícula.

PIEDRAS EN LA VESÍCULA

Las piedras en la vesícula (o cálculos biliares) son depósitos de fluido digestivo endurecidos que en ocasiones se forman dentro de la vesícula. La vesícula es un órgano pequeño, en forma de pera, que se ubica en la parte derecha del abdomen, justo debajo del hígado. Contiene un fluido digestivo, llamado *bilis*, el cual libera al intestino delgado. A veces, estos depósitos duros (o "piedras") se atoran en el cuello de la vesícula, que es la porción estrecha del órgano que se conecta con el conducto cístico. Esta obstrucción bloquea el flujo de bilis y genera presión e inflamación dentro de la vesícula, lo que a su vez produce dolor y, con frecuencia, náuseas.

Los cálculos biliares son comunes. De hecho, cada año se le diagnostican piedras en la vesícula a más de un millón de estadunidenses. En la mayor parte de los casos, estas piedras no ocasionan síntomas ni requieren tratamiento. No obstante, en algunos otros, provocan ataques dolorosos. Los ataques por cálculos biliares hacen que una de las cirugías más frecuentes en Estados Unidos sea la colecistectomía (extirpación de la vesícula).

¿Cómo se forman las piedras en la vesícula?

La vesícula es un saco en forma de pera que está entremetido bajo el hígado, en la parte superior derecha del abdomen. La vesícula es parte del sistema biliar, el cual incluye el hígado y una red compleja de conductos para transportar la bilis.

La bilis es un fluido digestivo que se produce en el hígado, y la vesícula funge como un reservorio hasta que el fluido está listo para ser empleado en el intestino delgado. La bilis está compuesta por bilirrubina, un desecho del hígado de coloración amarillenta o verduzca que le da a la bilis su coloración característica. Por eso, si la bilis logra filtrarse a la sangre, la piel y los ojos se ponen amarillos (lo que se conoce como ictericia). La bilis además contiene colesterol, sales biliares y una sustancia química llamada *lecitina*. En conjunto, las sales biliares y la lecitina mantienen el colesterol disuelto en la solución y permiten que sea posible expulsarlo del cuerpo.

La principal función de la bilis es ayudar a descomponer las moléculas de grasa de los alimentos que consumimos. Cuando comemos algo que contiene grasa o proteína, la vesícula entra en acción y se contrae para expulsar la bilis que ha estado guardando a través de unos pequeños conductos —llamados *conductos biliares*— que llegan al intestino

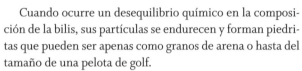

PIEDRAS EN LA VESÍCULA

Signos y síntomas clave:

- Dolor en la parte superior del abdomen

- Dolor en la espalda, el pecho o el omóplato derecho

- Náuseas y vómito

delgado superior (el duodeno). Una vez ahí, la bilis asiste al intestino delgado en la digestión y absorción de la grasa y las vitaminas liposolubles (es decir, las vitaminas A, D, E y K), las cuales se disuelven en grasa. Sin la bilis, estos nutrientes serían expulsados del sistema como si fueran desechos.

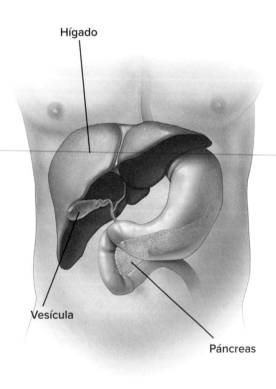

Hígado

Vesícula

Páncreas

Cuando ocurre un desequilibrio químico en la composición de la bilis, sus partículas se endurecen y forman piedritas que pueden ser apenas como granos de arena o hasta del tamaño de una pelota de golf.

Algunas personas tienen una única piedra en la vesícula, mientras que otras presentan muchas —pueden llegar incluso a ser cientos o miles—, lo que a veces se describe como gravilla o arenilla.

Son varios los factores que contribuyen a la formación de cálculos biliares, pero seguimos sin entender muchos de ellos a cabalidad.

Entre los factores potenciales están:

- *El exceso de colesterol.* Por lo regular, la bilis contiene suficientes sustancias químicas para disolver el colesterol que excreta el hígado. Pero, si la bilis contiene más colesterol del que puede disolver, el colesterol adicional puede a la larga convertirse en piedritas. La obesidad, la genética y la pérdida de peso acelerada podrían contribuir a este proceso.
- *La vesícula no se vacía de forma adecuada.* Quizá tu vesícula no se esté contrayendo y vaciando de forma correcta. Esto puede ocurrir durante el embarazo o en periodos de ayuno prolongados. Cuanto más tiempo pase la bilis en la vesícula, más se concentra. En ocasiones, la bilis demasiado concentrada se vuelve grumosa y forma cálculos.
- *El exceso de bilirrubina.* Ciertas enfermedades, como la cirrosis hepática, provocan el aumento de bilirrubina en la bilis, lo que potencialmente contribuye a la formación de cálculos biliares.

Tipos de cálculos

No todas las piedras en la vesícula tienen exactamente la misma composición, aunque estén hechas de una mezcla de colesterol, sales de bilirrubinato de calcio o de palmitato de calcio, proteínas y mucina (un componente del moco). Los cálculos biliares se clasifican a grandes rasgos en dos categorías principales:

- *Cálculos de colesterol.* Los cálculos de colesterol representan como 80 por ciento de todas las piedras en la vesícula. Están compuestos sobre todo por colesterol producido en el hígado que la bilis no logra mantener disuelto, y normalmente contienen otros componentes, además de ser de color amarillento.
- *Cálculos de pigmento.* Los cálculos de pigmento se forman cuando la bilis contiene un exceso de bilirrubina. Suelen ser piedras pequeñas y de color café oscuro o negro. Algunas se relacionan con la producción masiva de bilirrubina derivada de una destrucción excesiva de glóbulos rojos, mientras que otras se vinculan con una cicatrización grave del hígado (cirrosis).

Los cálculos que logran salir de la vesícula y se quedan en los conductos biliares se conocen como cálculos secundarios de los conductos biliares. Los cálculos primarios de los conductos biliares en realidad sí se forman ahí, y suelen ser suaves y de color marrón, pues están hechos de bilis degradada. Este tipo de cálculos se forman cuando el conducto biliar se estrecha a causa de una infección, un traumatismo, una cirugía o una enfermedad.

ATAQUE DE PIEDRAS EN LA VESÍCULA

Los cálculos biliares suelen acumularse al fondo de la vesícula y no causar problemas. Algunas personas relacionan los cálculos biliares con agruras, indigestión o distensión. Sin embargo, no hay evidencia de que la enfermedad vesicular provoque esos síntomas.

Los problemas comienzan cuando los cálculos migran hacia el cuello de la vesícula. Cuando la vesícula expulsa la bilis hacia el sistema biliar, algunas de las piedras se van con el fluido.

Las más pequeñas suelen pasar por los conductos biliares, llegar al intestino delgado y salir del cuerpo sin problemas. Sin embargo, las de mayor tamaño pueden llegar a atorarse en la entrada del conducto cístico, en un conducto biliar o en la entrada del intestino delgado.

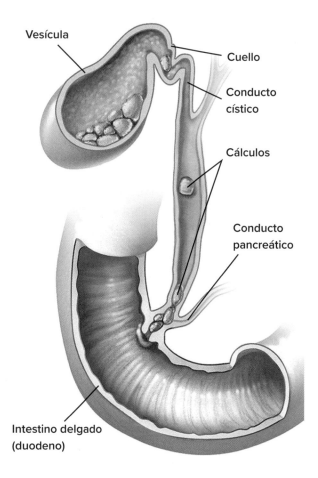

Vesícula — Cuello — Conducto cístico — Cálculos — Conducto pancreático — Intestino delgado (duodeno)

El episodio de cálculos biliares se presenta cuando las piedras se atoran en un conducto biliar o en el cuello de la vesícula.

Cuando un cálculo biliar bloquea el flujo de bilis proveniente de la vesícula, la persona puede tener náuseas y dolor constante. A esto se le conoce como ataque o episodio de cálculos biliares. Este ataque puede durar varios minutos o hasta varias horas.

Por lo regular, un cálculo atorado en la entrada del conducto cístico se desprenderá y caerá al fondo de la vesícula. De ese modo se desbloquea el paso y, en la mayor parte de los casos, se termina el ataque. Si el cálculo no logra liberarse, puede generarse inflamación e infección en la vesícula (colecistitis). Una vez que has tenido un ataque por piedras en la vesícula, se incrementa el riesgo de que vuelvas a sufrirlo.

Otros signos o síntomas de un ataque por cálculos biliares son fiebre, escalofríos, náuseas, vómito, eructos, distensión y una sensación temprana de saciedad al comer (es decir, sentirse lleno poco después de empezar a comer).

Puede haber complicaciones cuando:

- Se acumulan cálculos biliares en la entrada del intestino delgado y bloquean el ducto pancreático, lo que ocasiona inflamación del páncreas (pancreatitis)
- El conducto cístico se queda bloqueado y la infección al interior de la vesícula hace que se reviente, lo cual es raro
- Un cálculo atorado en el conducto biliar bloquea el paso de bilis del hígado, lo que puede causar ictericia, así como fiebre, escalofríos, infección en la sangre (bacteriemia), inflamación del sistema de conductos biliares (colangitis) o del páncreas (pancreatitis) y una reacción inmunitaria potencialmente mortal ante la infección bacteriana (septicemia)

Las personas con antecedentes de cálculos biliares tienen más riesgo de desarrollar cáncer vesicular. Sin embargo, es un tipo de cáncer muy poco frecuente, de modo que, aunque el riesgo de desarrollarlo sea más elevado, en términos generales sigue siendo mínimo.

¿CUÁL ES TU NIVEL DE RIESGO?

No tenemos del todo claro por qué algunas personas desarrollan cálculos biliares y otras no. Sin embargo, algunos de los factores que podrían elevar tu nivel de riesgo son:

Edad y género
El riesgo de tener piedras en la vesícula aumenta con la edad, quizás en parte porque el hígado tiende a secretar más colesterol en la bilis conforme envejecemos.

Las mujeres son más propensas a tener cálculos biliares; sin embargo, conforme envejecemos, esta brecha se va cerrando. Según un estudio, la prevalencia de cálculos biliares era entre 2 y 3 veces mayor en mujeres menores de 50 años que en hombres en el mismo rango de edad; pero, después de los 50 años, la diferencia fue menos del doble.

Tal vez las mujeres tengan más riesgo de desarrollar cálculos biliares por la presencia del estrógeno, el cual está presente en cantidades mucho mayores en las mujeres que en los hombres.

El estrógeno hace que el hígado excrete más colesterol en la bilis, lo que aumenta la probabilidad de que se formen piedras en la vesícula.

Antecedentes familiares
Los cálculos biliares suelen presentarse en varios miembros de una familia, lo que muestra que su prevalencia podría tener algún componente genético. Un estudio hecho con gemelos observó que casi una cuarta parte del riesgo de desarrollar cálculos biliares está determinado por una predisposición genética subyacente.

Embarazo
El embarazo es un factor de riesgo para el desarrollo de cálculos de colesterol. Los valores elevados de hormonas reproductivas durante el embarazo pueden generar cambios en la composición de la bilis y causar retrasos en el vaciamiento de la vesícula. Y ambas cosas promueven la formación de piedras en la vesícula.

Obesidad
Los estudios indican que la gente obesa tiene mayor riesgo de desarrollar piedras en la vesícula que la gente que se mantiene en un peso saludable. El exceso de colesterol suele acumularse en la bilis de personas con sobrepeso. Además, la demasía de peso reduce tanto la formación de sales biliares como la capacidad de la vesícula para contraerse y vaciarse.

Pérdida de peso acelerada
Las dietas que implican ayunos y pérdidas de peso rápidas elevan el riesgo de formación de cálculos biliares, aunque no se sabe bien por qué. Quizá sea porque la pérdida de peso acelerada altera los valores de sales biliares y de colesterol, y desequilibra la composición química de la bilis.

Diabetes
La diabetes se vincula con un mayor riesgo de cálculos de colesterol, aunque no se sabe del todo bien qué tanto lo incrementa. Se cree que el mecanismo de la resistencia a la insulina que impide la entrada del azúcar en la sangre (glucosa) a las células desempeña una función importante.

Medicamentos
Algunos fármacos incrementan el riesgo de desarrollar cálculos biliares, incluyendo los fibratos, que se usan para reducir las concentraciones de triglicéridos en la sangre; el antibiótico ceftriaxona, que se usa para combatir infecciones; los análogos de la somatostatina, que se usan para controlar la producción de hormonas; y las terapias de reemplazo hormonal, que se usan para controlar los valores de estrógeno en mujeres menopáusicas. Las mujeres que toman

anticonceptivos orales pueden tener un riesgo ligeramente mayor durante los primeros años de uso.

¿CÓMO SE DIAGNOSTICA LA ENFERMEDAD DE LA VESÍCULA BILIAR?

Si el médico sospecha que el dolor que sientes en el abdomen es causado por piedras en la vesícula, es posible que te hagan uno o más estudios para ubicarlas. Generalmente, se realiza un ultrasonido y análisis de sangre (para mayor información al respecto, véase el capítulo 5).

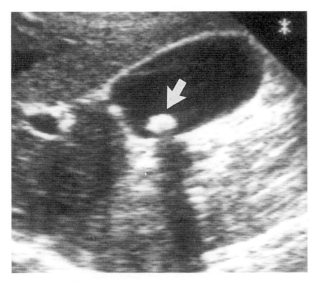

Ultrasonido de un cálculo biliar grande dentro de la vesícula (véase flecha).

Estudios de imagen de la vesícula
El médico podría solicitar un ultrasonido abdominal o una tomografía computarizada para obtener imágenes de tu vesícula, las cuales pueden analizarse para buscar indicios de cálculos. El ultrasonido permite detectar la presencia de cálculos biliares con mucha precisión, mientras que la tomografía computarizada del abdomen a veces puede revelar la presencia de cálculos biliares que contengan altos valores de calcio.

Estudio de los conductos biliares
Existen estudios en los que se usa una tintura especial para resaltar los conductos biliares en las pruebas de imagen, las cuales podrían ayudarle a tu médico a determinar si hay

un cálculo biliar bloqueando algún conducto. Entre estos estudios están la gammagrafía con ácido iminodiacético hepatobiliar (HIDA, por sus siglas en inglés), la colangio-pancreatografía por resonancia magnética (MRCP, por sus siglas en inglés) o la colangiopancreatografía retrógrada endoscópica (ERCP, por sus siglas en inglés). La prueba que el médico recomiende dependerá de varios factores, incluyendo la probabilidad de encontrar cálculos en los conductos biliares.

La gammagrafía con HIDA, que es el estudio menos confiable, se lleva a cabo inyectando un marcador radiactivo que permite seguir la bilis desde el hígado hasta el intestino delgado. Se inyecta una cantidad pequeña del marcador, el cual es absorbido por el hígado. Y el estudio de imagen muestra cuando la bilis teñida llega a la vesícula.

La MRCP es una técnica de imagen que depende de una resonancia magnética para visualizar los conductos biliares y pancreáticos de forma no invasiva. Este procedimiento puede ayudar a determinar si existen cálculos biliares atorados en alguno de los conductos que rodean la vesícula.

La ERCP le permite al médico examinar los conductos biliares en busca de bloqueos. Mientras te encuentras sedado, introducen a tu tracto digestivo un tubo flexible con una cámara (un endoscopio) que llega hasta la abertura del conducto biliar en la parte superior del intestino delgado

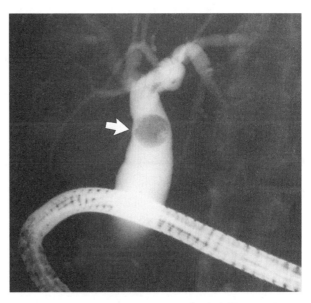

Esta imagen por ERCP muestra un cálculo biliar grande (véase flecha) atorado en un conducto biliar dilatado. El endoscopio flexible que se empleó para obtener esta imagen aparece en primer plano.

¿PODEMOS PREVENIR LOS CÁLCULOS BILIARES?

Algunos remedios caseros que la gente suele recomendar incluyen beber aceite de oliva, jugo de manzana o de limón para estimular el vaciamiento de la vesícula y favorecer la expulsión de los cálculos más pequeños. Sin embargo, no se ha demostrado que éstos tengan un efecto benéfico.

Hasta la fecha, no se ha encontrado una dieta que prevenga los cálculos biliares, pero existen indicios de que tomar suplementos de vitamina C, comer frutos secos ricos en grasas monoinsaturadas y poliinsaturadas, y consumir café puede reducir la formación de piedras en la vesícula.

Otras estrategias para reducir el riesgo de cálculos biliares son:

- *Mantener un peso saludable.* Si tienes sobrepeso, emprende acciones para ir perdiéndolo de forma gradual. Es una de las cosas más importantes que puedes llevar a cabo para prevenir la formación de cálculos biliares. Una forma de lograrlo es consumiendo tres comidas bien balanceadas que sean ricas en fibra, calcio y otros nutrientes esenciales, y bajas en grasas saturadas. Realizar las comidas a la misma hora todos los días ayuda a promover el vaciamiento de la vesícula biliar.

- *Hacer ejercicio.* El ejercicio nos ayuda a mantener un peso saludable. Además, los científicos creen que la actividad física también puede contribuir a estabilizar el delicado equilibrio químico de la bilis, lo que permitiría que el colesterol se mantuviera disuelto en la solución e inhibiría la formación de cálculos.

- *Evitar dietas extremas.* Evita cualquier dieta que implique una baja ingesta de calorías y prometa pérdida apresurada de peso. Cuando pasas mucho tiempo sin comer o bajas de peso demasiado rápido, el cuerpo metaboliza las grasas, lo que provoca que el hígado secrete colesterol adicional en la bilis, lo que eleva el riesgo de desarrollar cálculos biliares.

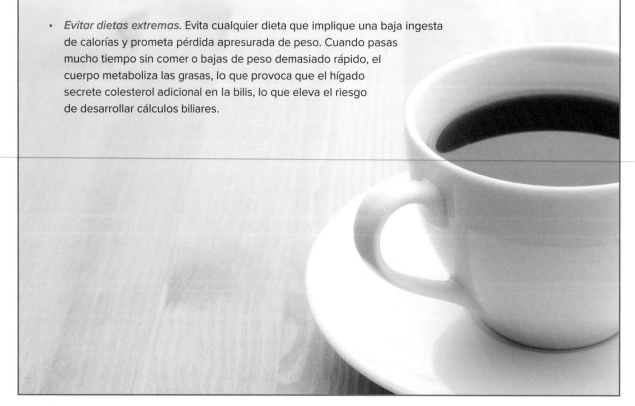

(el duodeno). Un medio de contraste se inyecta a través de un catéter que va dentro del endoscopio, el cual colorea los bordes del sistema biliar y permite verlo a través de rayos X. Los cálculos biliares que se descubren por medio de la ERCP suelen ser extirpados durante este mismo procedimiento.

Análisis de sangre

Los análisis de sangre pueden mostrar signos de infección, ictericia, pancreatitis u otras complicaciones causadas por cálculos biliares.

OPCIONES DE TRATAMIENTO

Por lo regular, la mejor forma de tratar las piedras en la vesícula que no causan problemas ("cálculos silenciosos") es no hacer nada y sólo observar. Los cálculos silenciosos se suelen descubrir por accidente durante estudios diagnósticos para otras enfermedades.

En caso de sufrir un ataque agudo, el primer paso suele ser tomar fármacos para aliviar el dolor. Algunos analgésicos, como los antiinflamatorios no esteroideos, suelen aliviar el dolor vesicular. En caso de dolor intenso, quizá sea necesario suministrar medicamentos controlados de forma intravenosa en el hospital, seguidos de fármacos suministrados por vía oral en casa.

El médico podría también recomendar una cirugía para extirpar la vesícula y prevenir ataques posteriores. Extirpar la vesícula se recomienda cuando hay evidencias de inflamación o infección en el órgano, o señales de posibles crecimientos precancerosos (pólipos) o de cáncer.

Por fortuna, el hígado puede suministrar bilis de manera directa al intestino delgado cuando se extirpa la vesícula. Hay algunas alternativas de tratamiento para los casos en los que la cirugía no se puede realizar.

Cirugía

La cirugía para extirpar la vesícula biliar se llama *colecistectomía*. Por regla general, es un procedimiento seguro y eficaz, además de ser una de las cirugías más frecuentes en Estados Unidos.

La extirpación completa de la vesícula biliar es la opción predilecta, pues la mera extracción de los cálculos no es más que una solución temporal, ya que se pueden formar nuevos cálculos y haber ataques reincidentes.

La colecistectomía se hace de una de dos posibles formas:

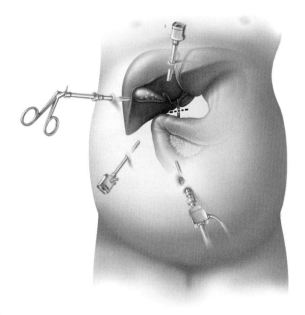

Durante una colecistectomía laparoscópica, se insertan herramientas quirúrgicas especiales a través de cuatro pequeñas incisiones en el abdomen.

Cirugía laparoscópica. La mayoría de las colecistectomías se hacen de forma laparoscópica. En este caso, se realizan varias pequeñas incisiones en el abdomen, en lugar de sólo una incisión grande (véase la ilustración superior). Entre los instrumentos que se insertan por las incisiones están un endoscopio equipado con cámara para ver la vesícula biliar y otro equipado con un dispositivo de corte que permite extraer la vesícula.

El periodo de recuperación de una cirugía laparoscópica es menor que el de una cirugía tradicional porque las incisiones son pequeñas y el cirujano no tiene que cortar los músculos abdominales, los cuales tardan más en sanar. Otras ventajas son que es menos dolorosa y deja menos cicatrices.

Cirugía abierta. Durante una cirugía abierta, se lleva a cabo una única incisión grande en el abdomen y se elimina la vesícula biliar. El cirujano podría recomendar este tipo de procedimiento si las paredes de la vesícula se han engrosado y endurecido, o si tienes cicatrices de cirugías abdominales anteriores. Por lo regular, el tiempo de recuperación es mayor.

Otras opciones

El médico podría recomendar algunas alternativas si presentas complicaciones o existen circunstancias que hacen que la cirugía no sea recomendable.

Terapia de disolución del ácido biliar. Esta opción implica administrar tabletas de ácido biliar para disolver los cálculos de colesterol en el transcurso de meses o años. Puede ser efectiva para individuos con piedras pequeñas, pero no funcionan cuando se trata de cálculos pigmentados o que están rodeados por una gruesa capa de calcio. Por desgracia, los cálculos biliares suelen volverse a formar una vez que se interrumpe el tratamiento. Para evitar que vuelvan a formarse, sería necesario tomar el fármaco por tiempo indefinido.

Drenaje percutáneo. Este procedimiento, que se realiza en centros médicos muy especializados, implica insertar un tubito flexible (catéter) en la vesícula para drenarla y aliviar la obstrucción causada por los cálculos. El agujero por medio del cual se inserta el catéter se va agrandando de forma gradual a lo largo de varias semanas, y es a través de él que se extraen los cálculos. No obstante, es común que vuelvan a formarse cálculos con el transcurso de los años.

Terapia con ondas de choque. En circunstancias muy especiales, se lleva a cabo un procedimiento basado en ondas de choque para desmoronar los cálculos en fragmentos diminutos. A continuación, se suministra un medicamento para disolver los fragmentos. Sin embargo, es un procedimiento incómodo y no siempre funciona.

LA VIDA SIN VESÍCULA BILIAR

La mayoría de la gente que se somete a una colecistectomía continúa su vida normal sin vesícula biliar. El hígado sigue produciendo suficiente bilis para digerir las grasas que consumimos. Pero, en vez de almacenarse en la vesícula, la bilis fluye de modo directo del hígado hacia el intestino delgado.

No es necesario que cambies tus hábitos alimenticios después de la cirugía. No obstante, al incrementar la frecuencia con la que la bilis fluye hacia el intestino delgado, es posible que necesites defecar con más frecuencia y que tus heces sean más blandas. Por lo general, estos cambios son temporales, pues los intestinos se ajustan y el tránsito intestinal se normaliza.

En algunos casos, la bilis adicional en el intestino delgado genera un trastorno llamado *diarrea por ácidos biliares*. Si la cantidad de bilis en el intestino delgado es excesiva, quizá sea necesario recetar fármacos para tratar el problema.

CÁNCERES DE LA VESÍCULA BILIAR Y DE LOS CONDUCTOS BILIARES

El cáncer de vesícula biliar es muy raro. Aunque es más frecuente entre personas que han tenido cálculos biliares, es un tipo de cáncer muy poco común. Otros factores que aumentan el riesgo de cáncer de vesícula biliar son: ser mujer —este tipo de cáncer es más común en mujeres—, ser de edad avanzada y tener otras afecciones vesiculares, como infección crónica o pólipos en la vesícula biliar.

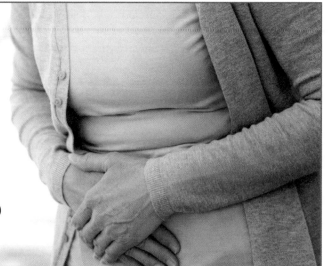

CÁNCER DE LA VESÍCULA BILIAR

Signos y síntomas clave:

- Dolor y distensión abdominales
- Fiebre
- Pérdida de peso
- Náuseas
- Ictericia (tonalidad amarilla en la piel y los ojos)

La mayor parte de los cánceres que se desarrollan en la vesícula son adenocarcinomas; es decir, comienzan en las células glandulares que recubren la superficie interna de la vesícula biliar. Si el tumor se detecta a tiempo, las probabilidades de encontrar un tratamiento eficaz son altas. Sin embargo, como no produce muchos signos o síntomas, no es muy común que se le diagnostique en una fase temprana. Si ya hay síntomas, suele ser porque el cáncer ya invadió estructuras adyacentes, como los conductos biliares, y está causando ictericia.

El cáncer de los conductos biliares (colangiocarcinoma) puede afectar la red de diminutos canales biliares al interior del hígado o presentarse en los conductos que están fuera de este órgano. Uno de sus posibles factores de riesgo es la colangitis esclerosante primaria, un trastorno inflamatorio vinculado a la colitis ulcerosa.

Diagnóstico y tratamiento

El cáncer en fase temprana suele diagnosticarse de forma circunstancial durante una cirugía para extirpar cálculos biliares. Algunas veces se puede observar el cáncer en imágenes de ultrasonido, pero suele ser cuando la enfermedad ya está en una etapa tardía. Otras técnicas de imagen, como la tomografía computarizada o la resonancia magnética, no son de mucha ayuda para detectar el cáncer de vesícula biliar en fase temprana, pero sí para determinar qué tan avanzado está. Un estudio de imagen llamado *colangiografía* permite ver el interior de los conductos biliares y revelar si existe un tumor bloqueando alguno de ellos.

La cirugía para extirpar la vesícula biliar puede curar el cáncer en fase temprana, pero no es útil para hacerlo en las fases tardías. El cáncer de vesícula biliar que trasciende la vesícula y llega al hígado se puede tratar a veces con cirugía para extirpar la vesícula y porciones del hígado y de los conductos biliares que rodean la vesícula. En el caso de cánceres avanzados, el tratamiento se enfoca en aliviar el dolor y mejorar la calidad de vida a través de fármacos o radioterapia.

El cáncer de los conductos biliares suele crecer despacio y extenderse de forma gradual, y normalmente no se diagnostica sino hasta que ya está en fases avanzadas. Por lo general, se trata con quimioterapia y cirugía para extirpar el tumor. En ocasiones, también se puede usar radioterapia. Si no es posible operar, el médico podría colocar un tubo diminuto (un *stent*) para mantener abierto el conducto afectado por el cáncer y así prevenir el bloqueo y aliviar la ictericia.

La prognosis de los cánceres de vesícula biliar y de conductos biliares depende de qué tan avanzado esté y de cuánto se haya extendido.

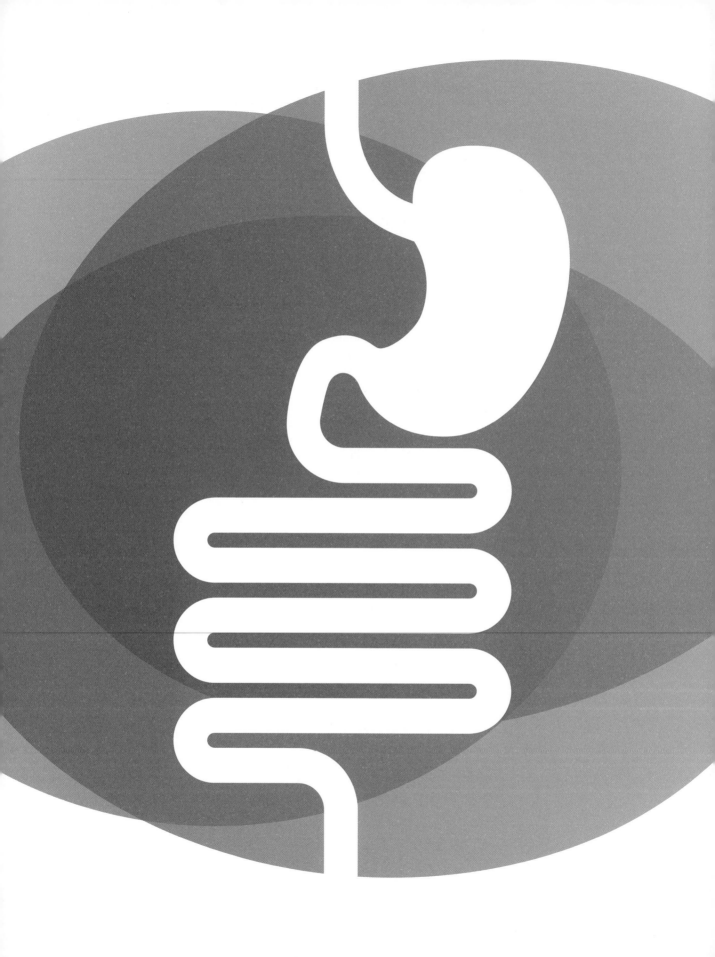

CAPÍTULO 15

Enfermedad pancreática

Nunca te había dolido el estómago de esta manera. Es un dolor intenso que se concentra en la parte superior del abdomen y te atraviesa del pecho hasta la espalda. Recostarte de espaldas sólo agudiza el dolor, pero inclinarte hacia delante y doblarte lo alivia un poco. Tu respiración se vuelve superficial porque inhalar profundo resulta demasiado doloroso. Éstos son síntomas típicos de la pancreatitis, la inflamación del páncreas.

El páncreas es parte esencial del sistema digestivo. Es una glándula alargada y plana que se encuentra entremetida debajo del estómago. El conducto pancreático conecta el páncreas con el conducto biliar común que sale de la vesícula. Y este conducto combinado desemboca en la sección superior del intestino delgado (el duodeno).

El páncreas tiene dos funciones principales:

- Produce jugos digestivos y enzimas que ayudan a descomponer las grasas, los carbohidratos y las proteínas en el intestino delgado.
- Secreta al torrente sanguíneo las hormonas insulina y glucagón, junto con somatostatina, una hormona que ayuda a controlar el funcionamiento de las otras dos. La principal función de estas hormonas es normalizar la forma en que el cuerpo metaboliza el azúcar (la glucosa).

Cuando el páncreas se inflama, las funciones digestivas se ven afectadas. Existen dos tipos de pancreatitis: aguda y crónica. El dolor de la pancreatitis aguda suele ser repentino, intenso y constante, y dura varios días. Por otro lado, la pancreatitis crónica se presenta en episodios intermitentes y el dolor suele elevarse de forma gradual. La pancreatitis crónica puede irse desarrollando en el transcurso de varios años.

La mayoría de los casos de pancreatitis son leves, aunque también hay quienes presentan una pancreatitis moderada a grave que no daña de forma permanente el páncreas u otros órganos.

PANCREATITIS AGUDA

Cada año, la pancreatitis aguda resulta en cerca de 275 000 hospitalizaciones en Estados Unidos. Por razones que seguimos sin entender, parece que se está volviendo cada vez más frecuente. El principal síntoma es dolor constante en la parte superior del abdomen que surge de forma repentina. Con frecuencia, ese dolor se irradia a la espalda y el pecho, y suele persistir durante horas o días, sin alivio.

Se cree que la pancreatitis aguda es provocada por enzimas digestivas que el cuerpo activa antes de tiempo. En términos generales, las enzimas que se producen en el páncreas están en estado inactivo. No se activan sino hasta que salen del páncreas y llegan al intestino delgado. Si se activan estando aún dentro del páncreas, irritan e inflaman esta glándula, e incluso pueden llegar a destruir parte del delicado tejido pancreático.

En general, comer o beber alcohol empeora los síntomas. Mucha gente con pancreatitis aguda procura sentarse e inclinarse hacia el frente, o ponerse en posición fetal porque estas posturas parecen disminuir el dolor.

PANCREATITIS

Signos y síntomas clave:

- Dolor y sensibilidad en la parte superior del abdomen

- Dolor abdominal que se irradia hacia la espalda

- Dolor abdominal que empeora después de comer

- Fiebre

- Náusea y vómito

- Pulso acelerado

Las personas con pancreatitis suelen sentirse y verse sumamente enfermas, y con frecuencia experimentan náusea y vómito. Otros síntomas incluyen fiebre elevada, dificultad para respirar y distensión abdominal. El dolor puede volverse tan intenso que derive en una hospitalización.

Causas de la pancreatitis aguda

La pancreatitis aguda puede originarse por varios motivos; pero, en algunos casos, sigue sin saberse qué la provoca. Las dos causas más comunes son los cálculos biliares y el consumo excesivo de alcohol.

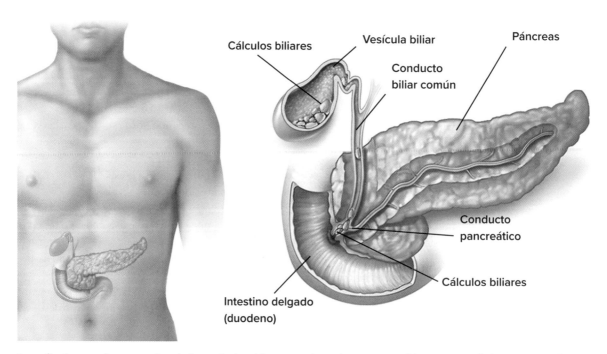

Cálculos biliares · Vesícula biliar · Páncreas · Conducto biliar común · Conducto pancreático · Cálculos biliares · Intestino delgado (duodeno)

Los cálculos renales que salen de la vesícula y bloquean el conducto pancreático son una de las causas más frecuentes de pancreatitis aguda. Los jugos digestivos que produce el páncreas se quedan atrapados e inflaman los delicados tejidos de este órgano.

Cálculos biliares. Mucha gente con pancreatitis aguda tiene también cálculos biliares. En ocasiones, las piedras emigran de la vesícula, salen por el conducto biliar común y se atoran en la intersección con el conducto pancreático, cerca de la entrada del intestino delgado superior (duodeno), lo que bloquea el flujo de jugos pancreáticos al tracto digestivo y detona un ataque de pancreatitis que puede ir de leve a grave. El bloqueo de este conducto suele ser temporal y los cálculos se desatoran de forma espontánea y llegan al duodeno. No obstante, el páncreas se queda inflamado a pesar del paso o la remoción de las piedras.

Consumo de alcohol. El consumo excesivo de alcohol a lo largo de los años es otra de las principales causas de pancreatitis aguda. El alcohol es responsable de entre 25 y 35 por ciento de los casos de pancreatitis aguda en Estados Unidos. No está del todo claro cómo es que el alcohol daña el páncreas, pero una hipótesis es que afecta de manera directa los tejidos pancreáticos. También es posible que ciertos factores genéticos y ambientales influyan en el desarrollo de la pancreatitis en personas bebedoras, además de que muchas de las personas que consumen grandes cantidades de alcohol también fuman.

Causas menos comunes. Otros factores que pueden contribuir al desarrollo de pancreatitis aguda son:

- Ciertos fármacos, incluyendo diuréticos, antihipertensivos, antibióticos y tratamientos para enfermedades autoinmunitarias o para el cáncer
- Trastornos hereditarios, como valores elevados de triglicéridos en la sangre
- Lesiones en el abdomen
- Cirugía mayor en la zona abdominal o ciertos estudios diagnósticos invasivos
- Antecedentes familiares de pancreatitis aguda

Se han identificado varias causas de pancreatitis, pero en una cantidad inesperada de casos no existe una causa aparente; esto se conoce como pancreatitis idiopática. El médico podría recomendar un ultrasonido endoscópico unas seis semanas después del ataque pancreático para saber si ya es posible determinar la causa. Tal vez algunos ataques se vinculen con cálculos renales que en un principio son demasiado pequeños como para identificarlos.

La pancreatitis idiopática podría estar relacionada con anormalidades estructurales o mutaciones genéticas. A la

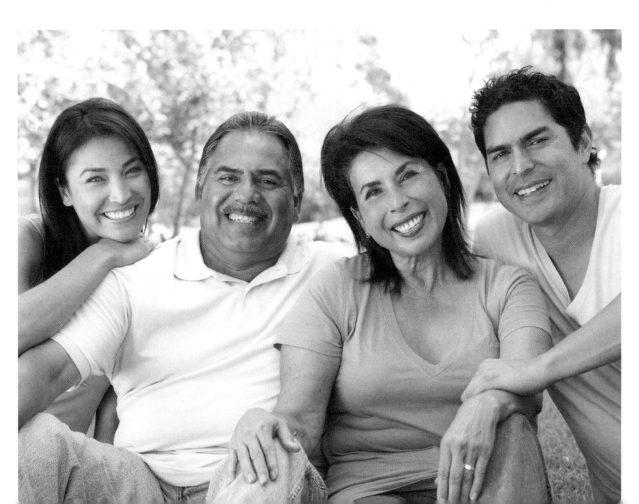

PANCREATITIS AUTOINMUNITARIA

La pancreatitis autoinmunitaria es un tipo de inflamación crónica recién reconocida que se cree que es provocada por un ataque al páncreas por parte del sistema inmunológico del cuerpo. Hay dos subtipos de pancreatitis autoinmunitaria:

Tipo 1. Este tipo de pancreatitis autoinmunitaria, llamada pancreatitis relacionada con IgG4, es parte de un trastorno conocido como enfermedad relacionada con IgG4 que suele afectar varios órganos, incluyendo páncreas, conductos biliares del hígado, glándulas salivales, riñones y ganglios linfáticos. En Estados Unidos, cerca de 80 por ciento de las personas con pancreatitis autoinmunitaria tienen el tipo 1. Generalmente, se trata de hombres y personas mayores de 60 años.

Tipo 2. Este tipo también se conoce como pancreatitis ductal central idiopática. Al parecer no sólo afecta el páncreas, pues como una tercera parte de las personas con pancreatitis autoinmunitaria tipo 2 tienen algún tipo de enfermedad intestinal inflamatoria como colitis ulcerosa. El tipo 2 es más frecuente entre personas de 40 años en adelante, y se presenta en igual proporción entre hombres y mujeres.

La pancreatitis autoinmunitaria es rara y se puede diagnosticar de forma errónea como cáncer de páncreas, ya que ambas enfermedades tienen síntomas similares, pero requieren tratamientos muy distintos. Por lo tanto, es importante distinguir entre ambas.

El signo más común de pancreatitis autoinmunitaria es la ictericia indolora, causada por los conductos biliares bloqueados. Asimismo, este tipo de pancreatitis puede ocasionar pérdida de peso. Mucha gente con pancreatitis autoinmunitaria presenta masas en el páncreas y en otros órganos, o agrandamiento general del páncreas. Puesto que estos síntomas e indicios son muy similares a los del cáncer pancreático, su diagnóstico es complicado. Para hacer un diagnóstico adecuado y determinar qué tipo de pancreatitis tienes, quizá el médico deba solicitar análisis de sangre y estudios de imagen.

Esta enfermedad suele tratarse con esteroides. Si las personas no responden a éstos, se pueden usar medicamentos que alteran la respuesta inmune del cuerpo (fármacos inmunomoduladores). Por lo regular, la pancreatitis autoinmunitaria no requiere cirugía.

gente menor de 35 años que sufre un ataque de pancreatitis idiopática, se le recomienda realizar un estudio genético.

Complicaciones de la pancreatitis aguda

La pancreatitis aguda puede ocasionar una amplia gama de complicaciones, como destrucción de parte del páncreas, inflamación y acumulación de fluido al interior y alrededor de la glándula, así como fallo de otros órganos, incluidos el corazón, los pulmones y los riñones. Algunas de las complicaciones más graves son:

Pancreatitis necrotizante. La inflamación grave del páncreas puede provocar que el tejido al interior del páncreas se muera (o se necrotice). El fluido que contiene tejido muerto puede acumularse en el interior del páncreas y, conforme eso sucede, obstruir los órganos adyacentes.

Necrosis pancreática infectada. La pancreatitis necrotizante puede ocasionar una infección que causa fiebre elevada y deterioro del estado de salud general. El tratamiento suele requerir procedimientos para drenar el fluido infectado y quitar el tejido necrotizado.

Fallo orgánico. La pancreatitis grave puede relacionarse con el fallo de otros órganos —en especial riñones, pulmones y corazón— y del sistema de coagulación de la sangre.

Estas complicaciones, que pueden ir acompañadas de infección, son las más peligrosas. Por fortuna, el fallo orgánico es inusual.

Insuficiencia renal. Si la insuficiencia renal es grave y persistente, se puede tratar con diálisis.

Problemas respiratorios. Los cambios químicos en el cuerpo que afectan la función pulmonar pueden causar que las concentraciones de oxígeno en la sangre disminuyan hasta valores peligrosos.

¿CÓMO SE DIAGNOSTICA LA PANCREATITIS AGUDA?

Si el médico sospecha que padeces pancreatitis aguda, te revisará el abdomen en busca de zonas sensibles o adoloridas, y solicitará estudios clínicos. Algunos de los estudios y procedimientos que se usan para diagnosticar la pancreatitis son:

- Análisis de sangre para detectar valores elevados de enzimas pancreáticas
- Tomografía computarizada para buscar masas y determinar la gravedad de la inflamación
- Ultrasonido de abdomen para detectar cálculos biliares, cálculos en el conducto biliar común e inflamación
- Ultrasonido endoscópico para encontrar inflamación, masas o bloqueos en los conductos pancreático o biliar
- Resonancia magnética para detectar anormalidades en la vesícula biliar, el páncreas y los conductos

Quizás el médico pida estudios adicionales, dependiendo de tus circunstancias específicas. Si tienes dos de los tres principales síntomas de pancreatitis —dolor característico, enzimas pancreáticas muy elevadas y estudios de imagen que muestran inflamación o daño al tejido pancreático— es probable que, en efecto, se trate de una pancreatitis.

¿CÓMO SE TRATA LA PANCREATITIS AGUDA?

El tratamiento de la pancreatitis aguda suele requerir de hospitalización. Si presentas complicaciones, podrían incluso internarte en la unidad de cuidados intensivos. El tratamiento suele enfocarse en hidratar a la persona con fluidos intravenosos, controlar el dolor e identificar y tratar las complicaciones.

En un principio, podrían pedirte que dejes de consumir alimentos hasta que se haga el diagnóstico. Una vez que se determine que presentas pancreatitis, pueden permitirte volver a comer, siempre y cuando toleres los alimentos. Si se te dificulta hacerlo, podrían insertarte de forma temporal un tubo de alimentación. Conforme los síntomas vayan mejorando, quizás el médico te sugiera que empieces a alimentarte de nuevo por vía oral. La reincorporación temprana del consumo de alimentos suele vincularse con mejores resultados.

Si tu ataque es causado por cálculos biliares que están bloqueando el conducto biliar común, el médico podría sugerir que se haga un procedimiento llamado *colangiopancreatografía retrógrada endoscópica* para extraer los cálculos. Este procedimiento consiste en que un tubo largo que contiene una cámara se introduce por la garganta y se lleva hasta la parte superior del intestino delgado para examinar el páncreas y los conductos biliares. La cámara manda imágenes del tracto digestivo a un monitor. Además de diagnosticar problemas en los conductos biliares y pancreáticos, este estudio se puede emplear para hacer ciertas reparaciones o eliminar cálculos pequeños.

Si tienes cálculos biliares, tal vez requieras cirugía para extirpar la vesícula biliar. Además, en ocasiones también es necesario realizar procedimientos endoscópicos para drenar el fluido del páncreas o extraer tejido enfermo.

Si el problema es por el consumo excesivo de alcohol, parte del tratamiento puede ser que dejes de beber. Abstenerse de consumir alcohol ayuda a reducir la probabilidad de tener ataques similares en el futuro. No obstante, dejar de beber no garantiza que te curarás. Si fumas, también será importante que dejes de hacerlo.

Los casos leves de pancreatitis suelen mejorar en unos cuantos días. Los de pancreatitis de moderados a graves pueden ser un poco más tardados. Una vez que la inflamación está bajo control, es posible que tengas permitido empezar a tomar fluidos claros y a consumir una dieta blanda. Con el tiempo, podrás volver a tu dieta normal.

PANCREATITIS CRÓNICA

La pancreatitis crónica se distingue de la aguda en cuanto que la inflamación se suscita en el transcurso de varios años. La pancreatitis crónica puede ser más difícil de diagnosticar porque el daño se produce más lentamente y porque los signos y síntomas tardan en aparecer. En las etapas tempranas de la pancreatitis crónica podrías experimentar episodios de leves a graves, similares a los de la pancreatitis crónica.

En ocasiones, una complicación de la pancreatitis aguda, como el daño del conducto pancreático, puede derivar en una pancreatitis crónica. Algunas veces, jóvenes adultos que tienen fibrosis quística y las anormalidades genéticas vinculadas a ella experimentan episodios de pancreatitis aguda que, con el tiempo, derivan en una pancreatitis crónica. Además, hay quienes nacen con una forma hereditaria de pancreatitis que puede causar ataques agudos durante la infancia o la adolescencia, y con el tiempo convertirse en pancreatitis crónica.

Aunque existen personas con pancreatitis crónica que no presentan dolor, muchas pasan por periodos intermitentes de dolor abdominal que va de leve a moderado. Puede ser un dolor agudo que se prolonga por unas cuantas horas o un dolor sordo y continuo que dura semanas. Además del dolor, otros síntomas de la pancreatitis crónica son: náusea, vómitos, fiebre, distensión y gases. Comer o consumir alcohol tiene el potencial de empeorar los síntomas. Aunque la pancreatitis aguda muchas veces se resuelve de forma espontánea sin complicaciones a largo plazo, la forma crónica suele causar daño orgánico permanente. Cuando la inflamación persiste, poco a poco va destruyendo el tejido del páncreas. Por ende, la glándula va dejando de ser capaz de producir las enzimas y hormonas necesarias para la digestión.

El suministro inadecuado de enzimas y hormonas digestivas ocasiona malabsorción de los nutrientes, en particular de la grasa. Esta malabsorción de nutrientes es la que causa la pérdida de peso y la excreción de heces que contienen grasa y son blandas, apestosas y de apariencia aceitosa. Con el tiempo, las células productoras de insulina se ven afectadas, lo que provoca diabetes. Por lo regular, la malabsorción de nutrientes y la diabetes no se hacen evidentes hasta que la glándula ha sido destruida casi en su totalidad.

Causas de pancreatitis crónica

Algunas de las causas más comunes son:

- Consumo excesivo de alcohol
- Episodios recurrentes de pancreatitis aguda
- Antecedentes familiares de pancreatitis crónica
- Anormalidades genéticas
- Bloqueo del conducto pancreático
- Fibrosis quística
- Valores de triglicéridos muy elevados

Complicaciones de la pancreatitis crónica

Las complicaciones de la pancreatitis aguda—como necrosis del tejido, desarrollo de infecciones o fallo orgánico— rara vez se presentan en la crónica. Algunas de las complicaciones de la pancreatitis crónica son:

Pseudoquistes. En el páncreas se pueden formar unas ampollitas llenas de fluido que se asemejan a los quistes, o incluso llegar a extenderse extender más allá de la glándula después de un ataque de pancreatitis aguda. Si es un quiste pequeño, no se requiere un tratamiento especial. Si es grande y se infecta o provoca sangrado, será necesario intervenir. El médico podría drenarlo con ayuda de un catéter endoscópico o radiológico, o quizá sea necesario llevar a cabo una cirugía para extirparlo.

Diabetes. El daño que causa la pancreatitis crónica a las células pancreáticas que producen insulina puede resultar en diabetes, una enfermedad que afecta la forma en la que el organismo procesa el azúcar en la sangre.

Desnutrición. Tanto la pancreatitis aguda como la crónica pueden ocasionar que el páncreas produzca menos cantidades de las enzimas necesarias para descomponer y procesar los nutrientes de los alimentos. Esto, a su vez, puede causar desnutrición, diarrea y pérdida de peso, incluso si sigues comiendo las mismas cosas y en las mismas cantidades.

Cáncer de páncreas. La inflamación persistente en el páncreas, causada por la pancreatitis crónica, es un factor de riesgo para desarrollar cáncer de páncreas.

¿CÓMO SE DIAGNOSTICA LA PANCREATITIS CRÓNICA?

Para confirmar el diagnóstico de pancreatitis crónica, tal vez el médico tome muestras de sangre y de heces. Las pruebas de sangre ayudan a determinar la causa de la pancreatitis y a identificar la presencia de inflamación, mientras que el análisis de las heces mide el contenido de grasa. Cuando las grasas no se absorben en el intestino delgado se expulsan mezcladas con las heces.

Además, pueden tomarte radiografías, hacerte tomografías computarizadas o resonancias magnéticas, o realizarte procedimientos endoscópicos para buscar signos de cicatrización en el páncreas o de bloqueo en el conducto pancreático o en el conducto biliar común. Quizá necesites estudios adicionales si al médico le preocupa que pueda haber otras enfermedades presentes, como cáncer de páncreas. De hecho, tener pancreatitis crónica eleva un poco la probabilidad de desarrollar cáncer de páncreas.

¿CÓMO SE TRATA LA PANCREATITIS CRÓNICA?

El principal objetivo del tratamiento de pancreatitis crónica es controlar el dolor y tratar los problemas de malabsorción de nutrientes. A diferencia de la pancreatitis aguda, en la que el dolor suele eliminarse en unos cuantos días o semanas, el dolor de la pancreatitis crónica perdura. De hecho, el dolor persistente es a veces el mayor desafío para el manejo de la enfermedad.

Quizás el médico te recete suplementos que contengan enzimas pancreáticas además de analgésicos convencionales. Se cree que este tipo de tratamiento aumenta las concentraciones de enzimas digestivas que se encuentran activas en el intestino delgado superior (duodeno). De este modo, disminuye la demanda de producción de enzimas pancreáticas, lo que a su vez reduce el dolor y la presión al interior del órgano.

En el caso de dolor intenso que no se puede controlar, algunas opciones de tratamiento son: cirugía para quitar el tejido dañado o procedimientos para bloquear las señales de dolor o para adormecer los nervios que transmiten el dolor.

Terapia de malabsorción

Los suplementos que contienen lipasa pancreática y otras enzimas digestivas (Creon, Pancreaze, otros) contribuyen a tratar la malabsorción de nutrientes causada por la pancreatitis. Las tabletas reemplazan enzimas que el páncreas ya no produce, lo que ayuda a restablecer la digestión normal de las grasas, las proteínas y los carbohidratos.

Dependiendo de las cantidades de enzimas que contengan los suplementos, puedes tomar hasta entre 3 y 5 tabletas con cada comida: 1 o 2 después de un par de bocados, una al final y el resto distribuidas a lo largo de la comida. También es necesario tomarlos cuando se come un refrigerio.

Diabetes

La pancreatitis crónica puede ocasionar diabetes. El tratamiento es similar al de la diabetes tipo 2 y suele incluir llevar una dieta saludable y ejercitarse de forma regular. Algunas personas necesitan inyecciones de insulina. El médico te explicará cómo manejar esta enfermedad y prevenir complicaciones.

VIVIR CON PANCREATITIS CRÓNICA

A diferencia de la pancreatitis aguda, en la que la gente se recupera al cien por ciento, la pancreatitis crónica suele causar problemas de forma intermitente. Aunque no tengas síntomas persistentes, es importantes procurar la buena salud del páncreas.

- *Alcohol.* Si no puedes dejar de beber de forma voluntaria, busca ayuda profesional. Abstenerse del alcohol quizá no disminuya el dolor, pero sí el riesgo de morir a causa de la pancreatitis.
- *Fumar.* En el caso de personas con pancreatitis, fumar reduce la función pancreática, acelera el desarrollo de cálculos capaces de bloquear el conducto pancreático y eleva el riesgo de cáncer de páncreas. Si fumas, deja de hacerlo.
- *Comidas.* Cuantos más alimentos consumas en cada comida, mayor será la cantidad de jugos digestivos que el páncreas produzca. En vez de hacer unas cuantas comidas grandes durante el día, haz varias comidas pequeñas y frecuentes.
- *Dolor.* Habla con tu médico sobre las opciones para controlar el dolor. Tanto los analgésicos de venta libre como los controlados son eficaces, pero conllevan el riesgo de efectos secundarios, como dependencia y problemas estomacales.

CÁNCER DE PÁNCREAS

La Sociedad Americana del Cáncer estimaba que, en 2019, unas 56 770 personas recibirían un diagnóstico de cáncer de páncreas, y casi 45 750 morirían a causa del cáncer de páncreas. Aunque este tipo de cáncer sólo representa 3 por ciento de todos los cánceres en Estados Unidos, es responsable de más o menos 7 por ciento de todas las muertes por cáncer.

El cáncer de páncreas suele extenderse con rapidez a los órganos adyacentes. Inclusive, no causa síntomas de inmediato; y, cuando surgen, suelen ser poco específicos.

Factores de riesgo

No se sabe qué provoca el cáncer de páncreas, pero algunos de los factores de riesgo son:

- Inflamación crónica del páncreas (pancreatitis)
- Diabetes
- Antecedentes familiares de algunos síndromes genéticos, como el BRCA2, el p16 y los genes responsables del síndrome de Lynch
- Antecedentes familiares de cáncer de páncreas
- Obesidad

- Tabaquismo
- Edad (en especial si tienes más de 65 años)

Diagnóstico

Si el médico sospecha que tienes cáncer de páncreas, solicitará que te hagan uno o más de los siguientes estudios:

- *Estudios de imagenología que crean imágenes de tus órganos internos.* Estos estudios permiten a los médicos visualizar tus órganos internos, incluido el páncreas. Entre las técnicas que se emplean para diagnosticar el cáncer de páncreas están los ultrasonidos, las tomografías computarizadas, las resonancias magnéticas y, en ocasiones, las tomografías por emisión de positrones (PET).
- *Uso de un endoscopio para llevar a cabo un ultrasonido del páncreas.* El ultrasonido endoscópico permite obtener imágenes del páncreas desde el interior del abdomen. El dispositivo se inserta por un tubo delgado y flexible (es decir, un endoscopio), el cual se introduce por el esófago hasta llegar al estómago, desde donde se obtienen las imágenes.
- *Extracción y análisis de una muestra de tejido (biopsia).* Para hacer una biopsia, se extrae una pequeña muestra de tejido y se examina bajo el microscopio. Es posible obtener una muestra de tejido pancreático insertando una aguja a través de la piel que llegue hasta el páncreas (aspiración con aguja fina). El especialista puede utilizar herramientas especiales para extraer una muestra durante la realización de un ultrasonido endoscópico.
- *Análisis de sangre.* El médico podría solicitar ciertos estudios de sangre para determinar la presencia de proteínas específicas (marcadores tumorales) que se desprenden de las células cancerígenas del páncreas. Un marcador tumoral que se mide para diagnosticar el cáncer de páncreas es el CA19-9. Pero este análisis no siempre es confiable, y no está del todo claro cuál es la mejor forma de usarlo. Algunos médicos miden los valores de este marcador tumoral antes, durante y después del tratamiento.

¿CÓMO TRATAR EL CÁNCER DE PÁNCREAS?

Para tratar el cáncer de páncreas se puede recurrir a la cirugía, la radioterapia, la quimioterapia o una combinación de las anteriores. Los científicos han visto que el orden en el que se administran estos tratamientos también es importante. En el caso de personas que son candidatas para cirugía, quizá lo más apropiado sea suministrar una combinación de quimioterapia y radioterapia (quimiorradioterapia) antes de la cirugía, lo que se conoce como terapia neoadyuvante. En algunos casos, la quimioterapia permite que la cirugía sea posible, pues de otro modo no podría llevarse a cabo.

Cuando el cáncer de páncreas está en una etapa avanzada y no es muy factible que estos tratamientos provean beneficios, el objetivo del tratamiento será mantener a la persona con cáncer en las mejores condiciones.

Los tipos de cirugía que se hacen a personas con cáncer de páncreas son:

CÁNCER DE PÁNCREAS

Signos y síntomas clave:

- Dolor en la parte superior del abdomen
- Pérdida de peso
- Diabetes de nueva aparición
- Fatiga
- Piel u ojos amarillentos (ictericia)
- Depresión

- *Cirugía para tumores ubicados en la cabeza del páncreas.* Si el tumor se encuentra en la cabeza del páncreas, el médico podría recomendar una cirugía que se conoce como procedimiento Whipple o pancreaticoduodenectomía; es una operación técnicamente compleja para extirpar la cabeza del páncreas, la primera parte del intestino delgado (el duodeno), la vesícula biliar y parte del conducto biliar. En algunas situaciones, también se extirpan una parte del estómago y los ganglios cercanos. Luego, el cirujano reconecta las partes restantes del páncreas, estómago e intestinos para restablecer la digestión de los alimentos.
- *Cirugía para tumores en el cuerpo y la cola del páncreas.* La cirugía en la que se elimina el lado izquierdo (cuerpo y cola) del páncreas se conoce como pancreatectomía distal. Es posible que el cirujano necesite extirpar el bazo también.
- *Cirugía para extirpar todo el páncreas.* En ciertas circunstancias, es posible que sea necesario extirpar todo el páncreas, lo que se conoce como pancreatectomía total. Es posible vivir de forma relativamente normal sin páncreas, aunque será necesario administrarse insulina y enzimas pancreáticas de por vida.
- *Cirugía para tumores que afectan los vasos sanguíneos cercanos.* Muchas personas con cáncer de páncreas avanzado no son candidatas para el procedimiento Whipple ni para otras cirugías pancreáticas, en especial si sus tumores afectan los vasos sanguíneos cercanos.

En algunos centros médicos de Estados Unidos, cirujanos muy especializados y experimentados pueden realizar estas cirugías de forma segura y además extraer y reconstruir partes de los vasos sanguíneos de algunos pacientes.

La quimioterapia se suele combinar con radioterapia, y esta combinación (quimiorradioterapia) se emplea para tratar el cáncer que se ha extendido más allá del páncreas, pero sólo a órganos y partes del cuerpo cercanos. En centros médicos especializados, la quimiorradioterapia se llega a usar antes de la cirugía para encoger el tumor. En otras ocasiones, se realiza después de la cirugía para reducir el riesgo de que el cáncer de páncreas reincida.

En el caso de personas con cáncer de páncreas avanzado, la quimioterapia se llega a usar para controlar el avance del cáncer y prolongar la vida.

IDENTIFICAR EL CÁNCER EN UNA ETAPA MÁS TEMPRANA

Los científicos piensan que el cáncer de páncreas se desarrolla siguiendo una serie de pasos conocida como neoplasia pancreática intraepitelial (PanIN). En los inicios del proceso, los cambios se suscitan en una pequeña cantidad de genes, y las células del conducto pancreático se ven normales. En etapas posteriores, los cambios se desarrollan en varios genes, y las células del conducto adquieren una apariencia menos normal.

Los científicos están empleando esta información con la esperanza de desarrollar pruebas para identificar el cáncer en sus fases más tempranas. Uno de los cambios genéticos más comunes afecta el oncogén KRAS, el cual altera la regulación del crecimiento celular. Con frecuencia, las pruebas diagnósticas novedosas son capaces de reconocer esta mutación en muestras de jugo pancreático obtenido durante una colangiopancreatografía retrógrada endoscópica. Por ahora, los estudios genéticos para detectar cambios en ciertos genes —como el KRAS— se les hacen a personas con fuertes antecedentes familiares de cáncer de páncreas. No se recomienda llevarlas a cabo de forma indiscriminada a personas con riesgo promedio y sin síntomas.

Además, se están realizando investigaciones en otros frentes. Entre personas de más de 50 años que desarrollan diabetes, los estudios indican que alrededor de 1 por ciento tiene cáncer de páncreas. Por ende, se está investigando activamente cómo usar esta información para contribuir al diagnóstico temprano del cáncer de páncreas. Los científicos también están intentando determinar si ciertos grupos de proteínas presentes en la sangre se pueden emplear para diagnosticar el cáncer de páncreas de forma más oportuna. Algunos de estos estudios son prometedores, pero se requiere más investigación para confirmar su utilidad.

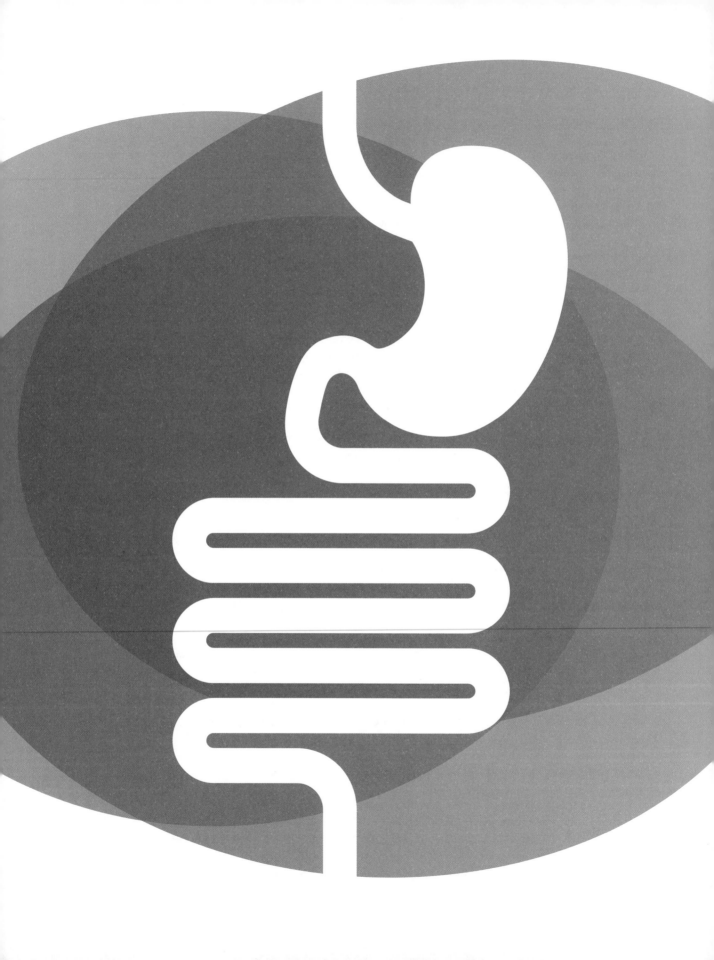

CAPÍTULO 16

Enfermedad hepática

El hígado es el órgano interno más grande y tal vez también el más complejo de los humanos. Consiste en dos lóbulos principales, y sus células especializadas están conectadas por el árbol biliar, un sistema intrincado de conductos biliares y vasos sanguíneos.

El hígado es un órgano que hace múltiples tareas de forma afanosa sin llamar mucho la atención. Por ese motivo, resulta fácil ignorarlo hasta que algo anda mal. De hecho, algunos de los síntomas e indicios que la gente suele atribuirle a problemas estomacales o intestinales, como falta de apetito, pérdida de peso y náuseas, podrían en realidad estar siendo provocados por una enfermedad hepática.

Debido a su complejidad y exposición frecuente a muchas sustancias potencialmente dañinas, el hígado es propenso a infecciones, inflamación y bloqueos. Se han identificado más de 100 enfermedades y afecciones hepáticas, y en ocasiones el daño causado al órgano es difícil de revertir.

¿QUÉ HACE EL HÍGADO?

El hígado desempeña una función crucial en los sistemas metabólico, digestivo y regulador del cuerpo. Podríamos incluso concebirlo como el principal centro de producción del cuerpo.

Producción
El hígado procesa la mayor parte de los nutrientes que se absorben a través de los intestinos y los convierte en sustancias que el cuerpo aprovecha. Además, produce colesterol, factores de coagulación sanguínea, proteínas específicas (como la albúmina) y bilis, un líquido esencial para la digestión de las grasas. También regula la composición de la sangre, en especial las cantidades de azúcar (glucosa), proteínas y grasas que entran al torrente sanguíneo.

Desechos
El hígado filtra los desechos de la sangre y convierte algunas sustancias muy dañinas (como medicamentos y toxinas) en sustancias que son menos dañinas y que se pueden expulsar del cuerpo a través de la bilis y, más tarde, las heces.

Almacenamiento
El hígado almacena nutrientes como hierro, vitaminas y carbohidratos (glicógenos) para su posterior uso, y los pone a nuestra disposición cuando los necesitamos.

ENFERMEDAD HEPÁTICA

Se presenta una gama muy amplia de enfermedades y afecciones que dañan el tejido hepático o afectan su funcionamiento. Dichas enfermedades y afecciones se vinculan con diversos factores, como infecciones, traumatismos o exposición a toxinas. También pueden ser resultado de la inflamación o cicatrización del hígado.

Si el hígado no funciona de forma adecuada, el cuerpo podría no estar recibiendo los nutrientes que necesita, lo cual en ocasiones se traduce en pérdida de peso y fatiga. La acumulación de desechos y toxinas en la sangre puede

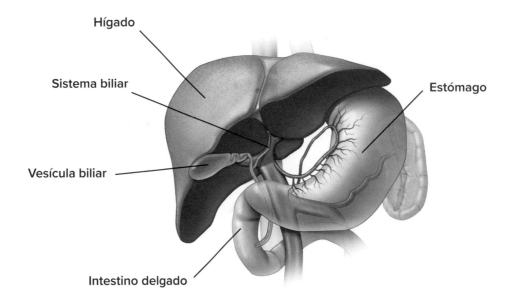

Hígado

Sistema biliar

Estómago

Vesícula biliar

Intestino delgado

hacer que la piel y los ojos adquieran una tonalidad amarillenta (ictericia), así como pérdida de apetito, náusea y,
a veces, vómito. Otros posibles indicios de enfermedad hepática incluyen hinchazón de los tobillos, acumulación de
fluido en la cavidad abdominal (ascitis), hematomas y confusión (encefalopatía hepática).

¿Cómo se diagnostica la enfermedad hepática?

En algunos casos, la ictericia y la fatiga son indicadores tem-
pranos. En otros, los síntomas más comunes son pérdida de
peso e incomodidad abdominal.

Si el médico sospecha que puedes tener una enfermedad
hepática es posible que te haga una serie de preguntas con
respecto a tu salud y estilo de vida. El siguiente paso suele
ser el examen físico.

Es factible que el médico te palpe el abdomen superior
para determinar si tienes el hígado agrandado, encogido o
endurecido. También buscará otros signos y síntomas de enfermedad hepática, como hinchazón del abdomen y de las
piernas y los tobillos, así como ictericia.

Además, es probable que te hagan estudios para medir
las cantidades de ciertas proteínas o enzimas en la sangre.
Los análisis sanguíneos que se usan para detectar enfermedades hepáticas, también llamados *estudios de función hepática*, permiten identificar una serie de anormalidades:

- *Daño a los conductos biliares o a las células hepáticas.*
  Si las células hepáticas están inflamadas o dañadas, las

enzimas que se pueden encontrar en dichas células
se filtrarán al torrente sanguíneo y aparecerán en los
resultados de los análisis. Dos de los estudios que se
emplean para detectar valores elevados de enzima
son el análisis de alanina aminotransferasa (ALT) y el
de aspartato aminotransferasa (AST). La enzima fosfa-
tasa alcalina se produce principalmente en las células
ubicadas en los conductos biliares pequeños del hígado. Y sus concentraciones se pueden incrementar
cuando se produce alguna enfermedad que afecta los
conductos o el hígado.

- *Disfunción hepática.* Cuando el hígado se daña, por
  lo general a causa de lesiones graves, deja de producir cantidades normales de la proteína albúmina o
  de proveer ciertos factores de coagulación sanguínea
  (como la protrombina). Las pruebas que miden los
  valores de albúmina y el tiempo de protrombina se
  usan para medir estas funciones; las concentraciones
  bajas de albúmina y la elevación de protrombina indican que la función hepática está alterada.

- *Aumento de la bilirrubina.* La bilirrubina es una sustancia que se produce tras la descomposición normal
  de los glóbulos rojos. Este análisis mide los valores
  elevados de bilirrubina que circulan en la sangre
  cuando el hígado no es capaz de eliminarla. No obstante, algunas enfermedades sanguíneas también incrementan las concentraciones de bilirrubina en la
  sangre.

En el caso de algunas enfermedades hepáticas, los análisis de sangre brindan evidencia muy clara que permite hacer un diagnóstico. En otros casos, el médico necesitará solicitar estudios adicionales, ya sean estudios de imagen del hígado o toma de muestras de tejido hepático (biopsias), las cuales se examinarán más tarde en un laboratorio. Estas muestras hacen posible identificar enfermedades específicas o indicar la gravedad de la inflamación hepática y determinar si existe algún daño permanente.

HEPATITIS INFECCIOSA

La enfermedad hepática más frecuente es la hepatitis, una inflamación del hígado. Si un órgano se inflama es porque intenta combatir una infección o sanar una herida. Además de ocasionar dolor e hinchazón, la inflamación altera la capacidad del hígado para filtrar las sustancias dañinas del cuerpo.

Cuando eso ocurre, desechos como la bilirrubina se acumulan en el torrente sanguíneo y provocan que la piel y los ojos adquieran una coloración amarillenta (ictericia). Si no se trata la inflamación, el hígado puede sufrir daños permanentes. Existen varios tipos de hepatitis.

Hepatitis A

La hepatitis A es una infección hepática altamente contagiosa, causada por el virus de la hepatitis A, que es uno de los varios virus de hepatitis que ocasionan inflamación y afectan la capacidad de funcionamiento del hígado.

Los signos y síntomas más comunes, como la fatiga y las náuseas, no aparecen sino hasta que el virus lleva unas cuantas semanas en el sistema. Pero, no toda la gente con hepatitis A los desarrolla.

Transmisión. Entre las rutas más comunes de transmisión de la hepatitis A están:

Agua y alimentos contaminados. La hepatitis A suele transmitirse a través de alimentos y bebidas contaminados con materia fecal, así sea en cantidades mínimas. Y nos infectamos cuando consumimos alimentos que fueron manipulados por alguien que no se lavó bien las manos después de ir al baño.

Otras rutas de transmisión incluyen beber agua contaminada, comer mariscos crudos que fueron extraídos de agua contaminada o comer frutas o verduras sin pelar que fueron lavadas con agua contaminada. Se han identificado brotes de hepatitis A causados por agua de irrigación contaminada que se usa para cultivar alimentos como fresas, cebollines y otras frutas y verduras.

Contacto con una persona infectada. El virus de la hepatitis A se puede transmitir al estar en contacto cercano con alguien infectado, incluso si la persona no muestra signos y síntomas. El virus no se transmite al toser o estornudar.

Tratamiento. No existe un tratamiento específico para la hepatitis A, además de que el cuerpo se encarga de combatir el virus por sí solo. En la mayor parte de los casos, el hígado

¿CÓMO PREVENIR LA HEPATITIS?

Las siguientes precauciones te pueden ayudar a prevenir formas virales de hepatitis.

Vacunas

Existen vacunas efectivas para prevenir las hepatitis A y B. Dependiendo del tipo de vacuna que se use, se pueden requerir 2 o 3 inyecciones. Puesto que la hepatitis A representa un riesgo cuando se viaja a varias regiones del mundo, consulta con tu médico la pertinencia de recibir la vacuna contra la hepatitis A antes de salir de viaje.

Casi cualquiera puede recibir la vacuna contra la hepatitis B, incluyendo niños, adultos mayores y personas con el sistema inmunológico comprometido. Los niños que nacen de madres infectadas con hepatitis B pueden recibir la vacuna poco después del nacimiento.

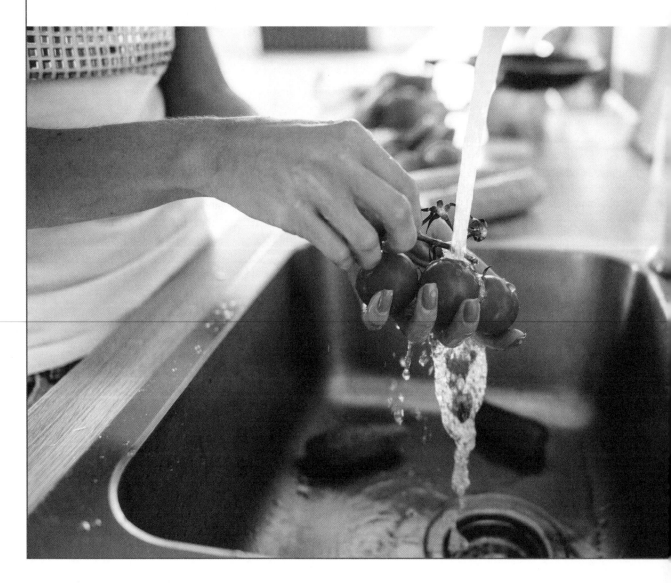

Preparación de alimentos

Puesto que las hepatitis A y E se pueden transmitir a través de alimentos y bebidas contaminados,
sigue estas indicaciones para manipular los alimentos de forma segura:

- Lava muy bien todas las frutas y verduras

- Cocina los alimentos por completo; la congelación no mata los virus

- Al visitar países en vías de desarrollo, emplea sólo agua embotellada para beber, cocinar y lavarte
  los dientes. También puedes usar agua del grifo que haya sido hervida durante al menos 10 minutos

Precauciones para el lugar de trabajo

En clínicas y hospitales, es importante seguir todos los procedimientos para el control de infecciones,
como lavarse bien las manos y usar guantes. En centros de cuidado infantil, que son lugares de alto riesgo
para brotes de hepatitis A, lávate muy bien las manos después de cambiar o desechar pañales.

Otras precauciones

Los siguientes hábitos saludables ayudan a reducir el riesgo de hepatitis:

- Lavarse muy bien las manos y hacerlo con frecuencia

- Si tienes relaciones sexuales con múltiples parejas (un factor de riesgo de hepatitis B y C), usa condones
  de látex en cada contacto sexual

- No compartas jeringas

- Si te realizas tratamientos de acupuntura, asegúrate de que las agujas estén esterilizadas

- Evita hacerte perforaciones o tatuajes, a menos que tengas la certeza de que los instrumentos y las tintas
  son seguras y personales (que sólo se usan en una persona)

- No compartas cepillos dentales, rasuradoras, cortaúñas o cualquier otro instrumento que pueda entrar
  en contacto con la sangre

sana en cuestión de seis meses, y el individuo se recupera por completo. A diferencia de otros tipos de hepatitis viral, la hepatitis A no causa daño hepático permanente (o crónico). En raras circunstancias, la hepatitis A puede causar una pérdida repentina de la función hepática, en especial en adultos mayores con enfermedades hepáticas crónicas.

El tratamiento suele enfocarse en mantener cómoda a la persona y en controlar sus signos y síntomas. Para eso, será necesario:

- *Descansar.* Mucha gente se siente cansada y enferma, y tiene menos energía.
- *Controlar las náuseas.* Trata de consumir varios refrigerios al día, en lugar de hacer comidas completas. Para obtener suficientes calorías, consume alimentos con alto contenido calórico. Por ejemplo, bebe jugos de fruta o leche en lugar de agua. Consumir suficientes fluidos también es importante para prevenir la deshidratación en caso de vómito.
- *Evita el alcohol y limita el consumo de fármacos.* Al hígado se le puede dificultar la metabolización de los medicamentos y el alcohol. Por ende, no consumas alcohol y comenta con tu médico sobre las medicinas que consumes, así sean de venta libre.

Para reducir el riesgo de contagiar la hepatitis A a otros mientras la infección esté activa, sigue estos pasos:

- *Lávate las manos muy bien después de ir al baño o de cambiar pañales.* Tállate las manos de manera vigorosa durante al menos 20 segundos y enjuágalas bien. Sécate las manos con una toalla desechable.
- *No prepares alimentos para otras personas.* Es una forma muy factible de transmitir la infección a otros.

Vacunas. La vacuna de la hepatitis A se puede administrar a niños de entre 1 y 2 años, así como a personas que corren el riesgo de contagiarse de hepatitis A. Esta vacuna se administra en dos dosis, y la primera inyección va seguida de una dosis de refuerzo seis meses después.

Los Centros de Control y Prevención de Enfermedades (CDC) de Estados Unidos recomiendan que las siguientes personas reciban la vacuna de hepatitis A:

- Niños que no recibieron la vacuna en su primera infancia
- Niños y adultos que viajarán a países donde es una enfermedad frecuente

- Personal de laboratorios que podría entrar en contacto con el virus de hepatitis A
- Hombres que tienen relaciones sexuales con otros varones
- Gente que consume cualquier tipo de droga ilegal (aunque no sea inyectada)
- Personas que reciben tratamiento con concentrados de factores de coagulación
- Gente con enfermedades hepáticas crónicas
- Individuos que trabajan o visitan regiones del mundo donde la hepatitis A es frecuente
- Gente que entra en contacto con niños extranjeros adoptados de países donde la hepatitis A es común

Hepatitis B

Este virus de la hepatitis, el cual también es muy contagioso, se encuentra en la sangre y el semen, y se puede transmitir al tener relaciones sexuales sin protección o al compartir jeringas y agujas para drogarse. La gente con más riesgo es aquella que tiene varias parejas sexuales, que consume drogas ilícitas o que trabaja en un hospital, donde está expuesta a la sangre.

Al nacer, el neonato se puede infectar de hepatitis B si la madre ya está infectada. Sin embargo, hay personas que se infectan sin que exista un factor de riesgo conocido, pues la hepatitis B no se transmite por abrazos, estornudos, tos, consumo de alimentos o bebidas, ni al compartir utensilios de comida o bebida.

La mayoría de los adultos con hepatitis B se recuperan por completo, aun si tienen síntomas graves. En algunos casos, la hepatitis B se vuelve crónica, lo que significa que dura más de seis meses. Tener hepatitis B crónica eleva el riesgo de desarrollar insuficiencia hepática, cáncer de hígado o cirrosis (una enfermedad que deja cicatrices permanentes en el hígado). Los niños son más propensos a desarrollar infecciones crónicas de hepatitis B.

Tratamiento. Si sabes que has estado expuesto al virus de hepatitis B y no estás seguro de si estás vacunado, consulta con tu médico de inmediato. Una inyección de anticuerpos (inmunoglobulina) administrada en las 12 horas posteriores a la exposición al virus puede protegerte de desarrollar una infección por hepatitis B. Puesto que este tratamiento sólo da protección a corto plazo, también deberás recibir la vacuna de hepatitis B al mismo tiempo, si es que nunca te has vacunado.

Infección aguda por hepatitis B. Si el médico determina que tu infección por hepatitis B es aguda (lo que significa que es pasajera y que desaparecerá por sí sola), quizá no requieras tratamiento. En vez de eso, el médico te recetará descanso, nutrición adecuada y suficientes líquidos mientras el cuerpo esté combatiendo la infección. En casos graves, es necesario el uso de antivirales o incluso que te hospitalicen para prevenir complicaciones.

Infección crónica por hepatitis B. La mayoría de la gente con diagnóstico de hepatitis B crónica necesita tratamiento de por vida para reducir el riesgo de desarrollar enfermedades hepáticas y prevenir la transmisión a otras personas. El tratamiento para la hepatitis B crónica puede incluir:

- **Antivirales.** Hay varios antivirales —incluyendo entecavir (Baraclude), tenofovir (Viread), lamivudina (Epivir) y adefovir (Hepsera)— que ayudan a combatir el virus y a ralentizar su capacidad para dañar el hígado. Estos medicamentos se toman por vía oral. Por lo pronto, se están desarrollando nuevos fármacos para tratar la hepatitis B.
- **Inyecciones de interferón.** El interferón alfa-2b (Intron A) es una versión sintética de una sustancia producida por el cuerpo para combatir las infecciones. Se les receta sobre todo a jóvenes con hepatitis B que desean evitar un tratamiento a largo plazo o a mujeres que desean embarazarse pocos años después de concluir su tratamiento. El interferón no debe usarse durante el embarazo.
- **Trasplante de hígado.** Si tu hígado está muy dañado, una alternativa sería recibir un trasplante de hígado. Este procedimiento implica extirpar el hígado dañado y reemplazarlo con un hígado sano. La mayoría de los hígados trasplantados proviene de donadores fallecidos, aunque algunos son de donadores vivos que donan sólo una porción de su hígado.

Hepatitis C

La hepatitis C es la causa más frecuente de hepatitis viral. Se estima que en Estados Unidos hay 3.5 millones de personas con hepatitis C, aunque la mitad no sabe que está infectada porque no presenta síntomas.

El índice de infecciones por hepatitis C ha fluctuado con el tiempo, pero sigue siendo elevado. De hecho, las infecciones por hepatitis C han aumentado entre los jóvenes

---

VACUNA CONTRA LA HEPATITIS B

Existe una vacuna para prevenir la infección por hepatitis B. Se administra al momento del nacimiento, y luego se suministran 3 o 4 refuerzos en el transcurso de seis meses. Esta vacuna está recomendada para:

- Recién nacidos
- Niños y adolescentes que no fueron vacunados al nacer
- Parejas sexuales de alguien que tiene hepatitis B
- Cualquiera que tenga una enfermedad de transmisión sexual
- Hombres que tengan relaciones sexuales con otros varones
- Gente que tiene múltiples parejas sexuales
- Individuos que viven con alguien que tiene hepatitis B
- Empleados del sector salud, personal de urgencias y otras personas que entren en contacto con sangre o con fluidos corporales
- Personal y residentes de residencias para personas discapacitadas
- Personal de centros correccionales
- Gente que comparte agujas, jeringas y cualquier otro equipo para inyección de drogas
- Personas con enfermedad hepática crónica, enfermedad renal, VIH o diabetes.
- Individuos que viajen a regiones donde haya un alto índice de infecciones por hepatitis B
- Cualquiera que desee protegerse de la hepatitis B

Para más información sobre otras formas de prevenir la infección por hepatitis B, véanse páginas 202-203.

adultos estadunidenses, tal vez como un reflejo de la epidemia de opioides y del uso de drogas inyectadas. La hepatitis C sigue siendo una inquietud para personas que nacieron entre 1945 y 1964, muchas de las cuales no saben que están infectadas.

A diferencia de la hepatitis A y B, no existe una vacuna para prevenir la hepatitis C.

Transmisión. La hepatitis C se transmite generalmente a través de la sangre, los productos hemoderivados y las agujas contaminadas. La gente que emplea drogas ilegales y que comparte agujas y jeringas representa un porcentaje sustancial de las nuevas infecciones.

Quienes tienen más riesgo de infectarse de hepatitis C son usuarios de drogas inyectables, sin importar si sólo se inyectaron una vez hace muchos años. Las formas más comunes de transmisión del virus son:

- Compartir agujas, jeringas y otro equipo para preparar o inyectarse drogas
- Heridas provocadas por agujas en entornos sanitarios y centros de salud
- Ser el producto de una madre que tiene hepatitis C

Algunas formas no tan comunes de contagiarse de hepatitis C incluyen:

- Compartir artículos de cuidado personal que entran en contacto con la sangre de la otra persona, como rastrillos y cepillos de dientes
- Tener contacto sexual con una persona que padece hepatitis C
- Hacerse un tatuaje o una perforación en un lugar no regulado

Otras personas que además tienen un riesgo alto de tener hepatitis C son quienes recibieron transfusiones sanguíneas o trasplantes de órganos antes de 1992, quienes recibieron concentrados de factores de coagulación antes de 1987 o quienes han tomado tratamientos de hemodiálisis por un periodo prolongado.

El virus de la hepatitis C no se transmite al compartir utensilios de cocina, al amamantar, al abrazar o besar a otros, al tomarse de las manos, ni al estornudar o toser. Tampoco a través del agua o los alimentos.

Hepatitis C aguda o crónica. La infección por hepatitis C puede empezar con una fase aguda. La hepatitis C aguda suele pasar inadvertida porque rara vez causa síntomas. No obstante, si se presentan síntomas, pueden incluir ictericia, fatiga, náuseas, fiebre y dolores musculares. Los síntomas agudos suelen aparecer entre 1 y 3 meses después de la exposición al virus, y duran entre dos semanas y tres meses.

La hepatitis C aguda no siempre se vuelve crónica. Existen quienes logran deshacerse del virus después de la fase aguda, lo que se conoce como "eliminación espontánea". En otros casos, la infección se vuelve persistente. La hepatitis C crónica suele permanecer "en silencio" durante muchos años hasta que daña el hígado lo suficiente como para producir síntomas como:

- Moretones y sangrados de fácil aparición
- Fatiga
- Falta de apetito
- Coloración amarillenta de la piel y los ojos (ictericia)
- Orina oscura
- Picazón en la piel
- Acumulación de fluido en el abdomen (ascitis)
- Hinchazón de las piernas
- Pérdida de peso

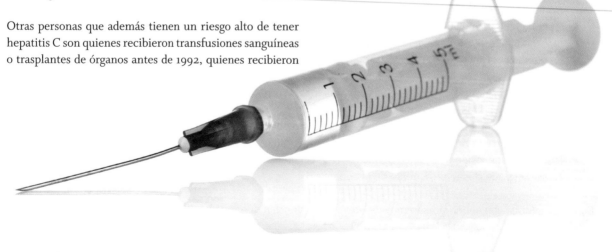

- Confusión, aturdimiento y balbuceo (encefalopatía hepática)
- Arañas vasculares (angiomas aracniformes)

La infección por hepatitis C que se extiende por muchos años puede causar complicaciones significativas, como cicatrización del hígado (cirrosis) e insuficiencia hepática. Un número pequeño de personas llegan a desarrollar cáncer.

Tratamiento. Una vez que se diagnostica la hepatitis C es importante reconocer la variante del virus causante de la infección. Hay varios genotipos de este virus, cada uno de los cuales se debe tratar de forma distinta. En Estados Unidos, el genotipo 1 es el más frecuente de todos.

A diferencia de lo que ocurría hace unos años, hoy día la hepatitis C suele ser curable con los fármacos adecuados, los cuales se deben tomar a diario durante varios meses. Más de 90 por ciento de la gente que nunca ha recibido tratamiento para la hepatitis C se cura. Por el contrario, en personas a quienes no les ha servido el tratamiento o que tienen cirrosis, la probabilidad de curación es un poco menor. Pero, con los nuevos tratamientos que han ido surgiendo, las probabilidades de recuperarse son cada vez mayores.

Medicamentos. La infección por hepatitis C se trata con diversos antivirales cuya finalidad es eliminar el virus del cuerpo. El objetivo del tratamiento es que sea imposible detectar la presencia del virus en el cuerpo al menos 12 semanas después de completar el tratamiento.

La ciencia ha hecho avances significativos en el tratamiento de la hepatitis C por medio de novedosos antivirales "de acción directa". Este tratamiento suele incluir 2 o 3 fármacos que vienen combinados en una misma píldora. Gracias a esto, la gente tiene mejores resultados y menos efectos secundarios durante tratamientos más breves (que en vez de meses duran apenas ocho semanas). Algunos ejemplos de esta combinación son: sofosbuvir y ledipasvir (Harvoni); sofosbuvir y velpatasvir (Epclusa); sofosbuvir, velpatasvir y voxilaprevir (Vosevi); y glecaprevir y pibrentasvir (Mavyret).

La elección de medicamentos y la duración del tratamiento dependerá de varios factores, incluyendo el genotipo de virus, la presencia de daño hepático y otras comorbilidades (enfermedades concurrentes).

Trasplante de hígado. Si ya desarrollaste complicaciones graves a causa de una infección crónica de hepatitis C, quizá

ESTUDIOS PARA DETECTAR LA HEPATITIS C

Un simple estudio de detección permite identificar anticuerpos contra hepatitis C o la presencia del virus en la sangre, con lo cual se puede diagnosticar la enfermedad antes de que se desarrollen signos y síntomas y de que el hígado se dañe gravemente. Las autoridades sanitarias recomiendan realizarse pruebas de detección si:

- Naciste entre 1945 y 1965
- En la actualidad te inyectas drogas
- Alguna vez te inyectaste drogas, aunque haya sido una sola vez hace muchos años
- Recibiste concentrados de factor de coagulación producidos antes de 1987
- Alguna vez recibiste un tratamiento prolongado de hemodiálisis
- Con frecuencia tienes valores anormales de alanina aminotransferasa
- Eres VIH+
- Recibiste sangre de un donador que más tarde dio positivo a una prueba de hepatitis C
- Recibiste una transfusión sanguínea, componentes hematológicos o un trasplante de órganos antes de julio de 1992
- Trabajas en el sector salud y has estado expuesto a sangre de alguien con hepatitis C
- Cuando naciste, tu madre padecía hepatitis C
- Has tenido relaciones sexuales con alguien que tiene hepatitis C
- Has estado en prisión
- En una prueba de funcionamiento hepático, recibiste resultados anormales sin causa aparente

VIVIR CON HEPATITIS

Una vez que te diagnostican hepatitis, aumenta el riesgo de que te contagies de otra forma del virus. Por ende, es importante que te mantengas sano y evites exponerte y arriesgarte. Existen diversas estrategias de autocuidado, pero éstas son útiles casi para cualquiera:

- *Descansa.* Si tienes hepatitis aguda, descansa lo suficiente, bebe muchos líquidos y lleva una dieta saludable y alta en calorías. Esto fortalece el sistema inmunológico para que pueda combatir el virus.

- *Evita el alcohol.* El alcohol agrava la inflamación y acelera la progresión de enfermedad hepática a cirrosis, incluso provoca daño orgánico.

- *Toma fármacos con precaución.* Muchos medicamentos alteran la función hepática, sobre todo si se consumen de forma regular. Si tu hígado no está funcionando del todo bien, se le dificultará expulsar las toxinas producidas por las medicinas. Comenta con tu médico sobre cualquier medicamento que estés tomando, así sea de venta libre.

- *Lleva un estilo de vida saludable.* Llevar un estilo de vida sano incluye seguir una dieta balanceada y nutritiva, y ejercitarse de forma adecuada. Además de mejorar la salud física, la buena alimentación y el ejercicio ayudan a superar la depresión, un problema regular entre personas con hepatitis.

- *Vacúnate.* Vacúnate contra las hepatitis A y B si no eres inmune a estas infecciones. Procura mantenerte al corriente con tus vacunas, incluyendo la de neumonía y la anual contra la influenza.

seas candidato para un trasplante de hígado (véase página 216). En la mayoría de los casos, el trasplante de hígado por sí solo no cura la hepatitis C. Es probable que la infección reincida y que requiera tratamiento con antivirales para evitar que el hígado nuevo se dañe. Varios estudios han demostrado que los nuevos regímenes de antivirales de acción directa son eficaces para curar la hepatitis C postrasplante. El tratamiento con antivirales de acción directa también puede ser eficaz en ciertos pacientes selectos antes del trasplante de hígado.

Hepatitis D y E

Estos tipos de hepatitis son inusuales. Para infectarte de hepatitis D, que es ocasionada por un virus que se transmite por vía sanguínea, tendrías que estar previamente infectado de hepatitis B, pues la hepatitis D sobrevive al adherirse al virus de la hepatitis B. La hepatitis E es un virus que se transmite por los alimentos, pero la mayor parte de los casos reportados en Estados Unidos son de personas que viajaron a regiones del mundo donde esta enfermedad es prevalente, como el Medio Oriente, Asia, México y Sudamérica.

HEPATITIS INDUCIDA POR CONSUMO DE ALCOHOL O MEDICAMENTOS

La hepatitis inducida por el consumo de alcohol o fármacos, conocida como hepatitis tóxica, ocurre cuando el hígado se inflama en respuesta a la presencia de ciertas sustancias. Además de alcohol y medicamentos, la hepatitis tóxica puede ser causada por suplementos nutricionales o sustancias químicas de uso industrial. La exposición a estas últimas puede presentarse al ingerir o inhalarlas, o al entrar en contacto con ellas a través de la piel.

La forma más común de hepatitis tóxica se observa en personas que consumen grandes cantidades de alcohol o ciertos fármacos. La inflamación es causada por las sustancias tóxicas que el cuerpo produce al metabolizar el alcohol o los medicamentos. Y, con el tiempo, estas sustancias dañan las células hepáticas y entorpecen la capacidad del hígado para cumplir con su función.

En algunos casos, la hepatitis tóxica se desarrolla horas o días después de exponerse a la toxina. En otros, pueden pasar meses o hasta años de uso regular antes de que aparezcan síntomas e indicios de inflamación. Los síntomas de la hepatitis tóxica suelen desaparecer cuando se elimina la exposición a la toxina. Sin embargo, puede causar daño permanente al hígado y una cicatrización irreversible del tejido

hepático (cirrosis), así como, algunas veces, insuficiencia hepática, la cual puede ser mortal.

Los fármacos que con mayor frecuencia provocan hepatitis inducida por medicamentos son los analgésicos de venta libre, en especial si se toman con frecuencia o se combinan con alcohol. Entre éstos están el acetaminofeno (Tylenol, otros), la aspirina, el ibuprofeno (Advil, Motrin IB, otros) y el naproxeno sódico (Aleve).

En la mayoría de las personas, los medicamentos controlados no causan problemas hepáticos; sin embargo, en ciertas circunstancias o entre personas con enfermedad hepática, algunas medicinas pueden ser dañinas. Algunos de los fármacos relacionados con daño hepático grave son las estatinas (que se usan para tratar el colesterol alto), la combinación de amoxicilina con ácido clavulánico (Augmentin), la fenitoína (Dilantin, Phenytek), la azatioprina (Azasan, Imuran), la niacina (Niaspan), el ketoconazol, ciertos antivirales y los esteroides anabólicos, entre otros.

Tratamiento

En primer lugar, los médicos tratarán de determinar cuál es la causa del daño hepático. En ocasiones es muy evidente, pero en otras es necesario ahondar un poco. Casi siempre, al detener la exposición a la toxina que está ocasionando la inflamación del hígado, disminuirán los síntomas.

Si el daño hepático es causado por una sobredosis de acetaminofeno, lo más probable es que te administren de inmediato una sustancia llamada *acetilcisteína*. Cuanto más pronto te den este medicamento, mayor será la probabilidad de limitar el daño hepático. De hecho, es más efectivo si se da en las primeras 16 horas posteriores a la sobredosis de acetaminofeno.

Mientras el hígado se recupera, es importante evitar el consumo de alcohol y no tomar fármacos ni suplementos sin previa autorización médica.

En casos en los que la función hepática está muy afectada, puede ser necesario realizar un trasplante de hígado (véase página 216).

HÍGADO GRASO NO ALCOHÓLICO

El hígado graso no alcohólico es una enfermedad hepática cada vez más común, en particular en países occidentales. Conforme ha crecido la cantidad de personas con sobrepeso u obesidad en el mundo entero, también se ha vuelto más prevalente el hígado graso no alcohólico. De hecho, en Estados Unidos es la enfermedad hepática crónica más común.

ENFERMEDAD DEL HÍGADO GRASO

NO ALCOHÓLICO

Signos y síntomas clave:

- Agrandamiento del hígado

- Fatiga

- Dolor en la parte superior derecha del abdomen

Esta enfermedad se caracteriza por una acumulación de grasa excesiva en el hígado —que es algo similar a lo que ocurre en la hepatitis inducida por alcohol—, pero se observa en individuos que casi no consumen alcohol o que son abstemios.

La mayoría de la gente desarrolla una forma de la enfermedad llamada *hígado graso simple*, que no causa síntomas. Algunas otras, en cambio, experimentan una forma más grave de la enfermedad, conocida como *esteatohepatitis no alcohólica* (NASH, por sus siglas en inglés).

En el caso del hígado graso simple, si bien existe grasa en el hígado, no hay mucha inflamación ni daño celular, si es que acaso se presenta. El hígado graso simple por lo regular no progresa hasta causar daño hepático o complicaciones. La NASH, en cambio, además de implicar la acumulación de grasa en el hígado, conlleva el desarrollo de inflamación hepática y de daño celular en el hígado, lo cual puede provocar cicatrización del tejido hepático (cirrosis).

La enfermedad del hígado graso no alcohólico afecta a personas de cualquier edad, incluso niños, pero suele presentarse con mayor frecuencia en personas de entre 40 y 50 años. Asimismo, es más prevalente en personas obesas, con diabetes tipo 2 o con valores altos de triglicéridos.

Además, esta afección está muy ligada al síndrome metabólico, que es un conjunto de anormalidades que incluyen aumento de grasa abdominal, incapacidad para usar bien la insulina, hipertensión y altas concentraciones de triglicéridos.

Los expertos no están del todo seguros de por qué algunas personas acumulan grasa en el hígado y otras no. De igual modo, tampoco se sabe bien por qué algunos hígados grasos causan inflamación que, con el tiempo, da lugar a cirrosis.

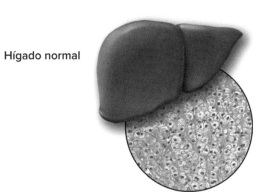

Hígado normal

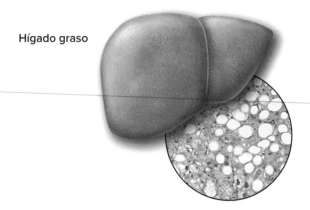

Hígado graso

Tratamiento

La primera parte del tratamiento suele ser la pérdida de peso a través de una combinación de alimentación saludable y ejercicio físico. Bajar de peso detiene los trastornos que contribuyeron al desarrollo del hígado hepático y puede mejorarlo. Las cirugías pueden ser una opción para quienes necesitan perder mucho peso.

Es probable que el médico recomiende que dejes de beber alcohol, ya que éste, sobre todo si se consume en exceso, empeora la enfermedad.

Si no tienes diabetes, el médico podría recomendar que tomes suplementos de vitamina E. Hay indicios de que la vitamina E reduce la acumulación de grasa y la inflamación del hígado. No obstante, conlleva ciertos riesgos, por lo que es importante que converses con el médico sobre sus posibles beneficios y efectos secundarios. Si tienes diabetes, es importante que emprendas acciones para que esté controlada.

Para las personas con NASH que desarrollan cirrosis, el trasplante de hígado puede ser una opción.

Los resultados del trasplante de hígado en este grupo de población son generalmente muy buenos.

ENFERMEDADES AUTOINMUNES

Algunas enfermedades hepáticas son resultado de trastornos autoinmunes, que son enfermedades en las que el sistema inmunológico ataca y daña los tejidos del propio organismo; en este caso, atacan los tejidos del hígado.

Hepatitis autoinmune

La hepatitis autoinmune es una forma de inflamación hepática provocada por un ataque del propio sistema inmunológico. No se sabe con exactitud la causa de la hepatitis autoinmune, pero los científicos creen que puede derivar de una interacción entre genes específicos que controlan el funcionamiento del sistema inmunológico y factores ambientales, incluyendo la exposición a ciertos virus o fármacos.

Los signos y síntomas de hepatitis autoinmune varían de persona a persona, y pueden surgir de forma repentina. En las fases tempranas de la enfermedad, algunas personas tienen pocos problemas reconocibles, si acaso, mientras que otras presentan fatiga, incomodidad abdominal, coloración amarillenta de la piel y los ojos (ictericia), picazón, salpullido y dolor articular. Si no se trata, la hepatitis autoinmune puede ocasionar cicatrización del hígado (cirrosis) e insuficiencia hepática.

Algunos de los factores que elevan el riesgo de desarrollar hepatitis autoinmune son:

- *Ser mujer.* Tanto hombres como mujeres pueden desarrollar hepatitis autoinmune, pero es más frecuente entre mujeres.

- *Historial de ciertas infecciones.* La hepatitis autoinmune puede desarrollarse después de una infección por sarampión, herpes simple o virus de Epstein-Barr. También se relaciona con infecciones por hepatitis A, B o C.
- *Herencia.* La evidencia sugiere que la predisposición a tener hepatitis autoinmune es hereditaria.
- *Tener una enfermedad autoinmune.* La gente que ya presenta una enfermedad autoinmune, como celiaquía, artritis reumatoide, enfermedad de Graves o tiroiditis de Hashimoto, puede ser más propensa a desarrollar hepatitis autoinmune.

Tipos. Los médicos han identificado dos principales tipos de hepatitis autoinmune.

- *Tipo 1.* Éste es el tipo más común y se puede presentar a cualquier edad. Más o menos la mitad de las personas con hepatitis autoinmune tipo 1 padecen otras enfermedades autoinmunes, como celiaquía, artritis reumatoide o colitis ulcerosa.
- *Tipo 2.* Aunque los adultos pueden desarrollar hepatitis autoinmune tipo 2, es más frecuente entre niñas y mujeres jóvenes. Asimismo, puede ir acompañada de otras enfermedades autoinmunes.

Diagnóstico y tratamiento. La hepatitis autoinmune se establece por medio del análisis de sangre y una biopsia de hígado. Si se diagnostica y trata en una fase temprana, suele ser posible controlarla con supresores del sistema inmunológico. Para mantener el hígado lo más sano posible, también es importante evitar el alcohol, pues, aunque se consuma en pequeñas cantidades, puede empeorar la enfermedad y causar más daño. Y tampoco tomes medicamentos o suplementos sin comentarlo previamente con tu médico.

Sin importar qué tipo de hepatitis autoinmune tengas, el objetivo del tratamiento es ralentizar o frenar el ataque del sistema inmunitario al hígado. Para lograrlo, necesitarás medicamentos que disminuyan la actividad del sistema inmunológico. El tratamiento inicial suele ser con glucocorticoides, como la prednisona, y además se puede incluir un segundo medicamento, como azatioprina (Azasan, Imuran) o 6-mercaptopurina (Purinethol); tal vez se recomiende prednisona.

Los médicos suelen recetar altas dosis de prednisona durante el primer mes de tratamiento. Luego, para reducir el riesgo de efectos secundarios, reducen de forma gradual la dosis durante los siguientes meses hasta alcanzar la menor posible que permita controlar la enfermedad. Cuando la prednisona se toma por largas temporadas puede tener una amplia gama de efectos secundarios graves, aunque la incorporación de un segundo fármaco puede contribuir a prevenirlos. No obstante, la azatioprina y la 6-mercaptopurina también tienen efectos secundarios, incluyendo reacciones alérgicas, bajo conteo de glóbulos blancos, inflamación del páncreas, náuseas y resultados anormales en los análisis sanguíneos de la función hepática.

La mayoría de las personas necesita seguir tomando la prednisona durante varios meses, e incluso hay quienes tienen que tomarla de por vida. Aunque entres en un estado de remisión durante algunos años después de iniciar el tratamiento, la enfermedad suele reincidir si se deja de tomar el medicamento.

En caso de que los fármacos no frenen la progresión de la enfermedad o de que desarrolles cicatrización irreversible (cirrosis) o insuficiencia hepática, una posibilidad a considerar es la de someterse a un trasplante de hígado (véase página 216).

Colangitis esclerosante primaria

La colangitis esclerosante primaria es una enfermedad de los conductos biliares, que son los diminutos tubos que trasladan los jugos digestivos desde el hígado hasta el intestino delgado. La inflamación crónica ocasiona que se formen cicatrices al interior de los conductos y que se estrechen y endurezcan, lo que a la larga provoca un daño hepático grave.

No está claro qué causa la colangitis esclerosante primaria, pero se cree que, en personas genéticamente predispuestas a desarrollarla, podría ser detonada por una reacción del sistema inmunológico ante una infección o una toxina. Una gran cantidad de gente con colangitis esclerosante primaria también padece enfermedad intestinal inflamatoria.

En la mayoría de los casos, la colangitis esclerosante primaria progresa lentamente, de modo que la gente se siente bien durante varios años. Cuando al fin aparecen los signos y síntomas, suelen incluir fatiga y picazón. A la larga, puede provocar insuficiencia hepática, infecciones reiterativas y tumores en los conductos biliares o el hígado.

Los cuidados se enfocan en monitorear la función hepática, controlar los síntomas y, en caso de ser necesario, llevar a cabo procedimientos que permitan abrir de manera temporal los conductos biliares bloqueados. Se han probado muchos medicamentos en personas con colangitis esclerótica primaria, pero hasta el momento no se ha identificado alguno que ralentice o revierta el daño hepático relacionado con esta enfermedad.

El único tratamiento que existe para curar la colangitis esclerosante primaria es el trasplante de hígado. No obstante, habitualmente se reserva para personas con complicaciones graves provocadas por la colangitis esclerosante primaria. Aunque no es común, es posible volver a padecer colangitis esclerosante primaria después de un trasplante de hígado.

ENFERMEDAD HEPÁTICA CONGÉNITA

Algunas enfermedades hepáticas son hereditarias y su desarrollo es consecuencia de un defecto genético.

Hemocromatosis

La hemocromatosis es una anormalidad congénita que provoca que los intestinos absorban demasiado hierro de los alimentos, lo que ocasiona un exceso de hierro en el organismo. Este hierro excedente llega al torrente sanguíneo y se almacena en ciertos órganos, en particular el hígado, el corazón y el páncreas.

La causa más común es una mutación del gen HFE que ayuda a controlar la absorción de hierro en el intestino delgado. Heredamos un gen HFE de cada uno de nuestros padres; si ambos nos transmiten genes HFE con esa mutación, podemos desarrollar hemocromatosis, pero no desarrollamos la enfermedad si sólo tenemos un gen mutado.

Aunque tengamos este trastorno genético desde el nacimiento, los signos y síntomas no suelen aparecer sino hasta la mediana edad (por lo regular entre los 30 y 50 años en hombres, y después de los 50 en mujeres). Algunas personas nunca desarrollan síntomas, mientras que en otras los primeros signos y síntomas se asemejan a los de otras afecciones comunes, lo que dificulta el diagnóstico.

Diagnóstico y tratamiento. En cualquier fase de la enfermedad, incluso si aún no aparecen síntomas, el médico puede detectar el exceso de hierro por medio de análisis de sangre. La prueba de saturación de transferrina sérica permite saber la cantidad de hierro en la sangre, mientras que la prueba de ferritina sérica mide cuánto hierro tenemos almacenado en el hígado. Puesto que existen otras enfermedades que dan resultados similares, es necesario llevar a cabo ambas pruebas para diagnosticar la hemocromatosis. Asimismo, una prueba genética permite confirmar que se tienen las dos copias anormales del gen HFE.

Se recomienda hacer pruebas genéticas a todos los parientes en primer grado (padres, hermanos e hijos) de las

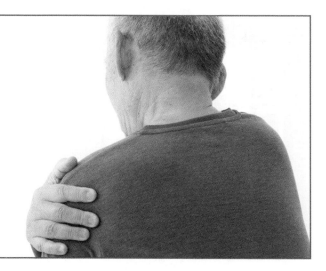

personas a las que se les diagnostica hemocromatosis. Si la mutación sólo se encuentra uno de los padres, no es necesario realizarles la prueba a los hijos.

La hemocromatosis se trata extrayendo sangre de forma regular del cuerpo (flebotomía), con el objetivo de reducir los valores de hierro hasta rangos normales; 1 o 2 veces a la semana, se extrae poco más de medio litro de sangre de una vena, del mismo modo que si se estuviera donando sangre.

Una vez que se alcanzan concentraciones normales de hierro, la mayoría de la gente sigue necesitando flebotomías cada 2 a 4 meses para evitar que el hierro vuelva a acumularse.

Si la hemocromatosis se detecta de forma oportuna, es posible evitar daños permanentes.

Si no se trata, puede provocar daño orgánico, sobre todo en el corazón, el hígado y el sistema reproductor.

Deficiencia de alfa-1 antitripsina

Este trastorno es causado por un defecto genético que hace que el cuerpo produzca formas anormales de la proteína alfa-1 antitripsina, un inhibidor enzimático que contribuye a la protección de los pulmones. La deficiencia de esta proteína puede ocasionar enfermedad pulmonar y hepática, aunque la mayoría de la gente con deficiencia de alfa-1 antitripsina no desarrolla una enfermedad hepática grave.

Enfermedad de Wilson

Con esta enfermedad, el cuerpo acumula grandes cantidades de cobre, lo que provoca daño en los órganos. Al igual que la hemocromatosis, la enfermedad de Wilson es producto de un defecto genético. Casi todas las personas que

tienen esta enfermedad presentan signos y síntomas antes de los 40 años, los cuales pueden incluir sensibilidad en la zona del hígado, pérdida de peso, fatiga, ictericia leve y problemas neurológicos o psiquiátricos. Si se detecta de forma oportuna, la enfermedad de Wilson es tratada con medicamentos que permiten eliminar el exceso de cobre del cuerpo.

Síndrome de Gilbert

Este trastorno leve es bastante frecuente y no provoca daño hepático, pero periódicamente puede causar ictericia, en especial después de ayunos prolongados o de infecciones como gripes o resfriados.

CIRROSIS

Cirrosis es el término que se emplea para describir la cicatrización del hígado. Las causas más comunes de cirrosis son abuso de alcohol, hepatitis B o C crónica, e hígado graso no alcohólico.

Cada vez que tu hígado se lesiona, intenta repararse y, durante ese proceso de reparación, se forma tejido cicatricial. En el caso de la cirrosis leve, el hígado se repara y sigue funcionando. Pero, conforme se acumula el tejido cicatricial, al hígado se le dificulta seguir cumpliendo con sus funciones. La cirrosis avanzada es potencialmente mortal.

La cirrosis suele ser consecuencia de inflamación crónica causada por el consumo excesivo de alcohol o algún tipo de hepatitis (B, C o autoinmune). La cirrosis además es producida por otras enfermedades, como hígado graso no

CIRROSIS

Signos y síntomas clave:

- Fatiga
- Pérdida del apetito y náuseas
- Pérdida de peso
- Sangrados o moretones de fácil aparición
- Picazón en la piel
- Hinchazón abdominal
- Hinchazón de las piernas, los pies y los tobillos (edema)
- Coloración amarillenta de la piel y los ojos (ictericia)
- Sangrado gastrointestinal (varices)
- Adormecimiento o confusión

alcohólico, hemocromatosis, enfermedad de Wilson o deficiencia de alfa-1 antitripsina.

Si no se trata, la cirrosis puede generar una serie de complicaciones, como hipertensión en las venas que suministran sangre al hígado (hipertensión portal), hinchazón de las piernas y el abdomen, sangrado, alargamiento del bazo, infecciones, desnutrición, ictericia y acumulación de toxinas en el cerebro (encefalopatía hepática).

¿Cómo se diagnostica la cirrosis?

La gente con cirrosis en fase temprana por lo regular no presenta síntomas. Con frecuencia, la cirrosis se suele detectar a través de análisis de sangre o estudios de rutina.

Si hay signos y síntomas de enfermedad hepática, el médico te palpará el abdomen superior para determinar si está agrandado o endurecido. No obstante, conforme la cirrosis avanza, el hígado puede en realidad encogerse. La hinchazón del abdomen causada por acumulación de líquidos en la cavidad peritoneal (ascitis) puede ser otro indicio de cirrosis.

Si el médico sospecha que tienes cirrosis, quizá solicite que te realicen estudios de imagen del abdomen, como ultrasonidos o resonancias magnéticas. Estos estudios permiten detectar la rigidez o falta de elasticidad del hígado causada por la cirrosis. El médico podría también pedir una biopsia de hígado, la cual implica obtener una muestra de tejido hepático con ayuda de una aguja y examinarla en busca de indicios de daño.

Tratamiento

La cirrosis no tiene cura, y el daño hepático que causa suele ser irreversible. El tratamiento para la cirrosis depende de la causa y la extensión del daño, y su objetivo es ralentizar la progresión de la enfermedad (es decir, de la formación de tejido cicatricial) y prevenir o tratar los síntomas y las complicaciones.

En la cirrosis temprana es posible minimizar el daño hepático si se trata la causa subyacente; por ejemplo, el alcoholismo o la hepatitis. La cirrosis causada por hígado graso no alcohólico puede mejorar también si la persona baja de peso y controla sus valores de azúcar en la sangre.

Manejo de las complicaciones. Para las cirrosis más avanzadas, la atención médica suele enfocarse en el tratamiento de las complicaciones.

Prevenir hemorragias internas. La cirrosis puede ralentizar o bloquear el flujo de la sangre en el hígado. Esto suele tener como consecuencia la formación de vasos sanguíneos pequeños y retorcidos (várices), con paredes delgadas, sobre todo en el esófago o el estómago. Debido a que estas paredes están sujetas a una alta presión, es común que los vasos sanguíneos comiencen a sangrar.

Para detener la hemorragia interna, el médico puede recomendarte un fármaco que ayude a aminorar la presión al interior de las várices. Otra opción es un procedimiento

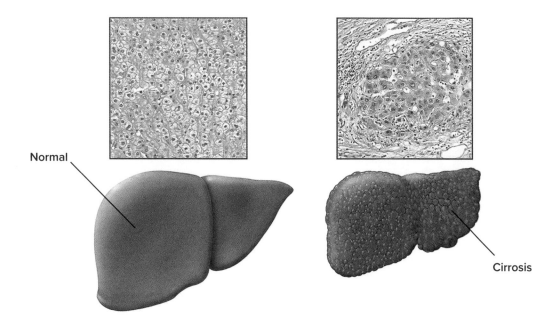

Normal

Cirrosis

Imagen lateral de un hígado normal (izquierda), sin signos de cicatrización. El hígado cirrótico (derecha) muestra cicatrización extensa y encogimiento.

endoscópico en el que se utilizan ligaduras de hule para evitar que la sangre fluya hacia las várices.

Reducir la retención de líquidos. Los medicamentos diuréticos contribuyen a disminuir la acumulación de líquidos en el abdomen. El médico puede pedirte que restrinjas el consumo de sodio, lo que implica menor cantidad de sal de mesa en la comida para reducir la retención de líquidos.

Algunas veces, los fluidos que se acumulan en el abdomen pueden infectarse, lo que provoca dolor y fiebre. Si esto ocurre, el médico podría insertar un catéter al abdomen para tomar una muestra del líquido. Un análisis de laboratorio de la muestra contribuirá a identificar el organismo infeccioso y a recetar el antibiótico adecuado.

Reducir el ardor. Los antihistamínicos, al igual que la colestiramina (Prevalite), son útiles para reducir el ardor provocado por las toxinas (ácidos biliares) en la sangre.

Enfermedad avanzada. En el caso de la cirrosis avanzada, la gente puede sufrir confusión o delirios, o hasta caer en coma. Esta afección (encefalopatía hepática) ocurre cuando el cerebro es atacado por toxinas que corren por la sangre, como el amoniaco, las cuales un hígado saludable elimina-

ría del cuerpo en circunstancias normales. Las infecciones y la hemorragia en el tracto gastrointestinal pueden causar episodios de encefalopatía hepática. El tratamiento suele requerir que se localice la fuente de la infección o del sangrado y tratarla.

Además, podrían recetarte fármacos para incrementar el movimiento intestinal y contribuir a la eliminación del amoniaco y otras toxinas. Quizá el médico te recete un antibiótico para reducir la presencia de bacterias que producen amoniaco en el intestino. Esto ayudará a disminuir los valores tóxicos de amoniaco.

Trasplante de hígado. En casos avanzados de cirrosis, un trasplante de hígado puede ser la única opción. La cirrosis es una de las razones más comunes para requerir un trasplante de hígado. Históricamente, los individuos con cirrosis alcohólica no han sido candidatos para un trasplante, debido al riesgo de que vuelvan a consumir cantidades excesivas de alcohol después del trasplante.

Sin embargo, estudios recientes sugieren que ciertos candidatos con cirrosis alcohólica grave, elegidos de forma minuciosa, tienen índices de supervivencia postrasplante similares a los de receptores de hígados con otros tipos de enfermedades hepáticas.

¿QUÉ TANTO ES DEMASIADO?

Hay quienes tienen problemas para diferenciar entre el "consumo normal de alcohol" y un "problema con el alcohol". ¿Cómo saber cuánto alcohol es demasiado?

Los expertos usan distintos términos para definir las diversas afecciones relacionadas con el alcohol. En términos generales, beber se vuelve un problema cuando comienza a interferir de forma negativa tu vida personal o profesional, cuando pierdes control sobre cuánto consumes o cuando conlleva afectaciones a la salud.

Si tomas alcohol, se recomienda que sólo lo hagas en cantidades moderadas. El Instituto Nacional para el Abuso del Alcohol y el Alcoholismo define el consumo moderado como:

- Mujeres: no más de una copa al día
- Hombres: no más de dos copas al día
- Personas mayores de 65 años: no más de una copa al día

Y una copa se define como:

- 355 ml de cerveza regular, que suele tener 5 por ciento de alcohol
- 150 ml de vino, que suele tener alrededor de 12 por ciento de alcohol
- 15 ml de destilados, con un contenido alcohólico de alrededor de 40 por ciento

TRASPLANTE DE HÍGADO

El trasplante de hígado es un procedimiento quirúrgico en el que se extrae un hígado que ya no funciona y se reemplaza con un hígado saludable. El trasplante de hígado suele ser la última opción para personas que enfrentan complicaciones graves a causa de una insuficiencia hepática (enfermedad hepática en etapa terminal).

La insuficiencia hepática puede mostrarse de forma repentina o tras un periodo prolongado. La insuficiencia hepática repentina, que se presenta en cuestión de semanas, se llama *insuficiencia hepática aguda* y suele relacionarse con medicamentos que provocan daño inmediato al hígado. La insuficiencia hepática crónica, que es más común, ocurre despacio, a lo largo de meses o años. La insuficiencia hepática crónica puede ser ocasionada por una amplia gama de afecciones, pero la causa más común es la cicatrización del hígado (cirrosis), un proceso en el que el tejido cicatricial reemplaza el tejido hepático normal y afecta la función hepática.

Las causas más frecuentes de cirrosis por las que se llega a requerir un trasplante de hígado son:

- Hepatitis B y C
- Enfermedad hepática alcohólica
- Hígado graso no alcohólico
- Enfermedades genéticas que dañan el hígado (como hemocromatosis y enfermedad de Wilson)
- Enfermedades que afectan los conductos biliares, como la cirrosis biliar primaria y la colangitis esclerosante primaria.

Tipos

Existen dos tipos de trasplantes de hígado: de donante fallecido y donante vivo.

Donante fallecido. Éstos son los más comunes. El hígado que se trasplantará proviene de un individuo que murió hace poco. Por desgracia, la necesidad de hígados a trasplantar es mucho mayor a la cantidad de hígados disponibles. El periodo de espera para un hígado de un donante fallecido puede variar mucho.

Donante vivo. Este tipo de trasplante es menos común, pero se lleva a cabo con mayor frecuencia. Con un trasplante de donante vivo, una persona viva —por lo regular un familiar o amigo cercano— dona parte de su hígado para que le sea trasplantado a la persona que está enferma.

Al principio, los trasplantes de donante vivo se realizaban en niños que necesitaban un trasplante, dada la escasez de hígados de donante fallecido con el tamaño adecuado. El procedimiento se ha convertido en una opción para adultos con enfermedades hepáticas en fase terminal.

Con los trasplantes de donante fallecido, el acceso al hígado donado depende principalmente de la gravedad de la enfermedad hepática.

En el caso de los trasplantes de donante vivo, la disponibilidad se determina tras identificar a un donante vivo que esté sano y pueda someterse a un procedimiento quirúrgico mayor. El individuo también necesita tener el tamaño y tipo de sangre adecuados.

Cirugía

La forma en que se hace la cirugía depende de qué tipo de trasplante se haga.

Trasplante de hígado de donante fallecido. El cirujano realiza una incisión grande en el abdomen para llegar al hígado. La localización y el tamaño de la incisión varían, dependiendo del método del cirujano y la anatomía del paciente. El cirujano interrumpe el flujo sanguíneo al hígado y los conductos biliares adyacentes, y elimina el hígado enfermo.

El hígado del donante se coloca en el cuerpo, y luego se reconectan los vasos sanguíneos y los conductos biliares. La cirugía puede durar hasta 12 horas, dependiendo de cada caso en particular.

Trasplante de hígado de donante vivo. Si vas a recibir un trasplante de hígado de un donante vivo, los cirujanos operarán primero al donador para extirpar la porción del hígado que trasplantarán. Luego, extraerán el hígado enfermo y te colocarán la porción del hígado donado dentro del cuerpo. Por último, conectarán los vasos sanguíneos y los conductos biliares al nuevo hígado.

El hígado del donador volverá a crecer —se regenerará— y volverá a su volumen normal un par de meses después de la cirugía. La porción de hígado trasplantada en tu cuerpo hará lo mismo. Se regenerará de prisa y recuperará su volumen en un par de meses.

En ambos tipos de trasplante, los doctores monitorearán con regularidad tu función hepática y cualquier signo de complicaciones.

Recuperación

Tras un trasplante de hígado deberás tomar varios medicamentos para prevenir que tu cuerpo rechace el órgano. Quizás incluso tengas que tomar algunos de ellos por el resto de tu vida.

Los fármacos llamados *inmunosupresores* ayudan a evitar que el sistema inmunológico ataque al nuevo hígado. No obstante, estos medicamentos pueden tener efectos secundarios, como adelgazamiento óseo, diabetes, diarrea, jaquecas, hipertensión y colesterol alto. Quizá te receten fármacos adicionales para reducir el riesgo de otras complicaciones.

El tiempo regular de recuperación es de seis meses o hasta más, y entonces empezarás a sentir que estás sanando. El tiempo de recuperación dependerá de qué tan avanzada estaba la enfermedad antes de la cirugía.

CÁNCER DE HÍGADO

El cáncer de hígado comienza en las células hepáticas. De hecho, se pueden desarrollar varios tipos de cáncer en el hígado, pero el más común es el carcinoma hepatocelular, el cual inicia en el principal tipo de célula hepática (el hepatocito).

No todos los cánceres que afectan el hígado son considerados cánceres hepáticos. Un cáncer que empieza en otra área del cuerpo —como colon, pulmón o seno— y luego se extiende hacia el hígado se conoce como cáncer metastático, no cáncer de hígado. Y dicho tipo de cáncer se denominará según el órgano en el que se origina; por ejemplo, el cáncer de colon metastático sería el que comenzó en el colon y se esparció hacia el hígado. Es más común que el cáncer se extienda hacia el hígado y no que comience en las células hepáticas.

La mayoría de la gente no presenta síntomas en las fases tempranas. El cáncer primario de hígado es entre 2 y 3 veces más común en hombres que en mujeres, y suele desarrollarse después de los 50 años. Los siguientes factores pueden elevar el riesgo de desarrollarlo:

- Hepatitis B crónica o infección por hepatitis C
- Cirrosis
- Algunas enfermedades hepáticas hereditarias
- Enfermedad hepática grasa no alcohólica
- Diabetes
- Toxinas ambientales, incluyendo la aflatoxina, presente en alimentos contaminados
- Consumo excesivo de alcohol

CÁNCER DE HÍGADO

Signos y síntomas clave:

- Dolor en la parte superior del abdomen

- Pérdida de peso

- Pérdida del apetito

- Náusea y vómito

- Inflamación abdominal

- Debilidad y fatiga generalizadas

- Coloración amarillenta en la piel y los ojos (ictericia)

Diagnóstico

Como con otros cánceres digestivos, el cáncer primario de hígado suele presentar pocos signos y síntomas en sus etapas tempranas. Para cuando estos síntomas o indicios aparecen, el cáncer suele estar avanzado.

Los primeros pasos para detectar el cáncer de hígado suelen incluir análisis de sangre para detectar anormalidades funcionales y estudios de imagen —ultrasonido, tomografías computarizadas o resonancias magnéticas—. También se puede tomar una muestra de tejido hepático (biopsia) y enviarla a un laboratorio para realizar un diagnóstico definitivo.

Una vez que se ha diagnosticado el cáncer de hígado, el médico se encargará de determinar la fase (etapa) del cáncer y si éste se ha expandido.

Tratamiento

El objetivo de todo tratamiento para el cáncer es eliminarlo por completo, y la cirugía es, con frecuencia, el recurso más efectivo para lograrlo. La decisión de someterse a una cirugía dependerá del número, tamaño y localización de los tumores y de lo bien que esté funcionando el hígado. Si los tumores son pequeños y no se han esparcido más allá del hígado, el doctor puede extraer el tejido canceroso por completo.

En un porcentaje menor de personas con cáncer de hígado en fase temprana, un trasplante de hígado puede ser una buena opción. Esto depende de que se logre encontrar tejido hepático donado, ya sea de un donante vivo o de uno fallecido.

Cuando la cirugía o el trasplante no son posibles, el tratamiento puede enfocarse en prevenir un crecimiento mayor o que el tumor se extienda. Para eso pueden llevarse a cabo algunos de los siguientes procedimientos:

- Bloquear la arteria principal que va al hígado e inyectar potentes fármacos anticancerígenos directamente al hígado (quimioembolización)
- Inyectar alcohol concentrado en el tumor para destruir las células cancerígenas (ablación con etanol)
- Congelar el tumor con un instrumento que contiene nitrógeno líquido (criocirugía)
- Calentar el tumor con energía de radiofrecuencias de alta frecuencia (ablación con radiofrecuencias)
- Colocar cuentas llenas de radiación en el hígado. Las pequeñas esferas que contienen radiación se ponen en el hígado, donde pueden descargar la radiación directamente hacia el tumor

Las terapias de quimioterapia y radioterapia tradicionales también sirven para encoger los tumores hepáticos de forma temporal. La terapia dirigida con fármacos es otra posible opción de tratamiento, pues estos medicamentos dirigidos interfieren con anormalidades específicas dentro

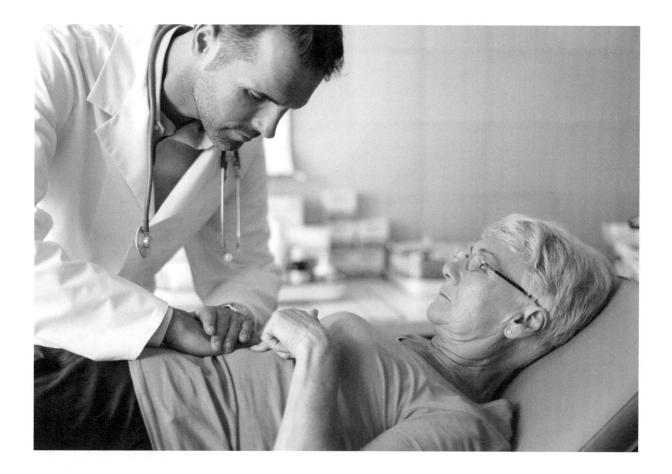

del tumor. Éstos, como el sorafenib (Nexavar) y el regorafenib (Stivarga), son bastante prometedores, pero aún se necesitan más investigaciones para entender cómo pueden usarse para controlar el cáncer de hígado avanzado.

Los científicos también están experimentando con el empleo de virus para matar las células cancerígenas. Con este enfoque, se inyecta en el tumor una solución que contiene un virus alterado, lo que hace que las células cancerígenas mueran o que produzcan proteínas que serán atacadas por el sistema inmunológico del cuerpo. De manera similar a las terapias dirigidas, si bien los resultados preliminares son prometedores, aún se necesitan más estudios.

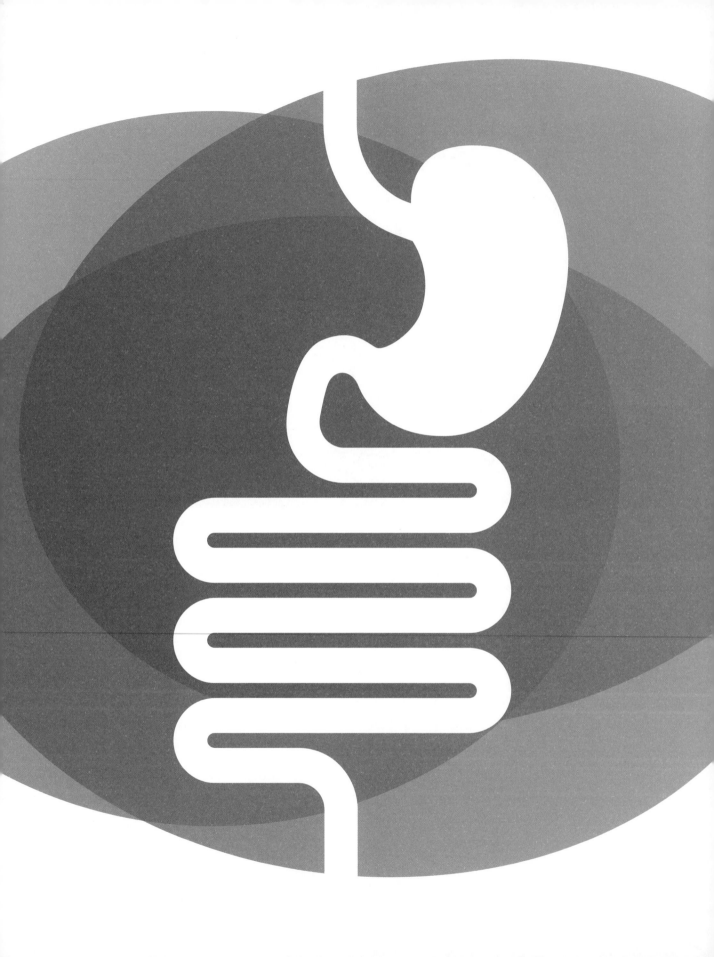

CAPÍTULO 17

Cáncer colorrectal

Cuando se presentan signos y síntomas digestivos, por lo general lo que la gente más teme es que pueda ser cáncer. La mayoría de las veces las molestias no son causadas por un cáncer, pero en ocasiones sí lo son. Es posible desarrollar cáncer en casi cualquier parte del cuerpo, pero la mayor parte de los cánceres gastrointestinales se inician en el colon y el recto, donde los desechos alimenticios se mueven despacio y las toxinas permanecen más tiempo.

El cáncer de colon empieza en el intestino grueso (o colon), que es la última parte del tracto intestinal. El cáncer rectal, por su parte, se desarrolla en el recto, que son los últimos centímetros del colon. Y, en conjunto, se les denomina cáncer colorrectal.

El cáncer colorrectal es el más común de los cánceres digestivos. En Estados Unidos, cada año se diagnostican alrededor de 135 000 casos. La mayor parte comienza siendo crecimientos benignos, llamados pólipos, que se desarrollan en el recubrimiento interno del colon. Los pólipos ocasionan muy pocos síntomas (a veces ninguno), pero con el tiempo algunos de ellos se vuelven cancerígenos.

INDICIOS Y SÍNTOMAS

Muchas personas con cáncer colorrectal no experimentan signos y síntomas durante las fases tempranas de la enfermedad. Cuando al fin se presentan, pueden ser muy variados, dependiendo del origen del cáncer y de qué tan extendido esté por el colon.

El cáncer localizado en la porción inferior del colon (el recto) puede bloquear el paso de las heces y provocar cólicos, además de que en ocasiones también dificulta la defecación. Es posible que sientas la necesidad de defecar y, después de hacerlo, sigas sintiendo esa misma necesidad.

Otro indicio de cáncer colorrectal es la presencia de sangre mezclada con las heces.

El cáncer que se desarrolla en la porción superior del colon puede ocasionar anemia, en especial por deficiencia de hierro, así como fatiga causada por la pérdida de sangre que no ves o de la que no eres consciente.

La sangre se puede disimular porque regularmente va mezclada con el excremento y es de color más oscuro, en vez de ser rojo brillante.

Otros síntomas e indicios de cáncer en la porción superior del colon son diarrea o estreñimiento persistentes, disminución del apetito, pérdida de peso inexplicable y dolor abdominal.

Ten en cuenta que cualquiera de estos signos o síntomas pueden ser causados por otros trastornos y no necesariamente por cáncer colorrectal. Pero, sin importar cuál sea la causa, es importante consultar con el médico tan pronto como sea posible para que te haga una evaluación completa.

¿CUÁL ES TU NIVEL DE RIESGO?

Al igual que con otros cánceres digestivos, la combinación de factores genéticos y de estilo de vida parecen influir en el desarrollo del cáncer colorrectal.

CÁNCER COLORRECTAL

Indicios y síntomas clave:

- Sangre en las heces

- Pérdida de peso

- Debilidad o fatiga

- Cambio en los hábitos de defecación

- Dolor o incomodidad en la zona abdominal

Antecedentes familiares

Es mayor tu riesgo de desarrollar cáncer colorrectal si uno de tus padres, hermanos o hijos lo tiene. Las mutaciones genéticas que elevan el riesgo de desarrollar cáncer de colon se heredan entre generaciones. No obstante, estos genes sólo se vinculan con un pequeño porcentaje de los cánceres de colon. Las mutaciones genéticas congénitas no son garantía de que tendrás cáncer, pero sí aumentan de forma significativa el riesgo de desarrollarlo.

Los síndromes genéticos de susceptibilidad al cáncer de colon son:

Cáncer colorrectal hereditario no poliposo (HNPCC, por sus siglas en inglés). Conocido también como síndrome de Lynch, incrementa el riesgo de muchos tipos de cáncer, en especial el colorrectal. Los genes afectados en el HNPCC son responsables de corregir cambios en el código genético, pero carecen de la capacidad para hacerlo. La acumulación de errores en el código da lugar a daños genéticos crecientes al interior de las células, lo cual, con el tiempo, puede provocar que las células se vuelvan cancerígenas. La gente que padece HNPCC tiende a desarrollar cáncer de colon antes de los 50 años.

Poliposis adenomatosa familiar (FAP, por sus siglas en inglés). Este raro trastorno es causado por un defecto en el gen de la poliposis adenomatosa del colon, el cual da lugar al desarrollo de miles de pólipos en el recubrimiento del colon y del recto. Estos pólipos aparecen en el tracto gastrointestinal superior. La mayoría de la gente hereda el gen defectuoso de alguno de sus padres, pero en algunos casos la mutación se presenta de forma espontánea. Las personas con FAP no tratado tienen un riesgo mucho mayor de desarrollar cáncer de colon antes de los 40 años. Algunos individuos experimentan una forma menos grave de este trastorno, llamada *poliposis adenomatosa familiar atenuada*, y quienes la tienen presentan menos pólipos en el colon y pueden desarrollar cáncer a mayor edad.

El HNPCC, la FAP y otros síndromes genéticos de susceptibilidad al cáncer de colon se pueden detectar por medio de pruebas genéticas. Si te preocupa tener antecedentes familiares de cáncer de colon, comenta con tu médico para determinar si entre tus antecedentes familiares existen indicios que sugieran que estás en riesgo de desarrollar alguna de estas enfermedades. Las personas con algún trastorno congénito deben llevarse a cabo estudios para detectar cáncer colorrectal de forma oportuna.

Alimentación

Estudios realizados con grupos grandes de personas han encontrado un vínculo entre la típica dieta occidental, que es alta en grasas y baja en fibra, y un incremento en el riesgo de desarrollar cáncer colorrectal.

Cuando la gente se cambia de un lugar donde la dieta suele ser baja en grasas y alta en fibra a otro en donde predomina la dieta occidental, su riesgo de desarrollar cáncer de colon aumenta de forma significativa, aunque no se sabe bien por qué. Los científicos están intentando determinar si una dieta alta en grasas y baja en fibra afecta a la población de microorganismos del colon o si provoca inflamación subyacente que contribuya al desarrollo de cáncer de colon. Éste es una rama de investigación que hoy día está siendo explorada.

Otros factores

Además de la alimentación, se presentan otros factores que elevan el riesgo de desarrollar cáncer colorrectal, entre ellos:

Edad. Noventa por ciento de las personas a las que se les diagnostica cáncer colorrectal tienen más de 50 años. Aunque también se presenta en más jóvenes, no es tan frecuente.

Origen racial. Las personas afrodescendientes tienen mayor riesgo de desarrollar cáncer colorrectal que las personas de otros orígenes raciales. Además, tienden a desarrollarlo a una edad más temprana. Si eres afrodescendiente, el médico podría recomendarte que te hagas estudios para la detección de cáncer colorrectal desde una edad temprana.

Antecedentes de cáncer colorrectal o pólipos. Si ya tuviste cáncer de colon o presentas pólipos en el colon, tu riesgo de desarrollar cáncer colorrectal en el futuro es mayor.

Diabetes. Las personas con diabetes y resistencia a la insulina también tienen mayor riesgo de desarrollar cáncer de colon.

Trastornos intestinales inflamatorios. Si se tienen antecedentes de colitis ulcerosa o de enfermedad de Crohn que afecta una parte sustancial del colon, se incrementa el riesgo de padecer cáncer colorrectal, así como de desarrollarlo a una edad más temprana.

Obesidad. La gente obesa tiene mayor riesgo de desarrollar cáncer colorrectal y de morir a causa de éste que quienes tienen un peso saludable.

Inactividad. La gente inactiva tiende a tener un mayor riesgo de desarrollar cáncer colorrectal, el cual quizá se vincula con el hecho de que los individuos inactivos también suelen tener sobrepeso.

Fumar y beber alcohol. Las personas que fuman o ingieren grandes cantidades de alcohol tienen mayor riesgo de desarrollar cáncer colorrectal.

Radioterapia. La radioterapia dirigida al abdomen para tratar cánceres previos aumenta el riesgo de desarrollar cáncer colorrectal.

¿QUÉ ES EL CÁNCER?

Todos los cánceres tienen una característica en común: implican el crecimiento y la dispersión descontrolada de células anormales (o malignas). A diferencia de las células sanas, las cancerígenas no presentan los controles necesarios para interrumpir su crecimiento o pierden la capacidad de someterse a una muerte celular natural (apoptosis). Las células cancerígenas se dividen sin control, desplazan a las células adyacentes, compiten con ellas por los nutrientes disponibles e interfieren con los procesos naturales del organismo.

El crecimiento celular descontrolado resultante suele ser una masa densa de tejido excesivo que, por lo común, se conoce como tumor. Los tumores pueden presionar los nervios, bloquear las arterias, sangrar, obstruir el tracto intestinal o interferir con el trabajo de los órganos cercanos.

Las células cancerígenas también son capaces de trasladarse a otras partes del cuerpo por medio del torrente sanguíneo y el sistema linfático. Cuando se escapan de su lugar de origen, la enfermedad se vuelve más mortal y difícil de tratar.

Seguimos sin entender bien por qué algunas personas desarrollan cáncer y otras no. Sin embargo, los científicos están investigando los posibles componentes específicos que contribuyen a su desarrollo.

Tal vez la conversión de una célula sana a una célula cancerígena sea resultado de una mezcla compleja de factores, que incluye el estilo de vida, el entorno y la genética.

ESTUDIOS DE DETECCIÓN

¿Cuándo debemos hacernos estudios para detectar el cáncer colorrectal? La Sociedad Americana del Cáncer cambió sus lineamientos de manera reciente, y ahora recomienda que los adultos con riesgo promedio de desarrollar cáncer colorrectal comiencen a hacerse estudios de detección a partir de los 45 años y no a partir de los 50. Sin embargo, no todas las organizaciones médicas han adoptado estas pautas. Muchos todavía recomiendan que las personas con un riesgo promedio comiencen a hacerse pruebas de detección del cáncer colorrectal a los 50 años. Lo mejor es conversar con tu médico para que juntos determinen cuándo es recomendable empezar a realizarse estudios de detección, con base en tu estado de salud, estilo de vida y antecedentes familiares. Además, consulta con tu aseguradora para averiguar si cubren estos estudios y a partir de qué edad.

¿Hasta qué edad debes realizarte estudios de detección de cáncer? La mayoría de las organizaciones especializadas recomiendan lo siguiente:

- Los adultos con un riesgo promedio y buen estado de salud deben hacerse estudios de detección de cáncer colorrectal hasta los 75 años

- Entre los 76 y los 85 años, el médico determinará si debe seguir realizando estudios de detección, con base en el historial de estudios previos, tu estado de salud y esperanza de vida
- Por lo regular, no se recomiendan los estudios de detección después de los 85 años

Estudios de detección

Se pueden hacer diversos estudios de detección para identificar la presencia de pólipos o de cáncer colorrectal. La colonoscopia es el estándar de referencia para la detección de cáncer colorrectal, pero también hay otras opciones. Consulta con tu médico para determinar cuál es la más adecuada para ti.

Análisis de heces. Los análisis de heces permiten ver si hay sangre en las heces que pudiera ser un indicativo de cáncer o identificar la presencia de ADN desprendido de las células cancerosas. Si cualquiera de estos estudios arroja un resultado positivo, necesitarás una colonoscopia para observar el colon y el recto, y buscar indicios de cáncer.

- *Análisis de sangre oculta en heces con guayacol (gFOBT, por sus siglas en inglés).* Para la realización de este

---

ASPIRINA Y PREVENCIÓN DEL CÁNCER

Entre la gente que tiene más riesgo de padecer cáncer colorrectal, se ha observado que algunos fármacos disminuyen el riesgo de desarrollar pólipos precancerosos o cáncer de colon.

Por ejemplo, existen indicios de que el uso regular de aspirina (genérica o de patente) se vincula con un menor riesgo de pólipos o de cáncer de colon. Sin embargo, no está claro durante cuánto tiempo es necesario tomarla ni en qué dosis para reducir la probabilidad de desarrollar esta enfermedad.

Tomar aspirina a diario también conlleva ciertos riesgos, incluyendo sangrado y úlceras gastrointestinales. Por lo mismo, los médicos no suelen recomendarla como estrategia de prevención, a menos que tengas un riesgo elevado de desarrollar cáncer de colon o requieras tomar aspirina para prevenir cardiopatías y accidentes cerebrovasculares. En el caso de personas con un riesgo promedio, no hay evidencia suficiente que demuestre que los beneficios superan los riesgos que conlleva.

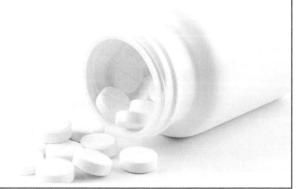

PÓLIPOS COLORRECTALES

El recubrimiento interior del colon suele ser liso, pero a algunas personas les crecen unas bolitas en este recubrimiento, las cuales invaden el canal por medio del cual pasan los desechos alimenticios.

A estas bolitas se les conoce como pólipos. Mucha gente tendrá uno o más pólipos en un momento determinado, pero existen quienes tienen cientos o hasta miles.

El riesgo de padecer pólipos aumenta con la edad; de hecho, hasta 50 por ciento de la población estadunidense los desarrollará a lo largo de su vida. La mayor parte no se vuelve cancerosos, pero algunos sí.

Cuanto más pequeño sea el pólipo, menor es la probabilidad de que sea canceroso. La fase precancerosa nos brinda una ventana de oportunidad para detectar y extirpar estos crecimientos, lo cual un médico puede realizar con relativa facilidad.

La extirpación de pólipos se suele hacer durante los estudios de detección de cáncer de colon, por medio de un procedimiento llamado colonoscopia.

Debes realizarte una colonoscopia o algún otro tipo de estudio para la detección del cáncer colorrectal a partir de los 45 o 50 años.

Si tu riesgo es mayor al promedio, el médico recomendará que te hagas estos estudios desde una edad más temprana.

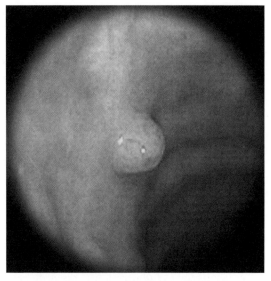

Los pólipos son crecimientos pequeños y no cancerosos de varias formas y tamaños que se pueden desarrollar en el colon o el recto.

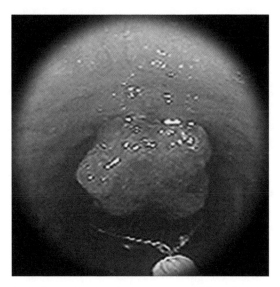

Con el uso de un endoscopio, es posible extirpar los pólipos con ayuda de un alambre delgado.

estudio, se usa guayacol químico para detectar la presencia de sangre en las heces. Es una prueba que se lleva a cabo una vez al año, en la cual te envían un *kit* a tu casa. Ahí, con ayuda de una varita o cepillo, obtendrás una pequeña muestra de excremento después de defecar. Luego devolverás el *kit* al médico o al laboratorio, donde revisarán las muestras para determinar si contienen sangre. Esta prueba no es tan confiable (o sensible) como otros análisis de heces.

- *Prueba inmunoquímica fecal (FIT, por sus siglas en inglés).* Este estudio emplea anticuerpos para detectar la presencia de sangre en las heces. También se realiza una vez al año, de la misma manera que el gFOBT.

- *Prueba de ADN en heces.* Esta prueba, también conocida como estudio FIT-DNA (por sus siglas en inglés), combina el estudio FIT con otro que detecta ADN alterado en las heces. Hoy día, el único estudio de ADN aprobado en Estados Unidos para la detección de cáncer colorrectal es Cologuard. Está diseñado para individuos sanos, por lo que su uso no está aprobado para personas que se sabe que tienen pólipos o cáncer. Para la realización de este estudio, el sujeto debe defecar en un contenedor especial que se envía al laboratorio, en donde se examina la muestra completa de heces en busca de células cancerosas. Si no se encuentran células cancerosas, por lo general se recomienda repetir el estudio cada tres años.

Sigmoidoscopia flexible. Para realizar este estudio, el médico inserta un tubo pequeño, delgado y flexible por el recto. Con ayuda del foquito insertado en el tubo, el médico puede buscar pólipos o indicios de cáncer dentro del recto y el tercio inferior del colon. La desventaja de este estudio es que no permite revisar el colon completo, por lo que se pueden pasar por alto algunas lesiones cancerosas.

Se recomienda hacer este estudio cada cinco años, o cada 10 años, si cada año se realiza un estudio FIT.

Colonoscopia. La colonoscopia es similar a la sigmoidoscopia flexible, excepto porque el tubo es más largo y permite que el médico observe el colon por completo, además del recto. La camarita de video que está en la punta del tubo le permite al médico detectar cambios o anormalidades al interior del colon, y las herramientas de corte incorporadas al endoscopio le permiten extirpar los pólipos. La colonoscopia también se usa como estudio de seguimiento si se observa algo raro en alguno de los otros estudios de detección.

Si tu nivel de riesgo de desarrollar cáncer colorrectal es promedio, lo recomendable es que te realices una colonoscopia cada 10 años. Si tu nivel de riesgo es mayor, el médico podría recomendar que la lleves a cabo con mayor frecuencia.

Colonoscopia virtual. La colonoscopia virtual, también conocida como colonografía por tomografía computarizada, usa rayos X y una computadora para producir imágenes del colon entero, las cuales se pueden analizar desde un monitor. Si se detecta alguna anormalidad, será necesario hacer un estudio de seguimiento, ya sea una colonoscopia o una sigmoidoscopia.

Se recomienda realizarse una colonoscopia virtual cada cinco años.

FASES DEL CÁNCER

Si se observa la presencia de cáncer durante los estudios de detección, el médico decidirá qué otros estudios llevar a cabo. A diferencia de otros cánceres, el tamaño del tumor no es un factor decisivo para determinar el pronóstico. Lo más importante es qué tanto se ha extendido el cáncer. Para identificar la fase en la que se encuentra el cáncer, se realiza un proceso de pruebas para determinar el pronóstico y el tratamiento adecuado para cada individuo.

Algunas de las pruebas adicionales pueden incluir exámenes físicos, biopsias de tejido y diversos estudios de imagen, como una tomografía computarizada o una resonancia magnética. Además, se puede recurrir a la cirugía para determinar la fase.

Entre los factores principales que el médico toma en cuenta para determinar la fase del cáncer están:

- Qué tanto se ha extendido por las capas de tejido de la pared del colon, desde el recubrimiento interno hasta la capa externa
- Si se ha extendido a los ganglios linfáticos
- Si se ha extendido a otros órganos en otras partes del cuerpo, como el hígado o los pulmones (lo que se conoce como metástasis)

Una vez que se concluye esta fase de pruebas, el médico localizara el cáncer en una de cinco distintas fases. Cada fase, de la 0 a la 4, indica qué tanto se ha extendido el cáncer en una escala de menor a mayor gravedad (véase la página siguiente).

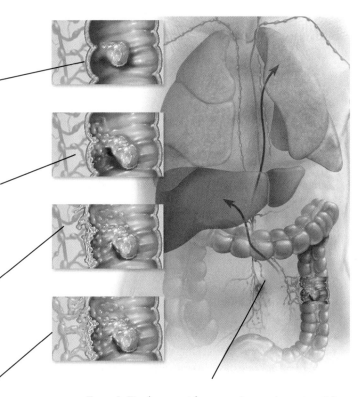

Fase 0. El cáncer está en su fase más temprana. No ha trascendido la capa interna (mucosa) del colon o del recto.

Fase 1. El cáncer ha trascendido la mucosa, pero no se ha extendido más allá de las paredes del colon o del recto.

Fase 2. El cáncer ha trascendido la pared del colon o del recto, pero no se ha extendido a los ganglios linfáticos cercanos.

Fase 3. El cáncer se ha extendido a los ganglios linfáticos cercanos, pero no a otras partes el cuerpo.

Fase 4. El cáncer está avanzado y se ha extendido a distintos órganos, como el hígado y los pulmones, o al recubrimiento de la cavidad abdominal.

A diferencia de otros cánceres, en el caso del cáncer colorrectal el tamaño del tumor canceroso no es uno de los principales factores para determinar el pronóstico. Para ello, es mucho más importante saber qué tanto se ha extendido.

TRATAMIENTO

El tipo de tratamiento que el médico siga dependerá en gran medida de la fase del cáncer y de tu estado de salud en general, así como de otras enfermedades que tengas y del tamaño y ubicación del tumor. Los tratamientos principales para el cáncer colorrectal son cirugía, radioterapia y quimioterapia, y los científicos siguen estudiando alternativas adicionales.

Cirugía para cáncer de colon

Si presentas un cáncer de colon muy pequeño, el médico recomendará un tratamiento mínimamente invasivo, pero si está más extendido podría requerir una cirugía abierta.

- *Extirpación de pólipos durante una colonoscopia.* Si el cáncer es pequeño y está localizado y contenido por completo dentro de un pólipo, o si está en una fase muy temprana, el médico podría extirparlo del todo durante una colonoscopia.
- *Resección endoscópica de mucosa.* Extraer pólipos más grandes puede implicar retirar también una pequeña parte del recubrimiento del colon o del recto; este procedimiento se conoce como resección endoscópica de mucosa.
- *Cirugía mínimamente invasiva.* Los pólipos que no se puedan extirpar durante una colonoscopia se pueden extirpar por medio de una cirugía laparoscópica. En

este procedimiento, se hacen varias incisiones pequeñas en la pared abdominal, a través de las cuales el cirujano inserta instrumentos con cámaras adheridas que permiten ver el colon en un monitor. Durante este procedimiento, el médico podría también tomar muestras de los ganglios linfáticos cercanos al lugar donde se ubica el cáncer.

Si el cáncer ya se extendió por el colon, el cirujano podría recomendar alguno de los siguientes procedimientos:

- *Colectomía parcial.* En este caso, el cirujano elimina la parte del colon afectada por el cáncer, además de un margen de tejido normal circundante. En muchos casos es posible reconectar la porción sana del colon o del recto. Inclusive, con frecuencia, esta cirugía se puede realizar de forma laparoscópica (mínimamente invasiva).
- *Colostomía.* Cuando no es posible reconectar la porción sana del colon o del recto se puede requerir una ostomía. Esto implica hacer una apertura en la pared del abdomen (estoma) y conectar el intestino a ella para que por ahí salgan las heces. A la apertura se adhiere una bolsa de colostomía que sirve para recolectar el excremento. A veces, el estoma es meramente temporal y se hace para darles tiempo al colon o al recto para que se recuperen de la cirugía. En otros casos, puede ser permanente.
- *Extirpación de los ganglios linfáticos.* Por lo regular, durante una cirugía de cáncer de colon, se extirpan los ganglios linfáticos cercanos y se analizan en busca de células cancerosas.

Si el cáncer está avanzado y el estado de salud de la persona es precario, el cirujano podría recomendar alguna cirugía para desbloquear el colon o para eliminar algunas otras molestias y mejorar síntomas como el dolor y el sangrado. Sin embargo, este tipo de cirugía no tiene la finalidad de curar el cáncer.

Cirugía de cáncer rectal

Las cirugías para tratar el cáncer rectal son distintas a las empleadas para tratar el cáncer de colon. En este caso también se pueden realizar diversos procedimientos, dependiendo del tamaño y la localización del cáncer.

Si se trata de cánceres pequeños y en fases tempranas que es improbable que se extiendan, se puede llevar a cabo una escisión local. Este procedimiento no conlleva la extirpación de ganglios linfáticos.

En el caso de tumores rectales que están muy cerca del esfínter anal, el cirujano podría tener que extirpar tanto el tumor como el esfínter.

Después de esta cirugía ya no es posible defecar a través del ano, por lo que se hace una colostomía para conectar la última parte del colon con una apertura (estoma) ubicada en el abdomen inferior. De ese modo, las heces salen por el estoma y se recolectan en una bolsa intercambiable que va adherida al estoma.

Si el tumor está localizado por encima del esfínter anal, es posible dejarlo intacto. En este caso, se extirpa el recto de manera parcial o total. A la última parte del colon se le da forma de reservorio conectado al resto del colon, o simplemente se conecta de manera directa al ano o la parte restante del recto.

Radioterapia

La radioterapia, ya sea por sí sola o en combinación con quimioterapia, es uno de los tratamientos estándar para el manejo del cáncer colorrectal. Se puede emplear para encoger tumores grandes y facilitar su extirpación quirúrgica, para destruir las células cancerosas que puedan quedar después de una cirugía o para aliviar los síntomas causados por el cáncer.

Radioterapia intraoperativa (IORT, por sus siglas en inglés). Este tratamiento consiste en una sola dosis elevada de radiación, dirigida de modo directo al sitio original del tumor inmediatamente después de la cirugía, antes de cerrar el abdomen. El enfoque dirigido de la radiación (junto con el uso de escudos para radiación) protege los órganos cercanos del daño que puede causar este tipo de terapia.

El propósito principal de este tratamiento es reducir la probabilidad de que el cáncer reincida en casos en los que el cirujano no puede extraer la cantidad óptima del tejido sano que rodea el tumor.

Quimioterapia

La quimioterapia que se utiliza para tratar el cáncer colorrectal se suele dar después de la cirugía si el cáncer ya se ha extendido a los ganglios linfáticos. En ocasiones, se puede emplear antes de la cirugía con el objetivo de encoger el tumor. El uso de la quimioterapia antes de una cirugía es un tratamiento más común para el cáncer rectal que para el cáncer de colon.

Terapia dirigida

Existen fármacos que se enfocan en disfunciones específicas que permiten el crecimiento de las células cancerígenas para tratar a personas con cáncer de colon avanzado, como bevacizumab (Avastin), cetuximab (Erbitux), panitumumab (Vectibix), ramucirumab (Cyramza), regorafenib (Stivarga) y ziv-aflibercept (Zaltrap).

Estos tratamientos dirigidos se pueden administrar por sí solos o junto con quimioterapia. Mientras que a algunas personas les ayudan, a otras no. Los científicos están intentando determinar quiénes son más propensos a beneficiarse de ellos. Hasta que no sepamos más, antes de utilizar estos tratamientos los médicos deben valorar con cuidado si sus posibles beneficios superan el costo y los potenciales efectos secundarios que tienen.

Inmunoterapia

A algunas personas con cáncer de colon avanzado les puede servir la inmunoterapia con anticuerpos. Estos medicamentos, como pembrolizumab (Keytruda) y nivolumab (Opdivo), estimulan el sistema inmunológico para que ataque el cáncer de modo directo, pero es necesario realizar pruebas específicas del tejido tumoral para determinar si hay posibilidades de que el cáncer responda a ellos.

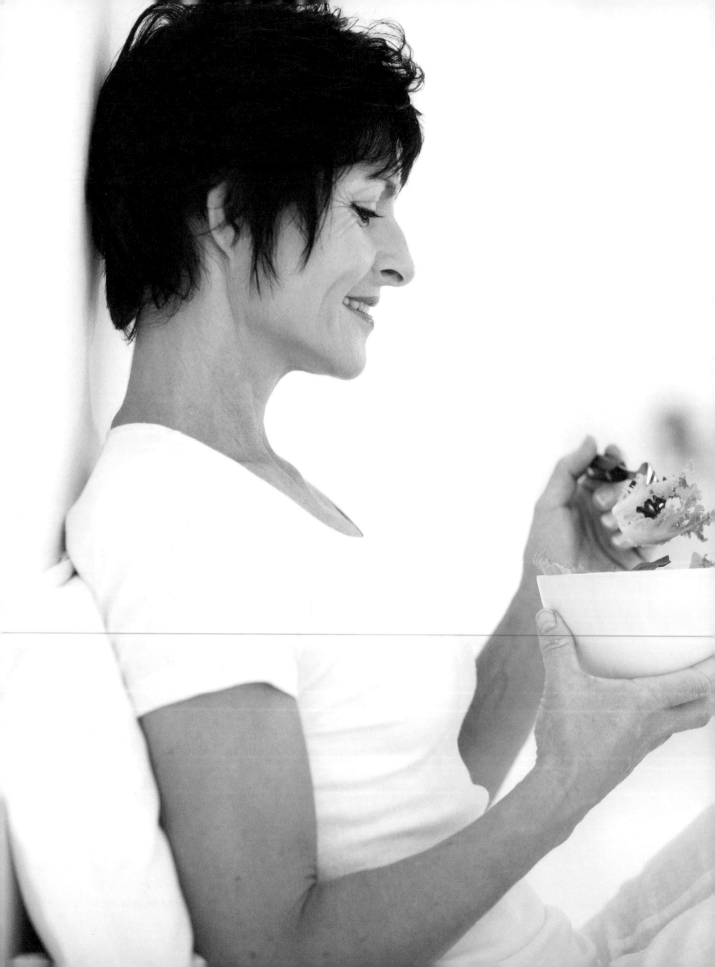

Plan de alimentación FODMAP

Los FODMAP son azúcares dietéticos que se localizan en los alimentos. Son un grupo de carbohidratos que no suelen absorberse bien en el intestino delgado. El término "FODMAP" significa:

- **F**ermentable
- **O**ligosacáridos; fructanos y galactanos, que se encuentran en el trigo, el ajo y las leguminosas (frijoles y chícharos secos)
- **D**isacáridos; lactosa, que se tiene en los productos lácteos (leche y otros)
- **M**onosacáridos; exceso de fructosa, que se encuentra en la miel y ciertas frutas
- **Y** ("And" en inglés)
- **P**olioles; sorbitol y manitol y algunos otros edulcorantes bajos en calorías

Los FODMAP sirven como fuente de "alimento" para las bacterias que viven en el tracto digestivo. Mientras están en el intestino delgado, los FODMAP pueden conducir agua hacia el intestino y las bacterias pueden fermentar los carbohidratos, lo cual provoca problemas gastrointestinales en personas cuyo tracto digestivo es más sensible. Los indicios y síntomas son hinchazón y expansión (distensión) abdominal, exceso de gases y dolor abdominal. Los FODMAP también pueden ocasionar cambios en los hábitos intestinales como diarrea y estreñimiento.

Una alimentación baja en FODMAP está diseñada para aliviar los signos y síntomas gastrointestinales al restringir alimentos altos en FODMAP. La dieta funciona al eliminar todos los alimentos que contienen FODMAP y luego volver a agregarlos poco a poco hasta que puedas saber qué carbohidratos están provocando dolor, molestias y otros síntomas.

Esta dieta no es de por vida. Más bien, es una herramienta que te ayuda a saber qué alimentos te caen bien y cuáles no.

Dieta FODMAP

La dieta FODMAP tiene tres fases:

- Eliminación
- Reintroducción
- Mantenimiento

Eliminación. Durante la fase de eliminación, evitas todos los alimentos que contienen FODMAP entre 2 y 4 semanas. Consulta las listas de alimentos que aparecen más adelante. La mayoría de las personas empieza a sentirse mejor en cuestión de unos días. No obstante, pueden pasar semanas antes de que sientas que recuperas tu salud después de hacer este cambio alimenticio.

Reintroducción. Después de la fase de eliminación, si tus síntomas están bajo control, puedes volver a comer alimentos previamente eliminados. En esta etapa "reintroduces" comidas, una a la vez. Esta fase es importante porque aprendes a distinguir qué alimentos es más probable que hayan causado tus síntomas, y cuáles no te provocaron síntomas. Muchos de los alimentos que dejaste de consumir durante la fase de eliminación son buenos para tu salud. Así que, si puedes volver a comerlos, hazlo.

Antes de empezar la fase de reintroducción, quizá valga la pena hacer una consulta de seguimiento con tu dietista. Él o ella puede darte instrucciones sobre cómo ejecutar mejor esta próxima fase.

En general, no se presentan reglas estrictas sobre qué alimentos debes reintroducir primero o en qué orden. Sin embargo, aquí compartimos algunos lineamientos clave que puedes seguir:

- Lleva un diario de alimentación. Describe cómo reaccionas a los alimentos que comes. Tu reacción también se conoce como la "tolerancia" que tienes a ese alimento.
- Reintroduce sólo un grupo de FODMAP a la vez, y un alimento a la vez.
- Elige un alimento o ingrediente de un grupo alimenticio. Más tarde, incluye este alimento o ingrediente en tu dieta una vez al día durante tres días, empezando con media porción el primer día.
- Si eliminaste un alimento que no está en ninguna de las listas de alimentos, puedes volverlo a probar en esta fase.

Mantenimiento. Durante esta fase, tu objetivo es comer una dieta variada. Incluye tantos alimentos FODMAP como desees, siempre y cuando no te produzcan ningún síntoma.

FASE DE ELIMINACIÓN

En esta sección, encontrarás información sobre los alimentos que puedes comer durante la fase de eliminación de la dieta FODMAP y qué alimentos debes evitar.

Edulcorantes
Emplea los edulcorantes permitidos en cantidades razonables. Revisa la caja para encontrar información sobre el tamaño de una porción y limita tu consumo a esta cantidad. Revisa las listas de ingredientes en las etiquetas de los alimentos y las bebidas para identificar qué alimentos FODMAP están presentes.

Nota:

- Los alcoholes de azúcar suelen estar presentes en chicles y dulces sin azúcar. Pero además pueden usarse en otros alimentos sin azúcar y en algunos fármacos
- No es necesario limitar otros sustitutos del azúcar

Alimentos permitidos

- Azúcar de caña, jugo de caña, jarabe de caña
- Azúcar de maple
- Azúcar de remolacha (betabel)
- Azúcar en barra
- Azúcar invertida
- Azúcar morena
- Azúcar orgánica
- Azúcar sin refinar
- Azúcar en polvo
- Azúcar, granulada, blanca
- Azúcar morena sin refinar, a menudo llamada turbinada
- Azúcares de caña evaporados
- Dextrosa
- Glucosa
- Jarabe de arroz
- Jarabe de glucosa
- Jarabe de maíz
- Jarabe de maple, puro
- Maltodextrina
- Maltosa
- Polímeros de glucosa
- Sacarosa
- Tabletas de glucosa

Sustitutos del azúcar

- Aspartame (Equal, NutraSweet)
- Sacarina (Sweet N' Low)
- Sucralosa (Splenda)
- Stevia (Stevia natural)

Alimentos a evitar

- Fructosa y fructosa cristalina
- Jarabe con sabor a maple / miel para hotcakes
- Jarabe de maíz alto en fructosa
- Jugo de frutas concentrado
- Melaza
- Miel
- Miel de agave

Alcoholes de azúcar
Estos edulcorantes artificiales se emplean en muchos productos sin azúcar, como chicle, dulces, medicamentos, postres y bebidas o barras energéticas sin azúcar.

- Eritritol
- Isomalt
- Maltitol
- Manitol
- Sorbitol
- Xilitol
- Stevia elaborado con eritritol

Alimentos misceláneos

En el caso de los artículos que aparecen con un asterisco (*), revisa la etiqueta del producto para ver si contiene ingredientes FODMAP.

Alimentos permitidos

- Aislado de proteína de soya
- Alcaparras, 1 cucharada
- Caldo elaborado a partir de los ingredientes permitidos
- Chocolate oscuro y con leche, 1 barra pequeña*
- Gelatina, regular o sin azúcar
- Goma de guar
- Lecitina de soya
- Mermelada o jalea*
- Mostaza*
- Pasta de miso
- Pasta de tahini, 1 cucharada
- Pectina
- Polvo de cacao, 1 cucharada
- Salsa de soya, tamari
- Salsa inglesa, 2 cucharadas
- Salsa Tabasco
- Tapioca
- Vinagre
- Vinagre balsámico, 1 cucharada

Condimentos

- Canela
- Especias de semillas, como cilantro, mostaza, comino, alcaravea, eneldo, apio, sésamo, amapola, nuez moscada
- Extracto de vainilla auténtica o de imitación
- Hierbas de hoja verde, ya sea frescas o secas: perejil, orégano, cilantro, eneldo, mejorana, tomillo, romero, menta
- Limón y jugo de limón

- Paprika
- Pimienta
- Raíz de jengibre y cúrcuma
- Sal

Alimentos a evitar

Condimentos endulzados con edulcorantes que debes evitar:

- Cátsup
- Chutney
- Pasta de jitomate
- Salsa agridulce
- Salsa de barbacoa
- Salsa de ciruela
- Salsa de pepinillos encurtidos
- Sopa de jitomate

Condimentos

- Ajo en polvo
- Cebolla en polvo
- Sal de ajo
- Sal de cebolla

Fibras de achicoria, inulina, fructooligosacáridos (FOS). A menudo, se añaden estos ingredientes a los alimentos para incrementar su contenido de fibra. Revisa las listas de ingredientes que contienen alimentos con fibra añadida.

Fruta

- Come hasta tres porciones diarias —pero no más de una porción por comida— de las frutas permitidas. La fruta puede ser fresca o congelada
- Come fruta con otros alimentos. Esto hace que digieras la fructosa más despacio
- Fíjate en el tamaño de la porción. La porción sugerida de fruta es de ½ taza o una pieza pequeña a mediana, a menos que se indique lo contrario

Alimentos permitidos

- Aguacate, 1/8
- Arándanos
- Arándanos, pasas y grosellas secas, 1 cucharada
- Clementina
- Coco, ¼ de taza

- Frambuesa
- Fresa
- Granada, ½
- Kiwi
- Limón o lima
- Mandarina
- Maracuyá
- Melón
- Melón dulce
- Mora azul
- Naranja
- Papaya
- Piña
- Pitaya
- Plátano seco, 10 chips
- Plátano, 1 pieza mediana sin madurar o $1/3$ de pieza madura
- Ruibarbo
- Uva

Alimentos a evitar

- Albaricoque (chabacano)
- Bayas de Boysen
- Caqui
- Cereza
- Ciruela
- Ciruela pasa
- Dátil
- Durazno
- Fruta enlatada, todas las variedades endulzadas y sin endulzar
- Fruta seca (diferente a la permitida)
- Higo
- Jugo de fruta, todas las variedades endulzadas y sin endulzar
- Mango
- Manzana
- Nectarina
- Pera
- Rollitos de frutas (rollos y botanas de fruta)
- Sandía
- Tamarillo
- Toronja
- Zarzamora

Verduras

El tamaño de una porción es más o menos de ½ taza de verduras cocidas o 1 taza de verduras crudas, a menos que se indique lo contrario. Empieza con una porción por comida. Incrementa la cantidad que comes siempre y cuando puedas tolerarla. Para una alimentación saludable, come cinco o más porciones al día.

Alimentos permitidos

- Aceituna
- Apio, ¼ de tallo
- Berenjena
- Bok choy
- Brócoli, 1 taza
- Brotes de bambú
- Brotes de soya y alfalfa
- Calabacita
- Calabaza moscada, ¼ de taza
- Calabaza, ¼ de taza
- Camote, ½ taza
- Castañas de agua
- Cebolleta/cebollín (sólo la parte verde)
- Cebollín
- Col de Bruselas, ½ taza
- Col: roja, común o ½ taza de col de Saboya
- Colinabo
- Chile, rojo, verde
- Chirivía
- Ejotes
- Endivias
- Espinaca
- Guisantes de nieve, 5 vainas
- Hinojo, bulbo y hojas
- Jícama
- Jitomate, fresco o en lata, sin cebolla o ajo
- Kale
- Lechuga: iceberg, romana, baby, etc.
- Maíz, ½ mazorca o $1/3$ de taza de granos
- Nabo
- Papa, blanca
- Pepino
- Pimiento
- Quimbombó
- Rábano
- Raíz de jengibre
- Remolacha, 2 rebanadas
- Zanahoria

Alimentos a evitar

- Ajo
- Alcachofa
- Cebolla y chalote
- Coliflor
- Champiñones
- Espárrago
- Guisantes dulces
- Hojas de diente de león
- Puerro
- Raíz u hojas de achicoria

Pan y productos elaborados a base de granos

Los alimentos elaborados a base de trigo, centeno y cebada contienen fructanos de los FODMAP. Puedes sustituir alimentos libres de trigo y gluten que no contienen otros FODMAP. Asegúrate de leer las etiquetas de los productos alimenticios. Come por lo menos entre 4 y 6 porciones de este grupo al día. Una porción incluye ½ taza de granos cocidos, 1 taza de cereal seco o 1 rebanada de pan.

Nota: los granos enteros son buenas fuentes de fibra. Éstos incluyen avena, arroz integral y salvaje, hojuelas de arroz, mijo, trigo sarraceno puro y palomitas de maíz.

Alimentos permitidos

- Arroz: blanco, integral o salvaje
- Avena, salvado y harina de avena
- Cereales hechos de maíz, arroz, avena
- Fideos de soba, 100 por ciento de trigo sarraceno
- Galletas de soda
- Harina de almendra, ¼ de taza
- Harina de arroz
- Harina de maíz (polenta)
- Harina y cereal de trigo sarraceno (100 por ciento)
- Hojuelas de arroz
- Mijo
- Palomitas de maíz
- Pan de masa madre, trigo o blanco (el proceso de elaboración de este pan descompone los fructanos)
- Pan, libre de gluten con ingredientes permitidos
- Pasta hecha de maíz, arroz o quinoa
- Pretzels regulares, ½ taza
- Pretzels sin gluten
- Quinoa

- Sémola
- Tortillas de maíz
- Tostadas de arroz
- Totopos de maíz

Alimentos a evitar

- Alimentos a base de trigo: pasta, cereales, galletas saladas, pan, productos horneados
- Búlgaros
- Cebada
- Centeno
- Cuscús
- Harina de amaranto
- Harina de coco
- Harina kamut
- Muesli, todas las variedades, incluyendo centeno libre de gluten
- Productos horneados, pan, cereales, barras libres de gluten, con ingredientes a evitar

Carne y sustitutos de la carne

La carne, el pollo y el pescado simples sin aditivos no contienen alimentos FODMAP.

Alimentos permitidos

- Aislado de proteína de soya
- Carne magra
- Carnes de caza
- Huevos, sustitutos del huevo
- Hummus con ingredientes permitidos, ¼ de taza
- Leguminosas:
  - Edamames, 1 taza en vaina o ½ taza sin cáscara
  - Garbanzo en lata, ¼ de taza
  - Lentejas rojas o verdes, hervidas, ¼ de taza
  - Lentejas en lata, ¼ de taza
- Mantequillas de nueces, 2 cucharadas
- Mariscos
- Nueces: almendras, macadamia, cacahuates, pecana, piñón, nuez de Castilla (puñado pequeño)
- Pavo
- Pescado
- Polvos de proteína con ingredientes permitidos
- Pollo
- Semillas sin endulzar: chía, calabaza, sésamo, girasol, 2 cucharadas

- Tempeh, ½ taza
- Tofu, sólo firme
- Vísceras

Alimentos a evitar

- Carnes empanizadas
- Carnes preparadas comercialmente que pueden contener ingredientes FODMAP
- Leguminosas:
  - Chícharos secos o partidos
  - Frijoles blancos
  - Frijoles guisados
  - Frijoles negros
  - Frijoles pintos
  - Frijoles refritos
  - Frijoles secos
  - Guisantes verdes
  - Habas y habas de mantequilla
  - Habichuelas
  - Cerdo y frijoles
- Nueces: pistaches y anacardos
- Proteína de soya elaborada a partir de proteína vegetal texturizada (PVT)
- Tofu, sedoso

Leche y productos lácteos

En el caso de los artículos que aparecen marcados con un asterisco (*), revisa la etiqueta alimenticia del producto para ver si contiene ingredientes FODMAP.

Bebidas y alimentos permitidos

- Helado deslactosado, yogur congelado deslactosado*, yogur deslactosado*
- Kéfir (99 por ciento deslactosado)*
- Leche de almendra
- Leche de arroz
- Leche de cáñamo
- Leche de coco, sólo en lata
- Leche de lino
- Leche deslactosada
- Queso cottage deslactosado
- Queso duro/añejo: cheddar, Colby, suizo, Brick, parmesano, mozzarella, otros
- Yogur de leche de cabra

Bebidas y alimentos a evitar

- Alimentos elaborados con leche de vaca:
  - Helado
  - Natilla
  - Pudín
  - Queso procesado
  - Yogur
  - Yogur congelado
- Leche de cabra
- Leche de coco en caja (Tetra Pak)
- Leche de soya
- Leche de vaca

Grasas

Alimentos permitidos

- Aceites, cualquier tipo
- Aerosoles para cocinar
- Crema agria, 1 cucharada
- Crema, 1 cucharada
- *Gravy* hecho con las harinas permitidas o maicena
- Mantequilla
- Margarina
- Mayonesa con ingredientes permitidos

Alimentos a evitar

- Aderezos para ensalada con ingredientes FODMAP

Bebidas

Las bebidas en cuya etiqueta aparece el tamaño de una porción deben limitarse a esa cantidad al día.

Bebidas permitidas

- Bebidas carbonatadas endulzadas con edulcorantes permitidos, 237 ml
- Bebidas carbonatadas, sin azúcar
- Bebidas deportivas con edulcorantes permitidos
- Bebidas en polvo sin azúcar
- Café (no achicoria), 237 ml
- Cerveza, 355 ml
- Destilados (también llamados alcohol duro/licor): brandy, ginebra, vodka, whiskey, otros

- Té (excepto de manzanilla, achicoria, diente de león, hinojo u oolong)
- Vino, seco: tinto o blanco, 148 ml

Bebidas a evitar

- Agua de coco
- Jugos y bebidas de fruta
- Ron
- Sidra
- Té: manzanilla, achicoria, diente de león, hinojo y oolong
- Vino para postre; oporto, Marsala, Madeira, Moscatel, arroz, Tokaji

Ideas de menús

Tal vez te preguntes, con estas largas listas de alimentos por evitar, qué puedes comer durante la fase de eliminación de una dieta baja en FODMAP. Aquí se indican algunas sugerencias de comidas e ideas de colaciones para ayudarte a empezar.

Desayuno

- Cereales como avena, hojuelas de avena, Cheerios, otros
- Cereales de maíz como Corn Flakes, Corn Chex, otros
- Cereales de arroz como Rice Krispies, Rice Chex, Cream of Rice, otros
- Sémola
- Papas hash brown
- Huevo
- Jamón
- Tocino
- *Omelette* con queso añejo, verduras
- Pan tostado sin gluten con mantequilla o margarina
- Pan de masa madre, trigo o blanco
- Leche deslactosada, leche de arroz o 1 taza de leche de almendra
- Fruta permitida, 1 porción
- Puño de nueces

Almuerzo

- Ensalada con verduras permitidas, pepino, jitomate, queso añejo, pollo, huevo, atún

- Aderezo para ensalada de vinagre de vino y aceite. Limitar a 1 cucharada si se utiliza vinagre balsámico.
- Un sándwich —ensalada de atún, ensalada de pollo, ensalada de huevo, queso fundido o carne— hecho con pan sin gluten
- Tortilla de maíz con proteína magra sazonada, lechuga rallada, jitomate, queso rallado
- Nachos con queso
- Sopa casera con ingredientes permitidos
- Chili sin frijol con queso rallado y totopos de maíz
- Sobras de otra comida
- Fruta permitida, 1 porción

Cena

- Carne magra
- Pastel de carne elaborado a base de carne magra molida, con huevo, avena y condimentos permitidos
- Pollo
- Pavo
- Pescado
- Mariscos
- Sofrito (*stir fry*) con alimentos permitidos
- Arroz al vapor: blanco, integral o salvaje
- Papa: al horno, hervida o en puré
- Quinoa
- Pasta de arroz o maíz
- Verduras permitidas
- Fruta permitida, 1 porción

Colaciones

- Queso añejo
- Yogur deslactosado
- Totopos de maíz, naturales
- Nueces permitidas (un puño)
- Papitas, naturales
- Palomitas de maíz
- Tostadas de palomitas de maíz
- Verduras crudas como zanahoria, jitomate cherry, pepino y otras verduras permitidas
- Tostadas de arroz
- Crema de cacahuate, 2 cucharadas
- Galletas de arroz
- Salsa y hummus amigable con los FODMAP

FASE DE REINTRODUCCIÓN

Entre 4 y 6 semanas después de haber empezado la dieta de eliminación, si tus síntomas han disminuido, puedes empezar a introducir alimentos que contienen FODMAP.

Si tus síntomas siguen igual, pregúntate si estás siguiendo la dieta al pie de la letra. Si no entiendes la dieta a la perfección, haz una cita con tu dietista para volver a revisar el plan de alimentación. O tal vez estás dentro del bajísimo porcentaje de personas (1 de cada 4) a quienes no les funciona esta dieta. Pregúntate si hay otros factores que pueden estar contribuyendo a tus síntomas, como estrés o ansiedad.

¿Cómo empezar?

No hay reglas estrictas sobre con qué alimentos debes empezar o el orden en que debes volver a probar la comida. Sin embargo, si quieres descubrir qué alimentos ocasionaron tus síntomas, existen lineamientos sobre cómo reintroducirlos.

- Reintroduce un grupo FODMAP, como los fructanos, a la vez. Usa un alimento de este grupo a la vez. Consulta las listas de grupos FODMAP que aparecen más adelante.
- Lleva un diario de alimentación. Anota cada alimento que reintroduces y la cantidad que consumes. Identifica si tienes síntomas después de comer algo de este grupo alimenticio.
- Espera unos tres días (72 horas) antes de pasar al siguiente alimento.
- Los grupos alimenticios que aparecen a continuación listan los alimentos de acuerdo con el tipo de FODMAP que contienen. Introduce un alimento del grupo con el que quieras empezar.
- Empieza con media porción durante el primer día. Luego prueba una porción en el segundo día y después en el tercero.
- Si tienes síntomas —es decir, que no toleras ese alimento— deja de comerlo. Espera a que los síntomas desaparezcan. Luego prueba algún otro alimento de este grupo FODMAP. Después, puedes volver a probar el alimento que no toleraste, pero en una cantidad menor.

Agrega más alimentos del mismo grupo FODMAP. Continúa añadiendo alimentos de este grupo hasta que te sientas listo o lista para probar otro grupo. No tienes que probar todos los alimentos de un grupo. Come los que te gusten.

Antes de comenzar un nuevo grupo alimenticio

Antes de empezar a comer alimentos de un nuevo grupo FODMAP, regresa a la dieta básica. Deja de consumir todos los alimentos del primer grupo. Espera unos tres días (72 horas) antes de introducir otro grupo alimenticio en tu dieta.

Continúa haciendo esto hasta que hayas introducido todos los grupos alimenticios. Si en algún momento comes algo que te causa una reacción adversa, deja de comerlo. Vuelve a probarlo más adelante en una cantidad menor para ver si tu reacción cambia.

Si un alimento tiene más de un FODMAP, no lo pruebes hasta que hayas ingerido alimentos de cada grupo FODMAP por separado. Si puedes tolerar estos FODMAP por separado, entonces lo más probable es que puedas tolerarlos juntos.

Grupo de lactosa

- Leche, vaca, cabra, 237 ml
- Queso suave, queso cottage, ricota

Revisa las etiquetas para detectar otros ingredientes FODMAP además de la lactosa en estos alimentos:

- Helado, yogur congelado
- Pudín
- Yogur natural
- Yogur griego

Grupo de fructosa

- Miel o néctar de agave, 1 cucharada
- Espárrago
- Higo fresco
- Miel, 1 cucharada
- Mango
- Ron, 44 ml
- Guisantes dulces
- Manzana. *Nota*: contiene fructosa y sorbitol
- Alcachofas. *Nota*: las alcachofas en lata contienen fructosa. El tupinambo o alcachofa de Jerusalén contiene fructanos y fructosa
- Cerezas. *Nota*: contienen fructosa y sorbitol
- Jugo. *Nota*: contiene fructosa y sorbitol
- Pera. *Nota*: contiene fructosa y sorbitol
- Productos con jarabe de maíz alto en fructosa. *Nota*: revisa las etiquetas para detectar la presencia de otros ingredientes FODMAP
- Sandía. *Nota*: contiene fructosa, fructano y manitol

Grupo de fructano

- Plátano, más de ¹/₃ parte madura, con manchas marrón
- Cebada
- Remolacha, más de 2 rebanadas
- Brócoli, más de 1 taza
- Col de Bruselas, más de ½ taza
- Col saboya, más de ½ taza
- Dátil
- Fruta seca: pasas, arándanos, grosellas, más de 1 cucharada
- Ajo, 1 diente
- Toronja
- Inulina y raíz de achicoria
- Quimbombó, más de 6 vainas
- Cebolla, chalote, puerro
- Caqui
- Pistache, anacardo, ¼ de taza. *Nota:* contienen fructano y galactano
- Granada, más de ½ pieza pequeña
- Calabaza, más de ¼ de taza
- Centeno
- Té: manzanilla, chai, hinojo, oolong, 237 ml
- Alimentos a base de trigo: pasta, cereal, galletas saladas, pan, productos horneados
- Alcachofa. *Nota:* la alcachofa tiene fructano. El tupinambo o alcachofa de Jerusalén contiene fructano y fructosa
- Nectarina. *Nota:* contiene fructano y sorbitol
- Ciruela / ciruela pasa. *Nota:* contienen fructano y sorbitol
- Sandía. *Nota:* contiene fructano, fructosa y manitol

Grupo de poliol

Dulces, chicle y fármacos endulzados con alcoholes de azúcar:

- Eritritol
- Isomalt
- Maltitol
- Manitol. *Véase también* grupo de poliol (manitol)
- Sorbitol. *Véase también* grupo de poliol (sorbitol)
- Xilitol

Grupo de poliol (manitol)

- Coliflor
- Apio, más de ¼ parte del tallo

- Champiñones
- Guisantes de nieve, más de 5 vainas
- Camote, más de ½ taza
- Calabaza moscada, más de ½ taza. *Nota:* contiene manitol y galactano
- Sandía. *Nota:* contiene manitol, fructosa y fructano

Grupo de poliol (sorbitol)

- Albaricoque (chabacano)
- Aguacate, más de ¹/₈
- Zarzamora
- Durazno amarillo
- Maíz dulce, más de ½ mazorca, más de ¹/₃ de taza de granos
- Manzana / jugo de manzana. *Nota:* contienen sorbitol y fructosa
- Pera asiática (pera Nashi). *Nota:* contiene sorbitol y fructosa
- Cereza. *Nota:* contiene sorbitol y fructosa
- Nectarina. *Nota:* contiene sorbitol y fructano
- Pera / jugo de pera. *Nota:* contienen sorbitol y fructosa
- Ciruela / ciruela pasa. *Nota:* contienen sorbitol y fructano

Grupo de galactano (GOS)

- Calabaza moscada, más de ¼ de taza. *Nota:* contiene galactano y manitol
- Garbanzos, también llamados frijoles de garbanzo, en lata, más de ¼ de taza
- Café, regular o descafeinado, más de 237 ml
- Edamames
- Guisantes verdes
- Hummus, más de ¼ de taza
- Jícama
- Leguminosas: frijoles negros, habas, frijoles pintos, frijoles guisados. *Nota:* los frijoles en lata, lavados, enjuagados y luego cocinados tendrán la menor cantidad de FODMAP
- Lentejas enlatadas, más de ½ taza
- Nueces: pistache y anacardo, ¼ de taza. *Nota:* contienen galactano y fructano
- Leche de soya, 237 ml
- Tofu, sedoso
- Hamburguesa de verduras / soya, 1 porción

FASE DE MANTENIMIENTO

La fase de mantenimiento es el plan de alimentación que sigues a largo plazo. Esta fase consiste en comer la mayor cantidad de alimentos FODMAP con el fin de disfrutar una dieta saludable y variada, al tiempo que evitas aquellos alimentos que, durante la fase de eliminación, descubriste que producen tus síntomas.

La tolerancia a los alimentos FODMAP puede cambiar con el tiempo. Así que, si existen alimentos que no toleraste bien durante la fase de reintroducción, puedes volver a probarlos varios meses después para ver si algo ha cambiado.

Muchos alimentos que son altos en FODMAP también son buenos para la salud. Por el bien de tu salud en general y la digestiva en particular, debes procurar que tu alimentación sea lo más variada posible, siempre evitando cualquier signo y síntoma desagradable.

Índice analítico

CRÉDITOS DE IMÁGENES

Los individuos que aparecen retratados en las fotografías de este libro son modelos, y estas imágenes se emplean únicamente con fines ilustrativos. No existe correlación alguna entre los individuos retratados y la condición o el tema abordado.

Esta obra se imprimió y encuadernó
en el mes de septiembre de 2023,
en los talleres de Egedsa, que se localizan en
la calle Roís de Corella, 12-16, nave 1,
C.P. 08205, Sabadell (España).